Rehabilitation nach Krebserkrankungen

Rehabilitation nach Krebserkrankung
Brent Braveman, Elizabeth G. Hunter

Programmbereich Gesundheitsberufe

Wissenschaftlicher Beirat Programmbereich Gesundheitsberufe
Sophie Karoline Brandt, Bern; Heidi Höppner, Berlin; Christiane Mentrup, Zürich; Sascha Sommer, Bochum; Birgit Stubner, Erlangen-Nürnberg; Markus Wirz, Zürich; Ursula Walkenhorst, Osnabrück

Brent Braveman
Elizabeth G. Hunter

Rehabilitation nach Krebserkrankung

Leitlinien der Ergotherapie Band 13

Deutschsprachige Ausgabe herausgegeben von Mieke le Granse

Aus dem Amerikanischen von Christina Janssen

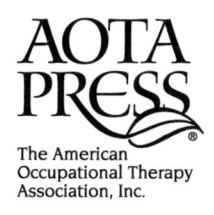

AOTA PRESS
The American Occupational Therapy Association, Inc.

Mit freundlicher Unterstützung von ergotherapie austria

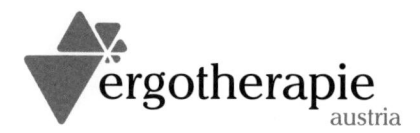

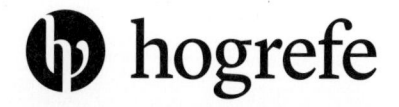

ergotherapie austria

hogrefe

Brent Braveman, PhD, OTR/L, FAOTA, *Director, Department of Rehabilitation Services,*
MD Anderson Cancer Center, Houston, Texas

Elizabeth G. Hunter, PhD, OTR/L, *Assistant Professor, Graduate Center for Gerontology,*
College of Public Health, University of Kentucky, Lexington

The American Occupational Therapy Association, Inc.
4720 Montgomery Lane
Bethesda, MD 20814
301-652-AOTA (2682)
TDD: 800-377-8555
Fax: 301-652-7711
http://www.aota.org

Wichtiger Hinweis: Der Verlag hat gemeinsam mit den Autoren bzw. den Herausgebern große Mühe darauf verwandt, dass alle in diesem Buch enthaltenen Informationen (Programme, Verfahren, Mengen, Dosierungen, Applikationen, Internetlinks etc.) entsprechend dem Wissensstand bei Fertigstellung des Werkes abgedruckt oder in digitaler Form wiedergegeben wurden. Trotz sorgfältiger Manuskriptherstellung und Korrektur des Satzes und der digitalen Produkte können Fehler nicht ganz ausgeschlossen werden. Autoren bzw. Herausgeber und Verlag übernehmen infolgedessen keine Verantwortung und keine daraus folgende oder sonstige Haftung, die auf irgendeine Art aus der Benutzung der in dem Werk enthaltenen Informationen oder Teilen davon entsteht. Geschützte Warennamen (Warenzeichen) werden nicht besonders kenntlich gemacht. Aus dem Fehlen eines solchen Hinweises kann also nicht geschlossen werden, dass es sich um einen freien Warennamen handelt.

> **Bibliografische Information der Deutschen Nationalbibliothek**
> Die Deutsche Nationalbibliothek verzeichnet diese Publikation in der Deutschen Nationalbibliografie; detaillierte bibliografische Daten sind im Internet über http://www.dnb.de abrufbar.

Dieses Werk einschließlich aller seiner Teile ist urheberrechtlich geschützt. Jede Verwertung außerhalb der engen Grenzen des Urheberrechtes ist ohne Zustimmung des Verlages unzulässig und strafbar. Das gilt insbesondere für Kopien und Vervielfältigungen zu Lehr- und Unterrichtszwecken, Übersetzungen, Mikroverfilmungen sowie die Einspeicherung und Verarbeitung in elektronischen Systemen.

Anregungen und Zuschriften bitte an:
Hogrefe AG
Lektorat Gesundheitsberufe
z.Hd.: Barbara Müller
Länggass-Strasse 76
3012 Bern
Schweiz
Tel: +41 31 300 45 00
verlag@hogrefe.ch
www.hogrefe.ch

Lektorat: Barbara Müller
Bearbeitung: Mieke le Granse, Barbara Müller
Herstellung: Daniel Berger
Umschlagabbildung: © AndreaObzerova, iStock.com
Umschlag: Claude Borer, Riehen
Satz: Claudia Wild, Konstanz
Druck und buchbinderische Verarbeitung: AZ Druck und Datentechnik GmbH, Kempten
Printed in Germany

Dieses Buch ist eine Übersetzung aus dem Amerikanischen. Der Originaltitel lautet: Braveman, B., Hunter, Elizabeth, G. (2017). *Occupational Therapy Practice Guidelines for Cancer Rehabilitation With Adults.* Bethesda, MD: AOTA Press.

© 2017 by the American Occupational Therapy Association, Inc.
ISBN-13: 978-1-56900-401-2

1. Auflage 2019
© 2019 Hogrefe Verlag, Bern

(E-Book-ISBN_PDF 978-3-456-95861-3)
ISBN 978-3-456-85861-6
http://doi.org/10.1024/85861-000

Inhaltsverzeichnis

Danksagung		9
Geleitwort		11
1	**Einführung**	15
1.1	Zweck und Verwendung dieser Veröffentlichung	15
1.2	Gegenstandsbereich und Prozess der Ergotherapie	16
1.2.1	Gegenstandsbereich	16
1.2.2	Prozess	18
2	**Zusammenfassung**	21
2.1	Hintergrund	21
2.2	Ergotherapie bei Erwachsenen mit einer Krebserkrankung	22
2.3	Überblick zu Praxisleitlinien	23
2.4	Zusammenfassung der Hauptergebnisse	23
2.4.1	Interventionen multidisziplinärer Rehabilitationsprogramme	23
2.4.2	Interventionen zum Umgang mit dem Management von Symptomen	24
2.4.3	Interventionen bei psychologischen Bedürfnissen	24
2.4.4	Interventionen zu körperlichen Aktivitäten	24
2.4.5	Interventionen zum Umgang mit Management bei Lymphödemen	25
2.4.6	Interventionen komplementärer Gesundheitsansätze und alternativer Heilmethoden	25
2.4.7	Interventionen von physikalischen Anwendungen	26
2.4.8	Interventionen hinsichtlich sexueller Aktivität	26
2.4.9	Interventionen zur Rückkehr an den Arbeitsplatz	26
2.5	Fazit	27
3	**Überblick zu Krebs und Krebsrehabilitation**	29
3.1	Demografische Entwicklungen und Tendenzen	29
3.2	Kategorien und Krebsstadien	30
3.3	Kontinuität der Krebsbehandlung	30
3.4	Phasen der Krebsrehabilitation und der Behandlungssettings	30
3.5	Behandlungsoptionen	31
3.6	Medizinische Komplexität	31
3.6.1	Besonderheiten, weiterführende Kenntnisse und Fähigkeiten	31
3.6.2	Vitalzeichen und Laborwerte	31
3.6.3	Vorsichtsmaßnahmen bei Hauttransplantationen	32
3.7	Signifikante Sekundärfolgen einer Krebserkrankung und deren Therapie	32
3.7.1	Krebsbedingte Erschöpfung (Cancer-Related Fatigue)	32
3.7.2	Dekonditionierung	33

3.7.3	Krebsbedingte kognitive Dysfunktion	33
3.7.4	Krebsbedingte Neuropathie	33
3.7.5	Krebsbedingte Schmerzen	34
3.7.6	Kardiovaskuläre und pulmonale Erkrankungen	34
3.7.7	Abstoßung von Transplantaten (Graft Versus Host Disease)	35
3.7.8	Lymphödeme	35
3.7.9	Komplikationen nach operativen Eingriffen	35
3.7.10	Psychosoziale Probleme: Körperbild, Depression, Angststörung	36
3.8	Ergotherapie bei Erwachsenen mit einer Krebserkrankung	36
3.9	Stadien und Settings der Therapie	37
3.9.1	Akutphase	37
3.9.2	Rehabilitationsphase	38
3.9.3	Postakute Versorgung	38
3.9.4	Palliativversorgung, Hospizversorgung und Sterbebegleitung	39
3.10	Fallstudien	40
4	**Ergotherapeutischer Prozess bei Erwachsenen mit einer Krebserkrankung**	**47**
4.1	Professionelles Reasoning	47
4.2	Therapeutic Use of Self	47
4.3	Aktivitätsanalyse	47
4.4	Überweisungen	48
4.5	Evaluation	48
4.5.1	Analyse der Betätigungsperformanz	48
4.5.2	Betätigungsbereiche	52
4.5.3	Klientenfaktoren	52
4.5.4	Performanzfertigkeiten	53
4.5.5	Performanzmuster	53
4.5.6	Kontext und Umwelt	53
4.6	Intervention	54
4.6.1	Interventionsplan	54
4.6.2	Implementierung der Intervention	54
4.6.3	Überprüfung der Intervention	55
4.7	Ergebnis und Ergebniskontrolle	55
4.8	Abschluss, Entlassungsplanung und Nachsorge	56
5	**Best Practice und Zusammenfassungen der Evidenz**	**57**
5.1	Review der Evidenzen	57
5.2	Vorteile und Nachteile	58
5.3	Interventionen multidisziplinärer Rehabilitationsprogramme	59
5.3.1	Ergotherapeutische Interventionen	59
5.3.2	Evidenzreview	59
5.3.3	Zusammenfassung: multidisziplinäre Rehabilitationsprogramme	60
5.4	Interventionen zum Symptommanagement	60
5.4.1	Ergotherapeutische Interventionen	60
5.4.2	Evidenzreview	61
5.4.3	Zusammenfassung: Symptommanagement	61
5.5	Interventionen bei psychosozialen Bedürfnissen	61
5.5.1	Ergotherapeutische Interventionen	61
5.5.2	Evidenzreview	62
5.5.3	Zusammenfassung: psychosoziale Bedürfnisse	62
5.6	Interventionen zu körperlichen Aktivitäten	63
5.6.1	Ergotherapeutische Interventionen	63

5.6.2	Evidenzreview	63
5.6.3	Zusammenfassung: körperliche Aktivität	64
5.7	Interventionen zum Management von Lymphödemen	64
5.7.1	Ergotherapeutische Interventionen	64
5.7.2	Evidenzreview	64
5.7.3	Zusammenfassung: Management eines Lymphödems	65
5.8	Interventionen zu komplementären Heilmethoden und integrativer Gesundheit	65
5.8.1	Ergotherapeutische Interventionen	66
5.8.2	Evidenzreview	66
5.8.3	Zusammenfassung: Komplementäre Heilmethoden	66
5.9	Interventionen zu physikalischen Anwendungen	67
5.9.1	Ergotherapeutische Interventionen	67
5.9.2	Evidenzreview	67
5.9.3	Zusammenfassung: Physikalische Anwendungen	67
5.10	Interventionen zur sexuellen Aktivität	68
5.10.1	Ergotherapeutische Interventionen	68
5.10.2	Evidenzreview	68
5.10.3	Zusammenfassung: Sexuelle Aktivitäten	68
5.11	Interventionen zur Rückkehr ins Berufsleben	68
5.11.1	Ergotherapeutische Interventionen	69
5.11.2	Evidenzreview	69
5.11.3	Zusammenfassung: Rückkehr in das Berufsleben	69

6	**Schlussfolgerungen für die Praxis, Ausbildung und Forschung**	**71**
6.1	Schlussfolgerung für die Praxis	71
6.2	Schlussfolgerung für die Ausbildung	74
6.3	Schlussfolgerung für die Forschung	75

7	**Anhänge**	**77**
A	Vorbereitung und Qualifikationen von Ergotherapeuten und Ergotherapie-Assistenten	77
B	Selected CPT™ Codes for Occupational Therapy Evaluations and Interventions	79
C	Evidenzbasierte Praxis	82
D	Übersicht zur Evidenz	86

Literatur	127

Sachwortverzeichnis	141

Glossar	147

Herausgeberin und Übersetzerin	155

Danksagung

The series editor for this Practice Guideline is

Deborah Lieberman, MHSA, OTR/L, FAOTA
Director, Evidence-Based Practice Staff Liaison to the Commission on Practice
American Occupational Therapy Association Bethesda, MD.

The issue editor for this Practice Guideline is

Marian Arbesman, PhD, OTR/L, FAOTA President, ArbesIdeas, Inc. Consultant, AOTA Evidence-Based Practice Project Clinical Assistant Professor, Department of Rehabilitation Science State University of New York at Buffalo.

The authors acknowledge the following individuals for their contributions to the evidencebased systematic review:

Mariana D'Amico, EdD, OTR/L, BCP, FAOTA
Robert W. Gibson, PhD, OTR/L, FAOTA.

The authors acknowledge and thank the following individuals for their participation in the content review and development of this publication:
Kris Barnekow, PhD, OTR/L
(Consumer Representative)

Claudine Campbell, MOT, OTR/L, CLT
Jennifer Hayter, MA, OTR/L, SWC, CLT-LANA
Bryan Hull, JD, MPH
Kathleen Lyons, ScD, OTR/L
Lauro Muñoz, OTR, MOT, FAOTA
Robin Newman, OTD, OTR/L, CLT, CDRS
Suzänne F. Taylor, PhD, MBA-HCM, OTR/L.

The authors acknowledge and thank the following individuals for their contribution and authorship of the case studies:

Claudine Campbell, MOT, OTR/L, CLT
Courtland Lee, OTR, MOT
Lauro Muñoz OTR, MOT, FAOTA
Jennifer Nicholson, OTR, MOT.

Reviewers for the regulatory policy aspects of this Practice Guideline were as follows:

Christina A. Metzler
Sharmila Sandhu, JD.

Note. The authors of this Practice Guideline (Brent Braveman and Elizabeth Hunter) have signed a Conflict of Interest statement indicating that they have no conflicts that would bear on this work.

Geleitwort

Mieke le Granse

Vor ihnen liegt eine der Praxisrichtlinie aus der Reihe *The AOTA Practice Guidelines Series* des amerikanischen Berufsverbandes der Ergotherapie, der AOTA. Diese Reihe von Praxisrichtlinien wurde entwickelt als eine Antwort auf die Veränderungen der Gesellschaft, des Gesundheitswesens und damit natürlich auch der Ergotherapie.

Durch diese Entwicklung von Praxisrichtlinien erhofft man sich, die Qualität der ergotherapeutischen evidenzbasierten Angebote zu verbessern, die Zufriedenheit der Klienten zu erweitern, den Gewinn und Nutzen der Inhalte der Praxisrichtlinien zu unterstützen und durch effektive und effiziente ergotherapeutische Angebote die Kosten im Gesundheitswesen zu reduzieren.

Viele amerikanische Experten aus der ergotherapeutischen Praxis, Lehre und Forschung haben diese AOTA-Praxisrichtlinien entwickelt, um so eine hohe Qualität zu gewährleisten und fortlaufend die Praxisrichtlinien zu aktualisieren oder neue zu entwickeln und herauszugeben. Sie bieten einen Überblick über den ergotherapeutischen Prozess und den dazugehörenden möglichen Interventionen bei einer Anzahl von Krankheitsbilder und beruhen alle auf der Perspektive von Evidence based Practice.

Ziel der AOTA ist, durch das Entwickeln von Praxisrichtlinien, die Ergotherapeutinnen zu unterstützen, ihre Angebote zu verbessern und Entscheidungen zu erleichtern, sodass die ergotherapeutischen Angebote sich optimal dem Bedarf der Klienten und der Angehörigen der Berufsgruppe anpassen und für sie zugänglich sind. Daneben entspricht es der Intention der AOTA, nicht nur die Ergotherapeutinnen, sondern auch den Klienten, Studenten, Dozenten, Forscher, andere professionelle Berufsgruppen und Dienstleister wie Krankenkassen optimal begreifbar und verstehbar zu machen, was Ergotherapie zu bieten hat.

Und Ergotherapie hat viel zu bieten, sie ist die Expertin für das tägliche Handeln! Und damit wird sie immer mehr ein wichtiger Team Player im Gesundheitswesen. Ergotherapeutinnen sind überall präsent, zeigen ihre Bedeutung und ihren Einfluss in interprofessionellen Team als Generalisten und Spezialisten. Die Ergotherapeutinnen, die wissenschaftlich arbeiten, werden immer mehr herausgefordert, Nachweise zu liefern für eine betätigungsorientierte Ergotherapie. Mit Hilfe der vielen wissenschaftlichen Nachweise sind Ergotherapeutinnen in der Lage, den Wert der von ihnen angebotenen Dienstleistungen zu rechtfertigen und ihre Qualität zu zeigen.

Für die Praxis bedeutet die Entwicklung und die Verwendung der Praxisrichtlinien, dass es immer mehr signifikante Evidenz gibt für die zahlreichen Interventionen innerhalb des ergotherapeutischen Prozesses, welche die Betätigungsperformanz des Klienten effektiv verbessern. Dies bedeutet auch, dass Ergotherapeutinnen sach- und fachkundig sein müssen auf dem Gebiet der evidenzbasierten Forschungsergebnisse: Sie müssen sie verstehen und ethisch und angemessen anwenden können, um die Ergotherapie mit den besten Praxisansätzen durchführen zu können.

Diese Entwicklungen haben Auswirkungen auf die ergotherapeutische Ausbildung: die Dozenten sollten ihre Auszubildenden und Studierenden die aktuellsten evidenzbasierten Praktiken lehren, damit sichergestellt wird, dass sie gut vorbereitet werden auf eine evidenzbasierte Praxis. Durch den Einsatz von wissenschaftlicher Literatur in der Lehre kann man nicht nur den Wert der ergotherapeutischen Angebote legitimieren und argumentieren, sondern die Auszubildenden und Studierenden lernen, wie sie die Ergebnisse aus der wissenschaftliche Literatur in der Praxis anwenden können.

Da diese Praxisrichtlinien so wichtig sind für die Weiterentwicklung der Ergotherapie, hat sich der Hogrefe Verlag entschieden, diese Praxisrichtlinien übersetzen zu lassen durch Ergotherapie-Experten aus der Praxis, Lehre und Forschung aus Deutschland, Österreich und der Schweiz, und sie zu publizieren, damit auch die deutschsprachigen Ergotherapeutinnen profitieren können von dem schon erforschten Wissen der amerikanischen Kolleginnen.

So publiziert der Hogrefe Verlag seit Herbst 2017 für die deutschsprachigen Länder alle Praxisrichtlinien der AOTA. Zeitgleich erschien im Januar 2018 die erste deutsche Übersetzung des OTPF (*Occupational Therapy Practice Framework: Domain and Process*, 3rd Edition)[1] inklusive vieler Praxisbeispiele aus den Settings und Bereichen der Ergotherapie.

Das *Framework der AOTA* (OTPF) dient als wichtige Basis für alle Praxisrichtlinien. Es beschreibt das zentrale Konzept der Ergotherapie-Praxis (die Betätigungsperformanz) und die positive Beziehung zwischen Handeln, Gesundheit und Wohlbefinden. Das OTPF gibt einen Einblick über den Anteil der Ergotherapeutinnen, um gemeinsam mit ihren Klienten die Gesundheit zu verbessern, die Partizipation und soziale Teilhabe von Menschen zu erhöhen und Organisationen und Populationen durch Engagement in das tägliche Handeln zu ermutigen. Diese dritte Ausgabe des OTPFs baut auf der ersten und zweiten Ausgabe aus und begründet sich auf den *Uniform Terminology for Occupational Therapists* (AOTA, 1994) und der *International Classification of Functioning, Disability and Health* (ICF; WHO, 2001).

Folgende Praxisrichtlinien sind bereits erschienen:
- Menschen mit einer Autismus-Spektrum-Störung
- Menschen mit Schlaganfall
- Wohnraumanpassung
- Menschen mit schweren psychischen Erkrankungen
- Menschen mit neurodegenerativen Erkrankungen
- Aktives Altern zuhause
- Menschen mit Alzheimer-Erkrankung
- Menschen mit arbeitsbedingten Verletzungen und Erkrankungen
- Menschen mit Schädel-Hirn-Trauma
- Psychische Gesundheit von Kindern und Jugendlichen

Folgende Praxisrichtlinien sind geplant:
- Frühe Kindheit
- Autofahren und Mobilität in der Gemeinde für den älteren Menschen
- Sensorische Integration bei Kindern und Jugendlichen
- Musculoskeletale Erkrankungen
- Arthritis

Die Praxisrichtlinien sind so aufgebaut, dass sie mit einer Einführung beginnen, in der Ziel und Zweck der Praxisrichtlinien beschrieben wird und einer Kurzversion vom Gegenstandsbereich und Prozess der Ergotherapie. Danach folgt eine Darstellung des spezifischen Krankheitsbildes bzw. Krankheitsbilder, gefolgt von der Darstellung von und der Auseinandersetzung mit dem ergotherapeutischen Prozess (von Überweisung bis zu Evaluation, Intervention und Ergebnis). Ein weiterer Textteil umfasst die Best Practices und Zusammenfassungen der Evidenz und die Implikationen der Evidenz für die ergotherapeutische Praxis, Ausbildung und Forschung. Jede Praxisrichtlinie hat verschiedene Anhänge, unter anderen eine sehr ausführliche Evidenztabelle, mit vielen Beispiele von überwiegend Forschungsartikeln (meist mit einem Evidenzlevel von I, II oder III), welche die auf Handeln und Partizipation basierte ergotherapeutische Interventionen in Bezug zu dem betreffenden Krankheitsbild darstellen.

Da die Praxisrichtlinien übersetzt werden aus den Situationen der amerikanischen Ergotherapie, bedeutet dies, dass der Leser auch Inhalten begegnen wird, die vielleicht anders sind als man im eigenen Umgang gewohnt ist. Einerseits bereichert dies natürlich das eigene Vorgehen um neue Perspektiven, aber erfordert auch vom Leser den Transfer von den Praxisrichtlinien zur eigenen Tätigkeit. Wo es notwendig erscheint, unterstützen Fußnoten der Übersetzerinnen, der Herausgeberin und des Lektorats diesen Transferprozess, um den Unterschied aufzuzeigen zwischen der amerikanischen Praxis und der ergotherapeutischen Praxis in den deutschsprachigen Ländern. Beispielsweise wird in den USA unterschieden zwischen den ausführenden Aktivitäten von Ergotherapeutinnen und Ergotherapie Assistentinnen. Auch gibt es viele Unterschiede in den gesetzlichen Vorgaben und den Institutionen. Auch die verwendete Terminologie ist in der Übersetzung verschieden. So ist jeder Praxisleitlinie ein Glossar an-

---

1 Marotzki, Ulrike; Reichel, Kathrin (2018). Das Framework der AOTA. Gegenstandbereich, Prozesse und Kontexte in der ergotherapeutischen Praxis.

gehängt mit den wichtigsten Begriffen aus der Terminologie des OTPF.

Die Praxisrichtlinien sind in der weiblichen Form geschrieben, wenn sie die Person im Singular ansprechen, da die Mehrheit der Ergotherapeutinnen Frauen sind, bei der Beschreibung der Klienten wechselt die Anrede. Selbstverständlich ist in jedem Fall das jeweilig andere Geschlecht miteinbezogen und gleichermaßen benannt.

Ein ganz großes Dankeschön geht an die Kolleginnen der Ergotherapie, die die unterschiedlichen Praxisrichtlinien übersetzt haben und ihre Zeit, Engagement und Expertise eingebracht und geschenkt haben, um den Beruf weiterzuentwickeln und ihren Kollegen das umfassende Material und Wissen der Praxisleitlinien in ihrer eigenen Sprache zur Verfügung zu stellen. Ein weiteres großes Dankeschön gilt den Kolleginnen von Hogrefe Verlag, Barbara Müller und Diana Goldschmid, die mit großem Einsatz unermüdlich dafür gesorgt haben, dass diese wichtige und höchst interessante Reihe an Praxisrichtlinien publiziert werden.

Wir wünschen allen Lesern viel Inspiration beim Lesen der Praxisrichtlinien und sind offen für Feedback, Verbesserungsvorschläge und Tipps.

„Wissen schafft Nutzen – wenn es erschlossen, in eine anwendbare Form gebraucht und verbreitet wird. Erst dann ermöglicht es einen konstruktiven Austausch, der wiederum neues Wissen hervorbringt" (Vision Hogrefe Verlag).

Ihre Herausgeberin
Mieke le Granse

1 Einführung

1.1 Zweck und Verwendung dieser Veröffentlichung

Praxisleitlinien sind in den Vereinigten Staaten vielfach als Antwort auf die Gesundheitsreformbewegung entwickelt worden. Leitlinien können ein nützliches Instrument sein, um die Qualität der Gesundheitsversorgung zu verbessern, die Zufriedenheit der Verbraucher zu steigern, den angemessenen Einsatz der Dienstleistungen zu fördern und Kosten zu reduzieren. Der amerikanische Ergotherapieverband (*American Occupational Therapy Association*, AOTA) der nahezu 213.000 Ergotherapeuten, Ergotherapie-Assistenten (siehe **Anhang A**) und Ergotherapie-Studenten vertritt, möchte Informationen zur Verfügung stellen, um Entscheidungen zu unterstützen, die für alle Klienten erschwingliche und zugängliche, hochqualifizierte ergotherapeutische Dienstleistungen in der Gesundheitsversorgung ermöglichen.

Eine solche Leitlinie bietet aus evidenzbasierter Perspektive unter Einbeziehung der Schlüsselkonzepte aus der dritten Auflage des *Occupational Therapy Practice Framework: Domain und Process* (AOTA, 2014b) einen Überblick über den ergotherapeutischen Prozess zur Behandlung von Erwachsenen mit einer Krebserkrankung. Sie definiert den ergotherapeutischen Gegenstandsbereich und Prozess und die Interventionen, die innerhalb der Grenzen akzeptabler Praxis vorkommen (**Kapitel 1.2**). Diese Leitlinie behandelt nicht alle Behandlungsmethoden, die möglich wären. Sie empfiehlt zwar einige spezifische Behandlungsmethoden, aber welche der möglichen Interventionen für die Gegebenheiten einer bestimmten Person oder Gruppe und für deren Bedürfnisse angemessen ist, beurteilt letztendlich die Ergotherapeutin[2].

Mit dieser Publikation möchte die AOTA, dass sowohl Ergotherapeuten, Ergotherapie-Assistenten und auch diejenigen, die ergotherapeutische Dienstleistungen regeln, die Kosten tragen oder Richtlinien festlegen, verstehen, welchen Beitrag die Ergotherapie bei der Versorgung von Erwachsenen mit einer Krebserkrankung leistet. Diese Leitlinie kann ebenfalls als Empfehlung für Leistungserbringer und Heimleiter aus dem Gesundheitsbereich, Gesetzgeber für Gesundheit und Ausbildung, Kostenträger und Pflegeorganisationen dienen, die zur Schwerpunktversorgung von Menschen mit einer Krebserkrankung forschen. Informationen zu ausgewählten Diagnosen und Abrechnungsmodalitäten für Evaluation und Intervention finden sich in **Anhang B**.

Diese Publikation kann wie folgt angewandt werden:
- Ergotherapeuten und Ergotherapie-Assistenten unterstützen, evidenzbasierte Interventionen für Erwachsene mit einer Krebserkrankung anzubieten
- Ergotherapeuten und Ergotherapie-Assistenten unterstützen, ihre Dienstleitungen auch nach außen bzw. externen Zielgruppen darzustellen
- Praktikern in anderen Gesundheitsberufen, Fallmanagern, Klienten, Familien, Angehörigen und Heimleitern aus dem Gesundheitsbereich bei der Entscheidung unterstützen, ob eine Überweisung zur Ergotherapie sinnvoll ist
- Kostenträger bei der Entscheidung unterstützen, ob eine medizinische Notwendigkeit für Ergotherapie gegeben ist
- Gesetzgeber, Kostenträger, Bundes-, Landes- und lokale Agenturen unterstützen, die Ausbildung und die Fertigkeiten von Ergotherapeuten und Ergotherapie-Assistenten zu verstehen
- Planungsteams in Sozial- und Gesundheitsdiensten unterstützen, die Notwendigkeit von Ergotherapie festzustellen

---
2 Personenbezeichnungen der Ergotherapie im Singular stehen in diesem Dokument in weiblicher Form, im Plural in der allgemeinen männlichen Form. Sie gelten selbstverständlich auch für das jeweilige andere Geschlecht.

- Ergotherapeutische Forschung im jeweilingen Praxisbereich unterstützen, Instrumente zur Ergebnismessung festzulegen und die gegenwärtige ergotherapeutische Praxis zu definieren, zum Vergleich der Effektivität ergotherapeutischer Interventionen
- Finanzierer der Gesundheitsversorgung (Krankenkassen), Ausbilder und Analysten unterstützen, die Zweckmäßigkeit ergotherapeutischer Intervention bei Erwachsenen mit einer Krebserkrankung zu verstehen
- Politiker, Gesetzgeber und Organisationen unterstützen, den Beitrag, den Ergotherapie zur Gesundheitsförderung, Programmentwicklung und Reformierung der Gesundheit bei Erwachsenen mit einer Krebserkrankung leisten kann, zu verstehen
- Ergotherapeutisches Lehrpersonal unterstützen, geeignete Curricula zu entwickeln, unter Berücksichtigung der Rollen, die Ergotherapie bei Erwachsenen mit einer Krebserkrankung einnimmt.

Der Einführung dieser Leitlinien folgt ein Überblick über Krebserkrankungen bei Erwachsenen. In **Kapitel 2** werden die Hauptkategorien einer Krebserkrankung erläutert, die Stadien der Krebserkrankung, Phasen und Settings der Rehabilitation nach einer Krebserkrankung, Behandlungsoptionen, Vorsichtsmaßnahmen, Kontraindikationen, Aspekte der medizinischen Komplexität, Beschreibung signifikanter sekundärer Begleiterscheinungen, die in Zusammenhang mit der Krebserkrankung und den Behandlungsmethoden stehen. In **Kapitel 3** wird das Umfeld beschrieben, in dem Menschen mit einer Krebserkrankung oft behandelt werden, und der ergotherapeutische Prozess beleuchtet, der für Erwachsene mit einer Krebserkrankung angewandt wird. Es werden drei Fallstudien als Beispiele für einen ergotherapeutischen Prozess bei Erwachsenen mit drei unterschiedlichen Arten einer Krebserkrankung angeführt. **Kapitel 4 und 5** beschreiben die Evidenzbasierung von Interventionen für eine Vielzahl von Beeinträchtigungen und Herausforderungen, die Erwachsene mit einer Krebserkrankung haben. In dieser Beschreibung finden sich auch Zusammenfassungen der Ergebnisse systematischer Evidenzreviews aus wissenschaftlicher Literatur zu Interventionen hinsichtlich der besten ergotherapeutischen Praxis bei Menschen mit Krebserkrankung. **Kapitel 6** beschreibt die Folgen von Evidenzen für die ergotherapeutische Praxis, Ausbildung und Forschung.

Die Anhänge liefern Informationen zur Vorbereitung und der Qualifikation von Ergotherapeuten und Ergotherapie-Assistenten, ausgewählte *Current Procedural Terminologie©* Kodierung für ergotherapeutische Evaluation und Interventionen. Zusätzlich gibt es Informationen zu evidenzbasierter Praxis und Evidenztabellen, die in den Anhängen eingeschlossen sind.

1.2 Gegenstandsbereich und Prozess der Ergotherapie

Die Fachkompetenz von Ergotherapeuten[3] liegt in ihrem Wissen über Betätigung und wie das Betätigen genutzt werden kann, um zu Gesundheit und Teilhabe zuhause, in der Schule, am Arbeitsplatz und in der Gemeinde beizutragen. Die Delegiertenversammlung des AOTA nahm 2013 das *Occupational Therapy Practice Framework: Domain und Process* (3rd ed.; AOTA, 2014) an. Auf der Grundlage der ersten und zweiten Ausgabe des *Occupational Therapy Practice Framework: Domain und Process* (AOTA, 2002, 2008), der früheren *Uniform Terminology for Occupational Therapy* (AOTA, 1989, 1994) und der *International Classification of Functioning, Disability and Health* (ICF; WHO, 2001) der WHO legt das Framework den Gegenstandsbereich des Berufes und den darin enthaltenen Therapieprozess dar.

1.2.1 Gegenstandsbereich

Der Gegenstandsbereich eines Berufes gliedert dessen Wissensbereich, seinen gesellschaftlichen Beitrag und seine intellektuellen oder wissenschaftlichen Aktivitäten. Der Gegenstandsbereich der Ergotherapie richtet sich darauf, anderen zur Teilhabe an alltäglichen Aktivitäten zu verhelfen. Der übergeordnete Begriff, den der Beruf zur Beschreibung von alltäglichen Aktivitäten nutzt, ist *Betätigung*. Wie im *Framework* dargelegt, arbeiten Ergotherapeuten und Ergotherapie-Assistenten zusammen mit Personen, Organisationen und Populationen (Klienten), damit diese sich an Aktivitäten oder Betätigungen, die sie tun möchten oder tun müssen, so beteiligen können, dass Gesund-

---

3 *Ergotherapeuten* sind für alle Aspekte der ergotherapeutischen Behandlung verantwortlich und zuständig für die Sicherheit und Effektivität des ergotherapeutischen Behandlungsprozesses. *Ergotherapie-Assistenten* behandeln ergotherapeutisch unter der Supervision von und in Partnerschaft mit einem Ergotherapeuten (AOTA, 2009).

1.2 Gegenstandsbereich und Prozess der Ergotherapie

Kontext und Umwelt

Kontext und Umwelt

- Bildung
- soziale Partizipation
- Spiel
- Arbeit
- Klientenfaktoren
- Performanzmuster
- Performanzfertigkeiten
- ADLs
- Ruhe/Schlaf
- IADLs
- Freizeit

Kontext und Umwelt

Kontext und Umwelt

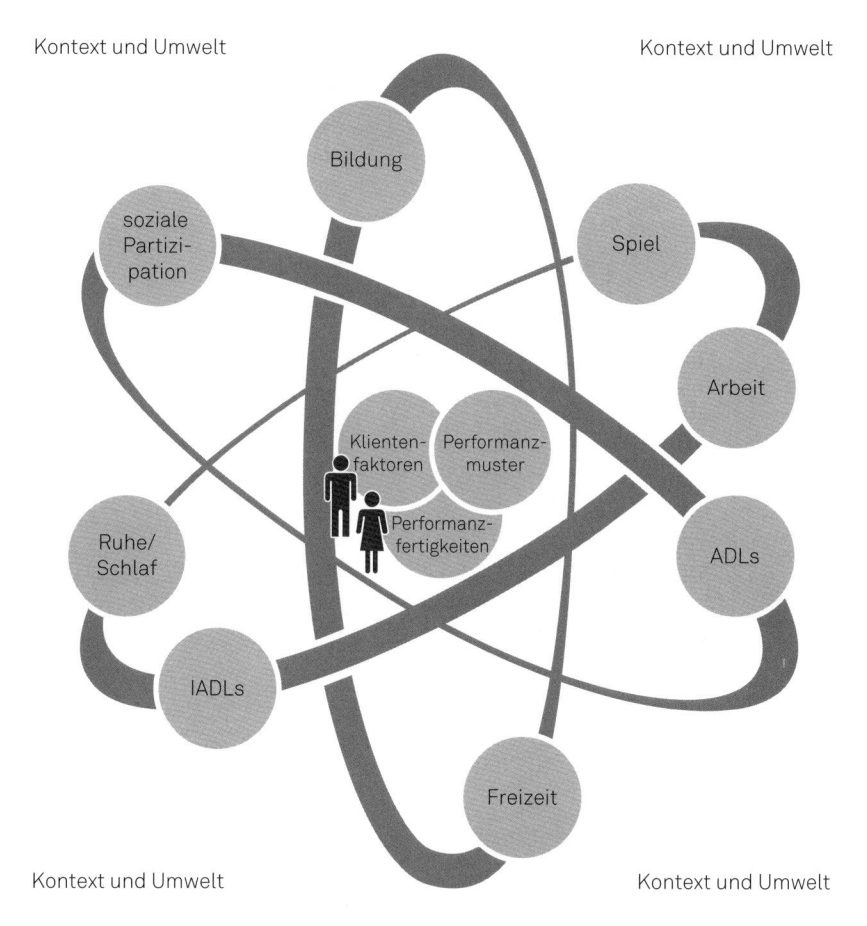

Abbildung 1-1: Ergotherapeutischer Gegenstandsbereich
Zur Beachtung. ADLs = Aktivitäten des täglichen Lebens. IADLs = Instrumentelle Aktivitäten des täglichen Lebens. Quelle: Occupational Therapy Practice Framework: Domain und Process (3rd ed. S. 55) des Amerikanischen Ergotherapieverbandes, 2014, American Journal of Occupational Therapy, 68 (Suppl. 1) S1-S48. Abdruck mit freundlicher Genehmigung.

Tabelle 1-1: Aspekte des ergotherapeutischen Gegenstandsbereichs

Betätigung	Klientenfaktoren	Performanz-fertigkeiten	Performanz-muster	Kontext und Umwelt
Aktivitäten des täglichen Lebens (ADLs)*	Werte, Überzeugungen und Spiritualität	Motorische Fertigkeiten	Gewohnheiten	Kulturell
Instrumentelle Aktivitäten des täglichen Lebens (IADLs)	Körperfunktionen	Prozessbezogene Fertigkeiten	Routinen	Personbezogen
Ruhe und Schlaf	Körperstrukturen		Rituale	Physisch
Bildung		Soziale Interaktionsfertigkeiten	Rollen	Sozial
Arbeit				Zeitlich
Spiel				Virtuell
Freizeit				
Soziale Teilhabe				

*auch als Basisaktivitäten des täglichen Lebens (BADLs) oder personbezogene Aktivitäten des täglichen Lebens (PADLs) bezeichnet. Quelle. Occupational Therapy Practice Framework : Domain und Process (3rd ed. S. S4) des Amerikanischen Ergotherapieverbandes, 2014, American Journal of Occupational Therapy, 68 (Suppl. 1) S1-S48. Abdruck mit freundlicher Genehmigung.

Abbildung 1-2:
Ergotherapeutischer Prozess
Quelle. Occupational Therapy Practice Framework: Domain und Process (3rd ed. S. 55) des Amerikanischen Ergotherapieverbandes, 2014, American Journal of Occupational Therapy, 68 (Suppl. 1) S1-S48. Abdruck mit freundlicher Genehmigung.

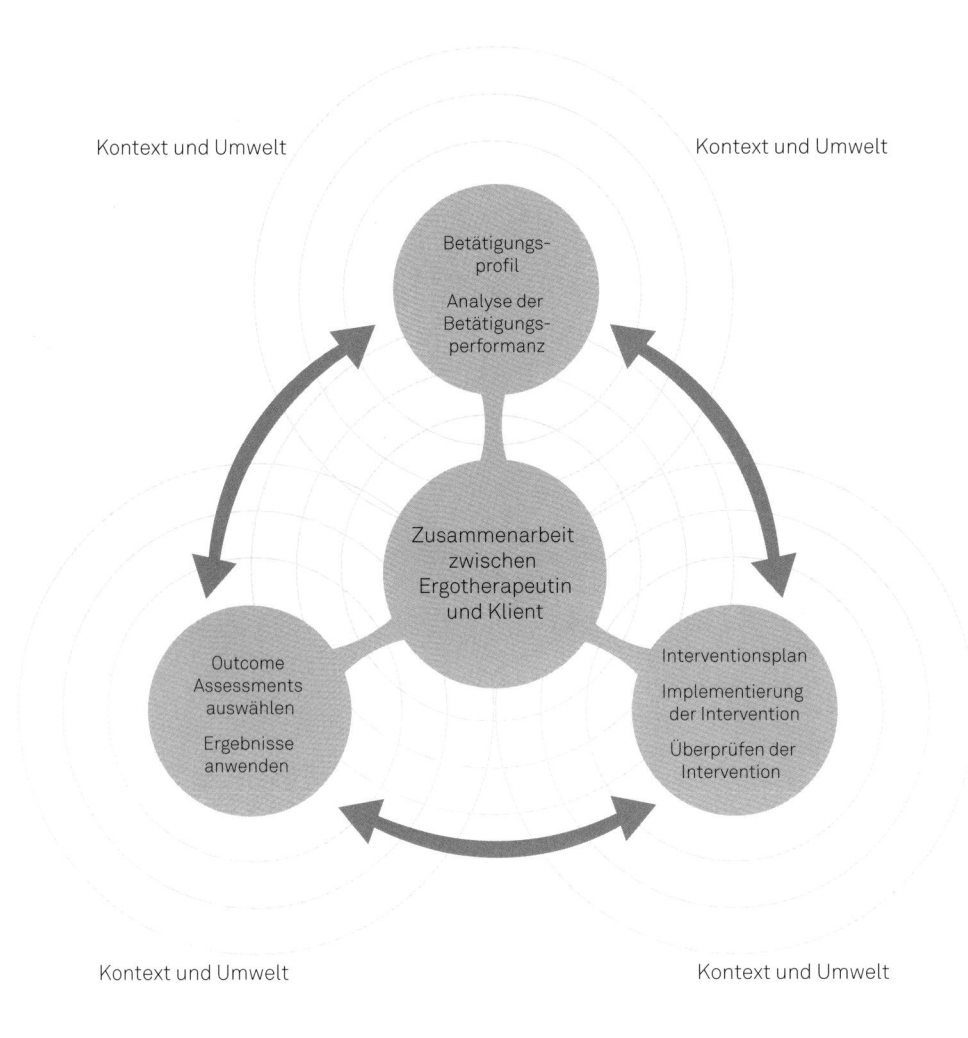

heit und Partizipation unterstützt werden (**siehe Abb. 1-1**). Ergotherapeuten benutzen Betätigung sowohl als erwünschtes Ergebnis der Intervention, als auch als Methode für die Intervention selbst; Ergotherapeuten[4] sind erfahren darin, die subjektiven und die objektiven Aspekte von Performanz zu erfassen, und sie verstehen Betätigung aus dieser zweifachen, aber dennoch ganzheitlichen Sicht. Die übergeordnete Aufgabe, Gesundheit, Wohlbefinden und Teilhabe am Leben durch Beteiligung an Betätigung zu unterstützen, umreißt den Gegenstandsbereich des Berufes, und sie betont, wie wichtig der Einfluss von Umwelt- und Lebensbedingungen darauf ist, wie Menschen ihre Betätigungen ausführen. Schlüsselaspekte des ergotherapeutischen Gegenstandsbereiches werden in **Tabelle 1-1** definiert.

---

4 Wenn hier der Begriff *Ergotherapeuten* gebraucht wird, sind sowohl Ergotherapeuten als auch Ergotherapie-Assistenten gemeint.

1.2.2 Prozess

Viele Berufe nutzen den Prozess der Evaluation, Intervention und Outcome, der im *Framework* dargestellt wird. Die Anwendung dieses Prozesses durch die Ergotherapie ist jedoch durch seine Fokussierung auf Betätigung einzigartig (**siehe Abb. 1-2**). Der Prozess klientenzentrierter ergotherapeutischer Behandlung beginnt üblicherweise mit dem Betätigungsprofil einer Erhebung der Betätigungsbedürfnisse, -probleme und -anliegen des Klienten und der Analyse der Betätigungsperformanz. Zu letzterer gehören Fertigkeiten, Muster, Kontext und Umwelt, Aktivitätsanforderungen und Klientenfaktoren, die zur Zufriedenheit des Klienten mit seiner Fähigkeit, an wertgeschätzten Alltagsaktivitäten teilzunehmen, beitragen oder sie behindern. Die Analyse von Betätigungsperformanz erfordert nicht nur, die komplexe und dynamische Interaktion zwischen Klientenfaktoren, Performanzfertigkeiten, Performanzmustern und Kontext und Umwelt zu durchschauen, sondern auch die Aktivitätsanforderungen der ausgeführten Betätigung. The-

Tabelle 1-2: Prozess der ergotherapeutischen Dienstleistung

Evaluation

Betätigungsprofil – Der erste Schritt im Evaluationsprozess, durch den die Betätigungsvorgeschichte und Erfahrungen des Klienten, seine Alltagsmuster, Interessen, Werte und Bedürfnisse klar werden. Ebenso werden die Gründe deutlich, warum der Klient zur Ergotherapie kommt, seine Stärken und Sorgen in Bezug auf die Ausführung von Betätigungen und alltäglichen Aktivitäten, Bereiche möglicher Störungen, Unterstützungen und Barrieren sowie seine Prioritäten.

Analyse der Betätigungsperformanz – Der Schritt im Evaluationsprozess, mit dem die Stärken und Probleme oder potentiellen Probleme des Klienten genauer herausgefunden werden. Die derzeitige Performanz wird oft direkt im Kontext beobachtet, um Unterstützung bzw. Barrieren bei der Performanz des Klienten festzustellen. Performanzfertigkeiten, Performanzmuster, Kontext oder Umwelt, Klientenfaktoren und Aktivitätsanforderungen werden alle bedacht, aber nur bestimmte Aspekte werden möglicherweise genauer untersucht. Angestrebte Ergebnisse werden festgelegt.

Intervention

Interventionsplan – Der Plan leitet die Maßnahmen, die zusammen mit dem Klienten entwickelt und dann vorgenommen werden. Er beruht auf ausgewählten Theorien, Bezugsrahmen und Evidenz. Anzustrebende Ergebnisse werden bestätigt.

Umsetzung der Intervention – Aktionen, die die Performanz des Klienten beeinflussen und unterstützen, um seine Performanz und Partizipation zu verbessern. Interventionen beziehen sich auf die erwünschten Ergebnisse. Die Reaktion des Klienten wird überwacht und dokumentiert.

Überprüfung der Intervention – Überprüfung des Interventionsplans und der Fortschritte im Hinblick auf die angestrebten Ergebnisse.

Anstreben von Ergebnissen

Ergebnisse – Erfolgsdeterminanten beim Erreichen des erwünschten Endresultats des ergotherapeutischen Prozesses. Die Informationen aus dem Outcome Assessment leiten die Planungen zukünftiger Maßnahmen mit dem Klienten und evaluieren das Interventionsprogramm (Programmevaluation).

Quelle : *Occupational Therapy Practice Framework: Domain and Process* (3rd ed., p. S10), by American Occupational Therapy Association, 2014, *American Journal of Occupational Therapy, 68*(Suppl. 1), S1–S48. http://dx.doi.org/10.5014/ajot.2014.682006. Copyright © 2014 by the American Occupational Therapy Association.

rapeuten planen die Intervention und setzen sie mit vielerlei Ansätzen und Methoden um, bei denen Betätigung sowohl das Mittel als auch der Zweck ist (Trombly, 1995).

Ergotherapeuten überprüfen ständig die Effektivität der Intervention und die Fortschritte auf die vom Klienten erwünschten Ergebnisse. Von der Gesamtsicht auf die Intervention hängt die Entscheidung ab, ob letztere fortgeführt oder beendet und eine Überweisung an andere Gesundheitsdienstleister oder -berufe empfohlen wird.

Ergotherapeuten überprüfen ständig die Effektivität der Intervention und die Fortschritte auf die vom Klienten erwünschten Ergebnisse. Von der Gesamtsicht auf die Intervention hängt die Entscheidung ab, ob letztere fortgeführt oder beendet und eine Überweisung an andere Gesundheitsdienstleister oder -berufe empfohlen wird.

Der Prozess der Dienstleistung wird innerhalb des Gegenstandsbereiches des Berufes zur Unterstützung von Gesundheit und Partizipation des Klienten angewandt (siehe **Tabelle 1-2**).

2 Zusammenfassung

2.1 Hintergrund

Krebs ist in den Vereinigten Staaten im Jahr 2016 nach den Schätzungen der *American Cancer Society* (Amerikanische Gesellschaft für Krebserkrankungen) die zweithäufigste Todesursache mit knapp unter 600.000 Todesfällen. Außerdem schätzt sie, dass 1,7 Millionen neuer Fälle diagnostiziert werden. Es werden ungefähr 40 % der Menschen mit einer der Formen dieser Erkrankung im Laufe ihres Lebens diagnostiziert, wobei Männer ein höheres Risiko haben als Frauen. Man erwartet, dass im Jahr 2024 22 Millionen Überlebende einer Krebserkrankung in den Vereinigten Staaten leben. Die Krebsinzidenz steigt mit dem Alter: 86 % aller Fälle treten nach dem 50. Lebensjahr auf. Die Diskrepanzen existieren in der Erkennung und der Behandlung von Krebs bei Angehörigen von Minderheiten und Individuen mit geringem sozioökonomischem Status, die schlechteren Zugang zu medizinischer Versorgung haben. Obwohl einige praktisch tätige Ergotherapeuten darin involviert sind, die Diskrepanzen zu reduzieren, sollten alle Ergotherapeuten wissen, dass diese existieren und welche Auswirkungen sie auf Klienten haben. Der amerikanische Ergotherapieverband (American Occupational Therapy Association) hat in der Vergangenheit festgestellt, dass Ergotherapeuten eine Verantwortung haben, bei Individuen und Gemeinden zu intervenieren, um die Auswirkungen von Diskrepanzen im Gesundheitssystem zu reduzieren.

Da einerseits der Tabakgebrauch und andererseits die Früherkennung und die Behandlung verbessert wurden, sind die Krebserkrankungsraten seit 1991 um 23 % zurückgegangen. Es gibt mehr als 100 Krebsarten, deren Bezeichnung typischerweise danach benannt wird, wo im Körper der Krebs entstanden ist. Gebräuchliche Formen sind Karzinom, Sarkom, Leukämie, Lymphom, multiples Myelom, Melanom und Krebserkrankungen des zentralen Nervensystems. Die am häufigsten auftretenden Formen einer Krebserkrankung bei Männern sind Prostata-, Lungen- und Bronchialkarzinome, Dickdarm- und Enddarmkarzinom, Harnblasenkarzinom und Melanome der Haut. Die am häufigsten auftretenden Formen einer Krebserkrankung bei Frauen sind Brust-, Lungen- und Bronchialkarzinome, Dickdarm- und Enddarmkarzinome, Gebärmutter- und Schilddrüsenkrebs.

Diagnose und Behandlung von Krebs entstehen entlang einer Zeitspanne für jeden einzelnen Überlebenden[5] mit verschiedenen Stadien, die typischerweise unterschiedlicher Versorgung bedürfen. Es treten aber nicht alle Phasen in jeder Krebsart auf. Das wird als das *cancer continuum of care* (Krebs-Kontinuum der Pflege) bezeichnet und es beinhaltet Prävention, Vorbehandlung (Zeit zwischen Diagnose und Behandlung), aktive Therapie, Erhaltung, Nachbehandlung oder Überleben, palliative Versorgung und die Behandlung zum Lebensende bzw. im Hospiz. Therapiemöglichkeiten können für Krebspatienten Operationen (präventiv, kurativ, rekonstruktiv/wiederherstellend, staging, palliativ oder minimalinvasiv), Bestrahlungstherapie, Chemotherapie, Immuntherapie, Hormontherapie, Zelltherapie und Stammzellentransplantation sein. Viele dieser Therapieverfahren belasten den Körper sehr und zwischen der Krebserkrankung und der Therapie können die Klienten schwierigen und komplexen medizinischen Beschwerden ausgesetzt sein. Ergotherapeuten sollten deshalb über spezielle Kenntnisse und Fähigkeiten verfügen, um Klienten bei diesen Beschwerden zu helfen oder sie zu behandeln. Zusätzlich sollten Ergotherapeuten mit allgemeinen Laborwerten wie Blutwerten, Gerinnungsfaktoren und grundsätzlichen stoffwechselbedingten Faktoren vertraut sein, um zu

---

5 Dieser Review verwendet den Begriff Überlebender einer Krebserkrankung anstatt Krebspatient. Laut des National Cancer Institute (2016) wird eine Person von dem Zeitpunkt der Diagnose sein oder ihr restliches Leben hindurch als „Überlebender einer Krebserkrankung" bezeichnet.

wissen, welche Interventionen gegebenenfalls unsicher oder ungeeignet sein können.

Klienten, die sich in einer Krebsbehandlung befinden oder sie gerade abgeschlossen haben, können auch unter einigen sekundären Erkrankungen leiden, die in Zusammenhang mit der Krankheit oder der Therapie stehen. Einige dieser Erkrankungen können mit Ergotherapie behandelt werden, wohingegen andere eine mögliche ergotherapeutische Intervention einschränken können: krebsbedingte Erschöpfung (Fatigue), Dekonditionierung, krebsbedingte kognitive Dysfunktionen, krebsbedingte Neuropathie, krebsbedingte Schmerzen, kardiovaskuläre und pulmonale Faktoren; Graft-versus-Host-Reaktionen (Abstoßungsreaktionen), Lymphödeme, postoperative Komplikationen und psychologische Probleme wie Beeinträchtigung der Körperwahrnehmung (Bodyimage), Depression und Angststörung.

2.2 Ergotherapie bei Erwachsenen mit einer Krebserkrankung

Bei erwachsenen Klienten mit einer Krebserkrankung bieten Ergotherapeuten gezielt Interventionen zur Rehabilitation an und helfen ihnen, ihre Betätigungen und Aktivitäten des täglichen Lebens (ADL) weiterzuführen. Es werden Interventionen ausgewählt, wobei die Ziele variieren können, je nach Funktionslevel des Klienten, dem Setting der Intervention, der Umwelt, in der der Klient seine Rollen ausführt und dem Schweregrad der Beeinträchtigungen, die eine Krebserkrankung mit sich bringt. Nach der Diagnose unterzieht sich der Klient meistens einer Form von Therapie. Ergotherapeuten befassen sich mit diesen Beeinträchtigungen, die zum einen durch die Krebserkrankung entstehen oder zum anderen eine Folge der Krebstherapie sind wie Fatigue, neurologische Probleme, muskuläre und kognitive Beeinträchtigungen.

Ergotherapie kann für den Klienten in unterschiedlichen Settings einsetzen, in akut stationären Pflegeeinrichtungen wie großen oder kleineren Krebszentren, Gemeindekrankenhäusern, Rehabilitationszentren, beim Klienten zu Hause, nachdem er entlassen wurde oder postakuten Settings wie spezialisierten Pflegeeinrichtungen, Langzeitpflegeeinrichtungen oder im Hospiz. Ein Rehabilitationsteam, welches mit dem Klienten in diesen Settings arbeitet, besteht aus Fachleuten der Onkologie, Physiotherapie und Physiatrie, Ergotherapie, physikalischen Therapie, Sprachtherapie, Pathologie, Pflege, Fallmanagement (Case Management), Sozialarbeit, Ernährungsberatung und Psychologie.

In akuten Pflegesituationen hat die Ergotherapie den Fokus normalerweise auf der Wiederherstellung der Körperfunktionen wie Kraft und Bewegungsausmaß (range of motion = ROM), Verbesserung der Betätigungsperformanz, Anpassung an die Klinikumgebung, Planung der Anpassung an das häusliche Umfeld, Wege zu suchen, die eingeschränkte Körperfunktionen und Fähigkeiten zu kompensieren, einerseits durch Kompensationsstrategien und andersseits durch die Modifikation der Aufgabe oder durch adaptive Hilfen. Einige Überlebende einer Krebserkrankung gehen nach einem Krankenhausaufenthalt in eine stationäre Rehabilitationseinrichtung mit täglichen drei oder mehr Stunden Therapie. Ergotherapeutische Interventionen in diesem Setting haben zum Ziel, Funktionen wiederherzustellen oder neue Defizite, die durch den Krebs oder die Therapie entstanden sind, zu kompensieren und können auch Strategien enthalten, wie der Klient neuen Symptomen wie Fatigue oder kognitiven Einschränkungen entgegenwirken kann.

Überlebende einer Krebserkrankung, die weder nach Hause zurückkehren noch sich einer intensiven Rehabilitation unterziehen, können in postakuten Pflegesettings untergebracht werden. Ergotherapeutische Interventionen in diesen Settings oder im häuslichen Umfeld hat zum Ziel, dass der Klient die ADL, Aktivitäten und Betätigungen, die ihm wichtig sind, weiter ausführen kann. Ergotherapeuten können auch in der palliativen Behandlung oder in einem Hospiz tätig sein und sich dort um die Klienten kümmern. In diesem Fall liegt der Fokus der Ergotherapie darauf, das Wohlbefinden des Klienten zu erreichen, zusätzlich zu Förderung von Funktionen und dem Erreichen von klientenzentrierten Zielen.

Die Interventionen können sich bei den Klienten signifikant unterscheiden. Um die Ziele eines Klienten festzustellen, sollten Ergotherapeuten ein Verständnis entwickeln für die Prioritäten des Klienten, seine Werte, Überzeugungen, seinen Level der Performanz, seine Fertigkeiten, seine tägliche Routine und für seine Aktivitäten. Ergotherapeuten wählen geeignete Messinstrumente für das gewünschte Therapieergebnis aus, um einerseits den Erfolg zu messen und andererseits Entscheidungen über weitere Interventionen zu treffen. Die Therapie sollte dann beendet werden, wenn der Klient seine Ziele erreicht hat, wenn er beschließt, nicht weiter an der Therapie teilzunehmen oder wenn klar ist, dass weitere ergotherapeutische Interventionen nicht notwendig sind.

2.3 Überblick zu Praxisleitlinien

In vielen Bereichen wurden Praxisleitlinien mit dem Ziel entwickelt, die Qualität des Gesundheitswesens zu verbessern, die Klientenzufriedenheit zu erhöhen, entsprechende Leistungen zu fördern und die Kosten im Gesundheitswesen zu senken. Zu diesem Zweck streben die Leitlinien an, einen Überblick über die bereits existierenden Evidenzen verschiedener ergotherapeutischer Interventionen für Individuen mit einer Krebserkrankung zu geben, die sich einer Rehabilitation unterziehen. Zusätzlich sollen die Leitlinien dazu dienen, zukünftige Entscheidungen über Forschungsbereiche zu fällen und hervorzuheben, bei welchen vielversprechenden Interventionen noch Evidenzen für einen klaren Nutzen fehlen oder welche verfügbaren Interventionen die speziellen Anforderungen von Klienten mit einer Krebserkrankung nicht erfüllen.

Die Leitlinien sollten für viele Personen und Instanzen hilfreich sein, wie Ergotherapeuten, Mitglieder des behandelnden Teams, Ausbilder, Klienten, Familien, Pflegepersonal, Gesundheitsfinanzierer (Krankenkassen) und Politiker, die darin involviert sind, ergotherapeutische Interventionen für Individuen mit einer Krebserkrankung anzubieten.

Diese Leitlinie wurde auf der Basis eines Literaturreviews publizierter Literatur entwickelt, die sich auf die Wirksamkeit verschiedener Interventionen im Rahmen ergotherapeutischer Rehabilitation bezieht, die bei Klienten mit einer Krebserkrankung angewandt werden. Alle Studien, die in diesem Review genannt werden, finden sich im **Anhang D** des Gesamtwerks der praktischen Leitlinien. Die systematischen Reviews wurden in der März/April Ausgabe 2017 des *American Journal of Occupational Therapy* veröffentlicht. Die Leitlinien sind dafür gedacht, Informationen für die Effektivität ergotherapeutischer Interventionen in neun Kategorien bereitzustellen, um das Leben für Überlebende einer Krebserkrankung (und deren Familien) zu verbessern:
(1) Multidisziplinäre Rehabilitationsprogramme
(2) Symptommanagement
(3) Psychosoziale Bedürfnisse
(4) Physische Aktivität
(5) Lymphödem-Management
(6) Komplementärmedizinische Heilmethoden und integrative Gesundheitsförderung
(7) Art und Weisen physikalischer Anwendungen
(8) Sexuelle Aktivität
(9) Rückkehr an den Arbeitsplatz.

Die Interventionen, die hier präsentiert werden, sind größtenteils Studien des Level-I (systematische Reviews und kontrollierte Studien), Level-II (nicht randomisierte Kohortenstudien) oder Level-III (ohne Kontrollgruppe). Studien des Level-IV (experimentelle Einzelfallstudien) wurden nur eingeschlossen, wenn keine höhere Evidenz in diesem Forschungsgebiet verfügbar war. Es wurden in den Review keine Level-V-Studien (deskriptive Fallstudien) eingeschlossen.

2.4 Zusammenfassung der Hauptergebnisse

2.4.1 Interventionen multidisziplinärer Rehabilitationsprogramme

Multidisziplinäre Rehabilitationsprogramme befassen sich zum einen mit emotionalen Aspekten und zum anderen mit körperlichen Symptomen, die bei der Therapie einer Krebserkrankung oder der Genesung nach einer Krebserkrankung auftreten.
- Es gibt starke Evidenz für die Effektivität von multidisziplinären Rehabilitationsprogrammen bei der Krebsrehabilitation. Sie zeigen die vorhandene Effektivität bei verschiedenen Krebsarten, in unterschiedlichen Stadien der Erkrankung und für Überlebende einer Krebserkrankung verschiedener Altersstufen.
- Mäßige (moderate) Evidenz unterstützt die Anwendung kognitiver Rehabilitation, um Aufmerksamkeit, Kognition und die allgemeine Lebensqualität (QoL) zu verbessern.
- Es gibt mäßige Evidenz für einen Vorteil von Bewegungs- und Wassertherapie bei Brustkrebsüberlebenden.
- Mäßige Evidenz unterstützt die Rehabilitation bei fortgeschrittenen, progressiven, rezidivierenden Krebsarten als kosteneffektive Möglichkeit, um die Lebensqualität (QoL) zu verbessern.
- Es gibt mäßige Evidenz, dass allgemeine multidisziplinäre Interventionen effektiver sind, wenn diese ein einzelnes Ziel anstatt mehrere Ziele zugleich verfolgen.
- Es wurde eingeschränkte Evidenz für ein Programm zur Problemlösung zur Verbesserung der Lebensqualität (QoL) und Funktion gefunden, welches telefonisch bei Überlebenden mit Brustkrebs durchgeführt wird, die in ländlichen Gegenden leben und Chemotherapie erhalten.

2.4.2 Interventionen zum Umgang mit dem Management von Symptomen

Überlebende einer Krebserkrankung leiden an einer Vielzahl von Symptomen, die sowohl durch die Krankheit selbst wie auch durch die Therapie entstehen. Häufige Symptome, die von Überlebenden einer Krebserkrankung beschrieben werden, sind Kurzatmigkeit, Fatigue und Schmerzen. Insgesamt gibt es unterstützende Evidenzen, dass Ergotherapeuten Bewegungsprogramme und nicht-pharmazeutische Interventionen wie kognitive Verhaltenstherapie (cognitive-beavioral therapy, CBT) und Techniken zum Haushalten mit den eigenen Ressourcen zur Unterstützung der Klienten einsetzen sollten.

- Es gibt starke Evidenz für die Vorteile von Bewegungsprogrammen, um Fatigue zu reduzieren und die Lebensqualität (QoL) zu erhöhen. Dieser Vorteil erstreckt sich auch auf Bewegungsprogramme für Menschen nach einer Strahlentherapie oder Chemotherapie. Es wurde dabei nicht von einer Erhöhung der Stürze, der Fatigue oder anderer negativer Effekte berichtet.
- Es gibt starke Evidenz, die Vorteile zeigt, dass nicht-pharmazeutische Interventionen wie Problemlösen, Haushalten mit den eigenen Ressourcen und Aufklärung die Kurzatmigkeit verbessern.
- Mäßige Evidenz zeigt eine Verringerung der Schmerzen bei Patienten, im Anschluss an eine individualisierte Aufklärung und eines Coachings. Diese Verringerung übertrifft die einer standardmäßigen Beratung durch Aufklärungsmaterialien.
- Mäßige Evidenz unterstützt die Anwendung kognitiver Verhaltenstherapie (CBT), um Fatigue und funktionelle Einschränkungen bei Krebsüberlebenden zu verringern.

2.4.3 Interventionen bei psychologischen Bedürfnissen

Eine Krebsdiagnose wird oft von emotionalem Leid begleitet und die daraus resultierenden Belastungen können auch noch während der Therapie anhalten. Ergotherapeuten bieten psychologische Strategien und Interventionen an, wie kognitive Verhaltenstherapie (CBT), Problemlösefähigkeiten, Kommunikationsfähigkeiten, Aktivitäten zum Stressmanagement, Aufklärung, expressives Schreiben und Selbstmanagement. Diese können in einer Einzelsitzung oder in einer Gruppe stattfinden.

- Es gibt starke Evidenz für die Anwendung psychosozialer Strategien, um Angstzustände und Depression zu reduzieren. Die Effekte waren aber, verglichen mit einer standardmäßigen Versorgung, nicht langanhaltend, nachdem die Therapie abgeschlossen war. Interventionen hinsichtlich kognitiven Verhaltens und zur Aufklärung sowie achtsamkeitsbasierte Therapie verringerten kurzfristig Angstzustände und Depressionen.
- Mäßige Evidenz unterstützt die Anwendung psychosozialer Interventionen, um die Lebensqualität (QoL) für Menschen im fortgeschrittenen Krebsstadium zu verbessern. Eine Studie bei Menschen im Endstadium zeigte erhöhtes seelisches/spirituelles Wohlbefinden für Menschen, die sich im Endstadium befinden.
- Es gibt mäßige Evidenz zur Anwendung psychosozialer Interventionen bei Klientinnen mit Brustkrebs. Überlebende einer Brustkrebserkrankung zeigten verbesserte psychosoziale Anpassungen, wenn sie an Stressmanagementgruppen teilgenommen hatten. Diejenigen mit durchschnittlichen oder guten Problemlösefähigkeiten waren in der Lage, ihr Stresslevel zu senken, nachdem sie an einer telefonisch durchgeführten Therapie zu Problemlösefähigkeiten teilgenommen hatten.
- Mäßige Evidenzen unterstützen die Anwendung kognitiver Verhaltenstherapie (CBT), um Symptome für Krebspatienten zu verringern, die sich einer Chemotherapie unterziehen und sich im fortgeschrittenen Stadium befinden. Wenn gruppenbasiertes körperliches Training durch CBT ergänzt wurde, hatte das keinen zusätzlichen Vorteil.
- Es gibt mäßige Evidenz, die Gruppentherapie bei älteren Überlebenden, die sich einer Strahlentherapie unterziehen, mit dem Fokus auf Lebensqualität (QoL) unterstützt, einschließlich kognitiver, körperlicher, emotionaler, spiritueller, seelischer und sozialer Komponenten.
- Es gibt mäßige Evidenz, die expressives Schreiben unterstützt, das sich mit den Erfahrungen der Krebserkrankung der Schreiberin befasst, um das Ergebnis der Lebensqualität (QoL) bei Überlebenden im frühen Stadium des Brustkrebses zu verbessern.

2.4.4 Interventionen zu körperlichen Aktivitäten

Körperliche Bewegung ist ein positiver Schritt in Richtung guter Gesundheit und ist vorteilhaft bei der Heilung von Krebs. Zusätzlich zu körperlicher Gesundheit ist auch das emotionale Wohlbefinden und die all-

gemeine Lebensqualität (QoL) dafür förderlich. Ergotherapeuten arbeiten mit Klienten daran, Wege zu finden, um Bewegungsprogramme in die tägliche Routine zu integrieren und zu trainieren. Sie arbeiten auch daran, Bewegung zu integrieren trotz Fatigue und anderen Symptomen, die durch den Krebs und die Behandlung entstehen und die Aktivität erschweren.
- Es gibt starke Evidenz bei den meisten Krebsarten, Krebsstadien und Altersstufen für das Bewegen als sicheres und mögliches Mittel.
- Starke Evidenz unterstützt Bewegung bei Frauen mit Brustkrebs, um die Lebensqualität (QoL) zu erhöhen und spezielle Aerobic-Übungen, um die Fatigue zu reduzieren.
- Es gibt starke Evidenz, die Bewegung als Mittel zur Erhöhung des Muskeltonus, der Kraft und der Lungenkapazität unterstützt, damit kein Lymphödem entsteht oder bei Patienten nach Lymphödem eine Verschlimmerung eintritt.
- Es gibt starke Evidenz, die unterstützt, dass Bewegung während der Rehabilitation zu physiologischen und psychologischen Vorteilen bei Überlebenden einer Krebserkrankung führt.
- Es gibt mäßige Evidenz, die Bewegung unterstützt, um die gesundheitsbedingte Lebensqualität (HRQoL) zu verbessern und die sexuelle Aktivität zu erhöhen.
- Mäßige Evidenz unterstützt Beratung und Telefonanrufe, um Klienten zu helfen, ihre Bewegungsprogramme weiter auszuführen. Begleitete Bewegungsprogramme sind nicht-begleiteten Bewegungsprogrammen überlegen und Ernährungs- und Bewegungsinterventionen reduzieren die funktionelle Verschlechterung.
- Mäßige Evidenz unterstützt Bewegung als Mittel zur Verbesserung von Schlaf bei Klienten, die sich einer Krebsbehandlung unterziehen und bei Überlebenden einer Krebserkrankung, die unter Schlaflosigkeit leiden.

2.4.5 Interventionen zum Umgang mit Management bei Lymphödemen

Als *Lymphödem* wird üblicherweise das Anschwellen in Armen, Beinen, Kopf oder Hals bezeichnet, welches nach einer Entfernung oder Behandlung der Lymphknoten auftritt. Die Schwellung wird durch einen Aufbau an lymphatischer Flüssigkeit in diesen Regionen verursacht. Lymphödeme können Schmerzen, Taubheitsgefühle und Steifigkeit sowie ein eingeschränktes Bewegungsausmaß (ROM) verursachen. Obwohl es signifikante Forschung auf diesem Gebiet gibt, sind viele Ergebnisse nicht auf die Bedeutung der Rolle bezogen, die Ergotherapie dabei spielt, und die Klienten hilft, die Funktionen in den betroffenen Regionen wiederzugewinnen.
- Es gibt starke Evidenz für die Anwendung von täglich zu tragenden Kompressionsbandagen, um das Volumen der Lymphflüssigkeit zu kontrollieren. Eine zusätzliche manuelle Lymphdrainage verbesserte nicht die Ergebnisse, wenn ein Kompressionsärmel getragen wurde.
- Starke Evidenz unterstützt Bewegung für das Bewegungsausmaß (ROM), die Lebensqualität (QoL), die Stimmung, die Gewichtsreduzierung, ohne die Symptome für ein Lymphödem zu erhöhen.
- Es gibt moderate Evidenz für die Anwendung von Elektrotherapie mit niedriger Frequenz und niedriger Intensität, um Lymphödeme in Armen zu behandeln, da diese Schmerzen, Schwere- und Spannungsgefühle reduzieren kann.
- Es gibt einschränkte Evidenz für den Versuch, das Volumen von Lymphödemen nur durch die Anwendung von Elektrotherapie mit niedriger Frequenz und niedriger Intensität und oder Wassertherapie zu reduzieren.
- Eingeschränkte Evidenzen unterstützen eine Selbstbehandlung in Form manueller Lymphdrainage oder nur durch das Vertrauen darauf, in der Lage zu sein, ein Selbstmanagement diesbezüglich durchführen zu können.

2.4.6 Interventionen komplementärer Gesundheitsansätze und alternativer Heilmethoden

Komplementäre Gesundheitsansätze (CHAIH) und alternative Heilmethoden beinhalten eine Vielzahl von Praktiken, wie Mind-Body-Medizin (z. B. Meditation, Akupunktur, Yoga), körperbasierte Praktiken (z. B. Massagen) und Naturprodukte (Heilkräuter, Nahrungsergänzungsmittel). Viele Krebspatienten wählen als Teil ihres Genesungsprozesses bei Krebs die alternativen Heilmethoden (CHAIH). Ergotherapie unterstützt den angemessenen, vorsichtigen Einsatz dieser Praktiken in den Interventionsplan, wobei diese oft bei Symptomen in der Behandlungs- und Nachbehandlungsphase angewendet werden. Alternative Heilmethoden als eine Maßnahme im Rahmen von Ergotherapie zeigen in der Literatur hinsichtlich eines Nutzens mäßige oder eingeschränkte Evidenz.
- Eingeschränkte Evidenz unterstützt achtsamkeitsbasierte Interventionen zur Verbesserung des Er-

gebnisses hinsichtlich mentaler Gesundheit, einschließlich Angstzustände, Depression, Stress und Lebensqualität (QoL).
- Es gibt eingeschränkte Evidenz für die Anwendung von Yoga, unabhängig von der Art des Yoga, um mentale Gesundheit, Lebensqualität (QoL) und das Gefühl des Wohlbefindens zu verbessern und Stress und die Verwendung von Schlafmitteln zu reduzieren.
- Es gibt mäßige Evidenz für die Vorteile einer Anwendung von Qigong, die auch reduzierte Erschöpfung und Entzündungen sowie verbesserte Lebensqualität (QoL), Stimmung und Immunabwehr beinhalten.
- Ungenügende Evidenz wurde für Tanz -oder Fortbewegungsinterventionen als Mittel zur Verbesserung von physischen Gesundheitsmaßnahmen gefunden. Bei Frauen mit Brutkrebs haben diese Interventionen eine schwache Evidenz und einen leichten Vorteil.

2.4.7 Interventionen von physikalischen Anwendungen

Physikalische Anwendungen (Physical Agent Modalities = PAM) können bei Überlebenden einer Krebserkrankung angewandt werden, um chronische Schmerzen, Probleme der Haut, Gelenke, Muskeln und Nerven zu behandeln, die wiederum zu Problemen des Gleichgewichts, der Kraft und der Mobilität führen können.
- Es gibt starke Evidenz, die den Zusatz neuromuskulärer elektrischer Stimulation (NMES) zu traditioneller Schlucktherapie bei Klienten mit Dysphagie nach einer Behandlung von Krebs im Kopf oder Halsbereich unterstützt.
- Es gibt mäßige Evidenz für die Anwendung von Elektrotherapie mit geringer Frequenz und geringer Intensität, um Schmerz, Schwere und Spannungsgefühle zu reduzieren, wenn ein Lymphödem in den oberen Extremitäten behandelt wird.
- Schwache Evidenz unterstützt die Anwendung von Elektrotherapie mit geringer Frequenz und geringer Intensität, um Lymphödeme der oberen Extremität zu behandeln.
- Es gibt schwache Evidenz für die Anwendung von TENS (transkutaner elektrischer Nervenstimulation), um krebsbedingte Schmerzen bei Erwachsenen zu reduzieren.

2.4.8 Interventionen hinsichtlich sexueller Aktivität

Überlebende einer Krebserkrankung können aus verschiedenen Gründen an sexuellen Dysfunktionen leiden, die eine Folge der Erkrankung selbst sein können oder durch die Behandlung verursacht sind, da durch diese Dysfunktionen die Fatigue oder Schwierigkeiten mit dem Körperbild und dem Selbstwertgefühl entstehen können. Obwohl die Forschung bei der Wiederherstellung von sexueller Aktivität von Überlebenden einer Krebserkrankung eingeschränkt ist, sollten Ergotherapeuten vorbereitet sein auf Fragen bezüglich körperlichen Problemen oder Fatigue und wie diese ADL wiederhergestellt werden kann.
- Starke Evidenz unterstützt körperliches Training (Kraft, Intervall und Aktivitäten zuhause) anstatt der üblichen Versorgung, um das Interesse an Sex und sexuellen Aktivitäten bei männlichen Überlebenden einer Prostatakrebserkrankung zu fördern.
- Schwache Evidenz unterstützt Interventionen bezüglich sexueller Probleme, die durch die Krebsdiagnose entstanden sind. Manche Evidenz empfiehlt, dass die effektivste Intervention paarbezogene psychosoziale Maßnahmen sind.

2.4.9 Interventionen zur Rückkehr an den Arbeitsplatz

Es gibt wenig Forschung zur Rückkehr an den Arbeitsplatz von Überlebenden einer Krebserkrankung. Nur drei Studien haben die Einschlusskriterien für diesen Review erfüllt. Die Rückkehr an den Arbeitsplatz ist im medizinischen Setting nicht das primäre Ziel, aber Ergotherapeuten haben eine Schlüsselrolle in diesem Bereich, da ihre Interventionen das gesamte Ergebnis bei Überlebenden einer Krebserkrankung stark verbessern können.
- Es gibt eingeschränkte Evidenz für die Anwendung eines körperlichen Trainings mit hoher Intensität, wie Kraft, Intervall und Aktivitäten zuhause bei Klienten, die gerne weiterhin oder wieder ihre arbeitsbezogenen Fertigkeiten fortführen möchten.
- Es gibt mäßige Evidenz, die für Überlebende einer Krebserkrankung einen Ansatz multidisziplinärer Interventionen (physikalische/körperliche, psychologische und berufliche Komponenten) unterstützt.
- Es gibt schwache Evidenz für die Interventionen der Ergotherapie bei Überlebenden einer Brust-

krebserkrankung, mit dem Fokus auf beruflicher und sozialer Rehabilitation, für die Lebensqualität (QoL) und Unterstützung, um an den Arbeitsplatz zurückzukehren.

2.5 Fazit

Erwachsene Klienten, die sich einer Krebsrehabilitation unterziehen, haben hinsichtlich der Schwere ihrer Erkrankung oder dem Genesungsstadium unterschiedliche Bedürfnisse. Es gibt starke Hinweise für die Bedeutung der Rolle der Ergotherapie, um Funktionen wiederherzustellen oder die veränderten Umstände während oder nach einer Krebsbehandlung zu adaptieren. Die praktischen Leitlinien bieten eine Quelle für Ergotherapeuten, um evidenzbasierte Interventionen für Klienten mit einer Krebserkrankung zu finden und sind ein Instrument für die Verhandlung mit externen Parteien. Des Weiteren zeigen sie Bereiche für zukünftige Forschung und Untersuchungen auf.

Referenz: National Cancer Institute. (2016). *Definitions*. Retrieved January 9, 2017, from http://cancercontrol.cancer.gov/ocs/statistics/definitions.html.

3 Überblick zu Krebs und Krebsrehabilitation

Nach der Amerikanischen Gesellschaft für Krebserkrankungen (American Cancer Society, ACS) liegen im Jahr 2016 in den Vereinigten Staaten die Zahlen der Neuerkrankungen bei 1.685.210 und bei 505.690 Todesfällen. Das sind fast 25 % aller Todesfälle, nur bei Herzerkrankungen liegt diese Zahl in den Vereinigten Staaten höher (ACS, 2016b). Ungefähr 40 % aller Männer und Frauen werden im Laufe ihres Lebens die Diagnose Krebs erhalten haben (National Cancer Institute, NCI, 2015a). Das lebenslange Risiko, an Krebs zu erkranken, ist bei Männern höher (etwas weniger als einer von zwei) als bei Frauen (ein wenig mehr als eine von drei). Im Jahr 2024 erwartet man, dass die Anzahl der Überlebenden einer Krebserkrankung in den Vereinigten Staaten 22 Millionen erreichen wird (ACS, 2016b).

3.1 Demografische Entwicklungen und Tendenzen

Eine Krebserkrankung hat in hohem Maße mit dem Altern zu tun, da 86 % aller Krebserkrankungen bei Menschen im Alter von 50 Jahren oder älter auftreten (ACS, 2016b). In der Früherkennung und der Behandlung von Krebs bestehen aber, laut ACS (2016b), erhebliche Unterschiede bei ethnischen Minoritäten und bei Menschen mit einem niedrigeren sozioökonomischen Status.

Menschen mit niedrigerem sozioökonomischen Status (SES) weisen, unabhängig von den demografischen Faktoren wie ethnische Zugehörigkeit, eine höhere Krebssterberate auf als Menschen mit einem höheren SES. Beispielsweise ist die Krebssterblichkeit, wenn alle Krebserkrankungen zusammengenommen werden, bei Farbigen, nicht hispanischen Amerikanern und weißen Männern mit 12 oder weniger Jahren Ausbildung fast dreimal so hoch wie bei denjenigen Männern mit Collegeabschluss, da sie nur eingeschränkten Zugang zur Vorsorge, Früherkennung und Behandlungsmöglichkeiten haben.

Zu diesen Unterschieden tragen auf komplexe Weise viele Einflüsse wie soziale, ökonomische, kulturelle, umweltbedingte und gesundheitssystemische Faktoren bei. Die ACS (2016b) gab an, dass „Unterschiede überwiegend durch Ungleichheiten der Arbeitsplätze, des Vermögens, der Bildung, den Wohnverhältnissen und dem allgemeinen Lebensstandard sowie den sozialen Barrieren in Hinblick auf hochqualifizierte Krebsvorsorge, Früherkennung und Behandlungsmöglichkeiten entstehen. Auch wenn nur wenige Ergotherapeuten in Bemühungen involviert sind, Unterschiede in der Gesundheitsversorgung zu reduzieren bzw. zu eliminieren, sollten sich Ergotherapeuten der Unterschiede bei der Behandlung von Krebspatienten bewusst sein und verstehen, dass die Behandlungen sich von Patient zu Patient und von Örtlichkeit zu Örtlichkeit unterscheiden. Der amerikanische Ergotherapieverband (American Occupational Therapy Association, AOTA) hat in seinem gesellschaftlichen Statement zu Unterschieden im Gesundheitswesen folgendes festgestellt: Ergotherapeuten haben die Verantwortung, bei auftretenden Unterschieden im Gesundheitswesen zu intervenieren, um den Effekt, den diese auf Individuen oder Gemeinschaften haben, zu limitieren. Ergotherapeuten haben das Wissen und die Fähigkeiten, Individuen und Gruppen, die physische, soziale, emotionale oder kulturelle Herausforderungen hinsichtlich der Partizipation beggnen, zu evaluieren und dann zu intervenieren (AOTA, 2013).

Die Zahl der Todesfälle ist zum großen Teil im 20. Jahrhundert durch eine Krebserkrankung sekundär zum Tabakkonsum gestiegen. Allerdings ist durch verringertes Rauchen und Verbesserungen bei Früherkennung und Behandlung die Todesrate seit 1991 um 23 % gesunken. Die Todesraten für die vier häufigsten Krebsarten sind rückläufig (ACS, 2016b).

3.2 Kategorien und Krebsstadien

Es gibt mehr als 100 Krebsarten. Der Krebs wird normalerweise nach den Regionen seiner Entstehung bezeichnet. Die häufigsten Arten sind:
- Karzinom (Haut oder Gewebestau der Organe)
- Sarkom (zusammenhängendes Gewebe)
- Leukämie (Knochenmark oder blutbildende Organe)
- Lymphom (Immunsystem)
- Multiples Myelom (Plasmazellen und Knochenmark)
- Melanom (Zellen, die zu Melanozyten werden)
- Zentrales Nervensystem (Gehirn und Wirbelsäule; NCI, 2015c).

Die häufigsten Krebsarten bei Männern sind Prostata (21 %), Lunge und Bronchien (14 %), Dickdarm und Enddarm (8 %), Harntrakt und Blase (7 %) und Melanome der Haut (6 %). Die häufigsten Krebsarten bei Frauen sind Brustkrebs (29 %), Lunge und Bronchien (13 %), Dickdarm und Enddarm (8 %) Uterus/Gebärmutter (7 %) und Schilddrüse (6 %) (ACS, 2016b). Die Schwere der Krebserkrankung wird oft durch das Stadium bestimmt, die das Ausmaß zeigt (NCI, 2015b). Ein häufig verwendetes System, um das Stadium zu bestimmen, ist das TNM System:
- T repräsentiert die Größe und die Ausdehnung des Tumors.
- N repräsentiert die Anzahl der benachbarten Lymphknoten, die positiv für die Krebszellen sind.
- M repräsentiert, ob der Krebs Metastasen gebildet hat.

Eine andere häufige Methode, um das Krebsstadium zu bestimmen, ist die Stadieneinteilung von 0 bis IV:
- Im *Stadium 0* sind abnormale krankhafte Zellen vorhanden, die sich aber nicht in das benachbarte Gewebe ausgebreitet haben.
- Im *Stadium I*, *Stadium II* und *Stadium III* sind Krebszellen vorhanden und die Größe des Krebstumors und das Ausmaß der Streuung ist in jedem dieser Stadien progressiv.
- Im *Stadium IV* hat der Krebs Metastasen in entferntere Regionen des Körpers gebildet.

3.3 Kontinuität der Krebsbehandlung

Die Krebsbehandlung wird oft als kontinuierliches Kontinuum beschrieben, welches sich in allen Stadien auf die Behandlung fokussiert. Die Kontinuität der Krebsbehandlung beinhaltet:

- Prävention
- Vorbehandlung (Neudiagnose, aber es ist keine Behandlung eingeleitet)
- Aktive Behandlung (Behandlung mit Heilung als Ziel)
- Erhaltung (Langzeittherapie mit dem Ziel einer Remission)
- Nachbehandlung oder Überlebensfall (medizinische Behandlung beendet, ohne Zeichen von Krankheit)
- Palliativversorgung (Behandlung zur Symptomlinderung, Erleichtern von Leid, Wohlbefinden schaffen und auf andere Weise die Lebensqualität [QoL] für den Krebskranken verbessern)
- Sterbebegleitung oder Hospiz (Behandlung, wenn der Krebs unheilbar ist mit dem Schwerpunkt, das Wohlbefinden zu erhöhen, die Belastungen der Pflegenden zu senken, Funktionen zu optimieren und patientenzentrierte Ziele während der Sterbebegleitung zu erreiche (Hewitt & Simone, 1999).

3.4 Phasen der Krebsrehabilitation und der Behandlungssettings

Die Krebsrehabilitation, inklusive rehabilitativer und habilitativer Leistungen[6] von Ergotherapeuten, wird in verschiedenen Settings von großen Rehabilitationseinrichtungen, Krankenhäusern des *National Cancer Institutes* (NCI) bis zu kleinen gemeindebasierten Krankenhäusern, Behandlungszentren, ambulanten Zentren, häuslicher Krankenpflege und in Hospizen angeboten. Obwohl nur einige Krankenhäuser stationäre Rehabilitationszentren für Krebserkrankungen haben, existieren sie und eine steigende Zahl von Patienten wird dort zur intensiven Rehabilitation aufgenommen (Stout et al., 2016). Tatsächlich gibt es dieses Modell der akut stationären Behandlung schon seit einiger Zeit. Es umfasst formale funktionelle Assessments, um die Einschränkungen zu erfassen und bietet ein Leistungsspektrum an Physiatrie (Naturheilkunde), Physiotherapie, Ergotherapie, Sprachtherapie/Logopäde, Ernährung, Psychologie und Pflege (Schmidt, 2001).

---

6 Im Amerikanischen unterscheidet man zwischen *rehabiliative therapy* (Therapie zur Bewältigung der verlorenen Fähigkeiten oder Funktionen nach einer Verletzung oder Erkrankung) und der *habilitative therapy* (Therapie zum Aufbau von Funktionen und Fähigkeiten, die der Klient aus eigenen Kräften nicht mehr selbstständig aufbauen kann). (Anmerkung des Lektorats)

3.5 Behandlungsoptionen

Behandlungen bei Krebserkrankung und Methoden, um das Wiederauftreten einer Krebserkrankung zu verhindern, werden auf Basis der Krebsdiagnose, der Krebsart, des Krebsstadiums und seiner Lokalisation getroffen. Die häufigsten Formen der Behandlung sind:
- Operative Eingriffe wie eine heilende Operation, präventive Operationen, rekonstruktive Chirurgie, Operationen zur Bestimmung des Krebsstadiums, palliative Eingriffe und minimalinvasive Eingriffe
- Strahlentherapie, mit hoher präziser Photon-Strahlenleistung, um die Krebszellen abzutöten
- Chemotherapie oder die Verwendung von starken Medikamenten, um Krebszellen abzutöten
- Immuntherapie, welche die körpereigenen Abwehrmechanismen anregt, um den Krebs zu bekämpfen
- Hormontherapie, welche die hormonell bedingt wachsenden Krebszellen verlangsamt oder stoppt
- Zelltherapie oder Stammzellentransplantation, die defekte oder beschädigte Zellen ersetzt, wo normale Blutzellen durch den Krebs betroffen sind (MD Anderson Cancer Center, 2016).

3.6 Medizinische Komplexität

Krebspatienten müssen sich einem Behandlungsspektrum unterziehen, welches außerordentlich strapaziös ist für den menschlichen Körper. Diese Behandlungen und die Krebserkrankung selbst ergeben komplexe medizinische Konditionen. Aus diesen Gründen ist ein spezifisches Wissen notwendig, um ergotherapeutische Interventionen auf sichere Art und Weise anzubieten. Einige Krebspatienten müssen während der Teilnahme an Ergotherapie und der onkologischen Rehabilitation eng überwacht werden und (die behandelnden) Ergotherapeuten müssen sich im Klaren sein, dass medizinische Notfälle auftreten können.

3.6.1 Besonderheiten, weiterführende Kenntnisse und Fähigkeiten

Ergotherapeutische Interventionen bei Krebspatienten sind ein Spezialgebiet und erfordern weiterführende Kenntnisse und Fähigkeiten, die üblicherweise nicht in einer Ausbildung der Ergotherapie gelehrt und gelernt werden. Dieses spezielle Wissen und die dazugehörigen Fähigkeiten beinhalten Interventionen, die mit besonderen Aspekten der Krebsbehandlung in Verbindung stehen, wie bspw. Wickeln und manuelle Lymphdrainage, um Ödeme und Lymphödeme zu behandeln. Spezielle Kenntnisse und Fähigkeiten sind notwendig, wie das Klinische Reasoning[7], welches nur mit Berufserfahrung einhergeht oder Entscheidungen über die Partizipation an Aktivitäten des täglichen Lebens (ADL) oder anderen Aktivitäten der Patienten treffen, deren Laborwerte außerhalb der allgemein akzeptierten Grenzen liegen.

3.6.2 Vitalzeichen und Laborwerte

Notwendig sind Kenntnisse, wie Medikamente (einschließlich Chemotherapie), Strahlentherapie oder andere Behandlungen auf den Körper wirken. Effekte, die durch eine Behandlung auftreten, können Schwindel, Veränderungen der Herzfrequenz und des Herzrhythmus, Blutdruck, Sehvermögen, kognitiver Status, Appetit und Stoffwechsel sein. Die zwei Schlüsselkategorien, in denen gemessen wird, sind *Vitalzeichen* und *Laborwerte*.

Vitalzeichen beinhalten Blutdruck, arterieller Blutdruck, intrakranieller Druck, Atemfrequenz, Herzfrequenz und Sauerstoffsättigung. Die Laborwerte versorgen den Ergotherapeuten mit Informationen zur Biochemie eines Patienten; diese kann auch die Performanz beeinflussen (Smith-Gabai, 2011). Werte außerhalb der allgemein akzeptierten Normbereiche können für ergotherapeutische Interventionen eine Kontraindikation sein.

Die allgemeinen Labortwerte sollten vor jeder ergotherapeutischen Behandlung überprüft werden und sind:
- Blutbildkontrolle, Anzahl der roten Blutkörperchen, Anzahl der weißen Blutkörperchen, Hämoglobin und Hämatokrit
- Überwachung der Blutgerinnung, mit der Prothombinzeit nach INR[8] und der partiellen Thromboplastinzeit
- Wesentliche metabolische Werte wie Blutzucker, Kalzium, Kalium, Kreatinin und Blut-Harn-Stickstoff.

Wie bei den Vitalzeichen auch, können Laborwerte, die außerhalb der Normbereiche liegen, eine Kontra-

---
7 Klinisches Reasoning wird in weiterführenden Publikationen auch als Professionelles Reasoning bezeichnet. (Anmerkung der Herausgeberin)
8 international normalized ratio

indikation für die Teilnahme an einer ergotherapeutischen Intervention sein. Die Normbereiche von Vitalzeichen und Laborwerten können sehr einfach in der Literatur zur Krebsrehabilitation nachgelesen werden. Wenn die Werte außerhalb des Normbereichs liegen, können sich Ergotherapeuten mit Ärzten beraten und die Entscheidung absprechen, mit der Behandlung unter Berücksichtigung der Krebsart, der konkreten Behandlung, der Reaktion des Patienten auf eine Behandlung und der Aktivität fortzufahren.

3.6.3 Vorsichtsmaßnahmen bei Hauttransplantationen

Hauttransplantate (*skin grafts*) sind Teile gesunder Haut, die von einem Bereich des Körpers entfernt wurden, um beschädigte oder fehlende Haut in einem anderen Bereich zu ersetzen. Hauttransplantate haben keine eigene Blutversorgung. Hautlappen (*skin flaps*) bestehen aus gesunder Haut und Gewebe, die aus Haut, Fettgewebe und Muskeln bestehen und die teilweise separat verwendet werden können, um eine naheliegende Wunde zu schließen. Die ursprünglichen Blutgefäße bleiben miteinander verbunden oder der Hautlappen wird neu mit einem anderen Blutgefäß verbunden (Medline Plus, 2016). Hauttransplantate und Hautlappen werden als chirurgische Behandlung bei verschiedenen Krebsarten eingesetzt, wie Krebs im Mundbereich, Hals, Nacken als auch bei Brustkrebs.

Bei Menschen mit Hauttransplantaten oder Hautlappen müssen die zusätzlich entstandenen Wunden versorgt werden. Außerdem sind sie möglicherweise beeinträchtigt bei Bewegungen, im Sitzen oder beim Tragen von Lasten. Patienten müssen eventuell direkt nach dem chirurgischen Eingriff Bettruhe einhalten und das Aufstehen kann für mehrere Tage limitiert sein, auch wenn natürlich die Bedeutung und die Folgen einer längeren Immobilität bedacht werden müssen. Aktivitäten wie Heben, Duschen, Autofahren, Sport und sexuelle Aktivitäten sind zunächst eingeschränkt, können aber dann nach einer gewissen Zeit innerhalb einiger Wochen, nach Konsultation eines Arztes, aufgenommen werden.

3.7 Signifikante Sekundärfolgen einer Krebserkrankung und deren Therapie

Krebspatienten sind mit Einschränkungen und Funktionsverlusten konfrontiert, die nicht nur dem Krebs selbst zugeschrieben werden können, sondern auch den vielen Sekundärfolgen, die durch die Behandlung des Krebses entstehen. Diese Umstände hängen oft zusammen und können zu signifikanten Einschränkungen der Partizipation und des täglichen Lebens führen. Ergotherapeuten und andere Mitglieder eines interprofessionellen Teams befassen sich mit diesen Folgen und haben während der gesamten Krebsbehandlung Einfluss auf die Betätigungsperformanz. Einige Sekundärfolgen werden im folgenden Abschnitt kurz beschrieben. Ergotherapeuten sollten zusätzliche tiefergehende Informationen hinzuziehen und Quellen wie das National Comprehensive Cancer Network (NCCN) verwenden (Clinical Practice Guidelines in Oncology, NCCN, 2016b).

3.7.1 Krebsbedingte Erschöpfung (Cancer-Related Fatigue)

Cancer-Related Fatigue (CRF) ist „ein quälendes, anhaltendes, subjektives Empfinden von körperlicher, emotionaler und/oder kognitiver Müdigkeit oder Erschöpfung, die mit der Krebserkrankung oder der Krebsbehandlung in Verbindung steht, nicht proportional zu kürzlich durchgeführten Aktivitäten ist und die gewohnte Funktionsfähigkeit beeinträchtigt" (NCCN, 2016a, S. FT-1). CRF ist eine der am häufigsten auftretenden Sekundärfolgen, die Patienten mit Krebs erleiden. Die Häufigkeit variiert zwischen 60 % und 90 % (Yennu, 2014). Sie wird oft von den Gesundheitsexperten übersehen, kann aber einen signifikant negativen Effekt auf die Lebensqualität (QoL) haben. Gemäß epidemiologischer Studien erleiden mehr als 30 % der Patienten mit Neudiagnose Krebs im ersten Jahr nach der Diagnose eine mittlere bis schwere Form der CRF. Je schwerer die Symptome der CRF sind, desto wahrscheinlicher dauert sie an oder tritt sogar wieder auf, nachdem die Krebsbehandlung eingestellt wurde oder der Patient sich in Remission befindet (Weis & Horneber, 2015). CRF ist oft vielschichtig und wird mit mehreren Ursachen wie Schmerzen, Atemnot, Anorexie und psychologischen Problemen in Verbindung gebracht (Yennu, 2014). CRF kann schwerwiegende negative Effekte auf die Partizipation täglicher Betätigungen und die Qualität der Betätigungsperformanz haben. Durch das häufige Auftreten und weil sich CRF auch noch nach Behandlungsende auf die Betätigungsperformanz auswirken kann, ist es wichtig, dass Ergotherapeuten bei CRF, wenn möglich, eingreifen und Krebspatienten überprüfen und einschätzen. Das NCCN empfiehlt eine umfassende Früherkennung und Untersuchung: zur Vorgeschichte des Patienten, zu dem physischen Status und Krankheitsverlauf, zu Komorbiditäten wie Substanzkonsum und/oder Substanzmissbrauch, Medikamenten, emotionalen Sorgen, Schmerzen, Ernährungsfragen und Dekonditionierung (NCCN, 2016a).

3.7.2 Dekonditionierung

Dekonditionierung beschreibt den Verlust der funktionellen Kapazität mit multifaktoriellen Ursachen, der aus mangelnder Aktivität entsteht. Krebspatienten können eine Dekonditionierung als unmittelbare Folge der Krebserkrankung oder als Sekundärfolge der Behandlung erfahren und diese kann eng mit Fatigue in Verbindung gebracht werden. Dekonditionierung, die mit dem Krankheitsverlauf und der Krebstherapie in Verbindung gebracht wird, kann einen einschneidenden Einfluss auf die Lebensqualität (QoL) haben. Außerdem wird Dekonditionierung mit einer schlechten Reaktion auf die Krebstherapie assoziiert und kann zu schlechteren Überlebenschancen führen. Die Literatur schlägt außerdem vor, dass es sich bei den Mechanismen, die zu Fatigue führen, um einen „Teufelskreis zwischen Fatigue, körperlicher Inaktivität und Konditionierung" handelt (Vermaete, Wolter, Verhoef, & Gosselink, 2014).

3.7.3 Krebsbedingte kognitive Dysfunktion

Nach einer Krebserkrankung oder Krebsbehandlung treten häufig kognitive Veränderungen auf, bei denen bis zu 75 % der Patienten kognitive Veränderungen während der Therapie erleiden und bei 20–30 % dauern diese kognitiven Veränderungen auch noch nach Ende der Therapie an (Asher, 2014). Die Auswirkungen dieser kognitiven Veränderungen werden im Allgemeinen als *chemobrain* bezeichnet, eine von Krebspatienten nach einer Chemotherapie empfundene kognitive Beeinträchtigung[9] mit weitreichenden Folgen. Schätzungen gehen davon aus, dass fast vier Millionen Überlebende einer Krebserkrankung irgendeine Form kognitiver Beeinträchtigungen haben (Janelsins et al., 2011).

Die Symptome reichen von leicht bis schwer und können Probleme beim Multitasking und der exekutiven Funktionen, Defizite bei der Wortfindung und Benennung, Schwierigkeiten des Kurzzeitgedächtnisses, Konzentrations- und Aufmerksamkeitsprobleme, verlangsamte Verarbeitungsfähigkeit und psychische Auswirkungen auf die Beziehungen zu Familienmitgliedern, zum Freundeskreis und zu Arbeitskollegen verursachen (Asher, 2014). Krebspatienten können kognitive Beeinträchtigungen bei den ADL, den IADL[10] und dem täglichen Leben haben.

Da die Symptome krebsbedingter kognitiver Funktionen milde sein können, zu Beginn schleichend auftreten und in einer Kombination mit Stress, die in Verbindung mit der Krebserkrankung und der Therapie steht, können Krebspatienten oft nicht sofort die kognitiven Veränderungen als Problem erkennen, welche behandelt werden müssen. Es ist wichtig, dass Ergotherapeuten bei Patienten auf kognitive Beeinträchtigungen achten und Interventionen anbieten, die kontinuierliche Partizipation bei Betätigungen fördern, zusammen mit der Aufklärung der Patienten und des Pflegepersonals.

3.7.4 Krebsbedingte Neuropathie

Periphere Neuropathie (CIPN), die durch Chemotherapie hervorgerufen wird, ist ein häufig auftretender negativer Effekt, der zur Reduzierung oder zu verfrühtem Abbruch der Chemotherapie führen kann. „Bei ungefähr 38 % der Patienten, die mit multiplen Wirkstoffen behandelt werden, schätzt man, das CIPN vorkommt, abhängig vom Verlauf, der Dauer der Strahlenbelastung und Assessmentmethoden der Chemotherapie" (Hershmann et al., 2014). In den meisten Fällen erleben Patienten eine symmetrische, distale, handschuhartige Verteilung der Neuropathie (z. B. Füße und Hände). CIPN äußert sich typischerweise eher in sensorischen als in motorischen Symptomen und ist meist dosisabhängig (Cavaletti et al., 2013; Stubblefield et al., 2009). Häufige Symptome sind Kribbeln, Taubheit, Parästhesie, Temperaturempfindlichkeit, Schmerz, das Gefühl, eine Socke oder einen Handschuh zu tragen, Schwäche und gestörtes Gleichgewicht. Diese Symptome beeinträchtigen die Betätigungsperformanz und verringern die Lebensqualität (QoL) (Stubblefield et al., 2009).

Ergotherapeuten können standardisierte sensorische Testungen, Gleichgewichttests, Ergebnismessungen und zeitlich festgelegte Funktionsprüfungen durchführen, um die Auswirkungen von CIPN auf die Performanz bei individuellen Klienten zu beurteilen. Es kann hilfreich sein, einen Ausgangswert für das Gefühl, die Handfunktion und das Gleichgewicht zu

---

9 Ein prägnanter deutscher Begriff für das Krankheitsbild existiert noch nicht, der medizinische Fachbegriff Post-chemotherapy cognitive impairment (PCCI) wird in der deutschen Literatur selten gebraucht. (Anmerkung der Übersetzerin)

10 Instrumentelle Alltagsaktivitäten = IADL sind z. B. Mobilität in der Gesellschaft, Autofahren (Anmerkung der Übersetzerin).

bestimmen, um die ergotherapeutischen Interventionen zu planen und das angestrebte Ergebnis zu bestimmen (Campbell, Hughes, & Munoz, 2012).

Man hat bei CIPN pharmazeutische Behandlungen genauer untersucht, auch wenn der Nutzen und die Toxizität dieser Konzepte nicht völlig klar ist (Barton, Pachman, Swetz, & Loprinzi, 2012). Andere Behandlungskonzepte bei CIPN fokussieren sich mehr auf das Symptommanagement wie Schmerzen und rehabilitative Ansätze sowie Ergotherapie, die auch in der Literatur angegeben werden (Portenoy & Dhingra, 2015). Podiumsteilnehmer der NNCN stimmten prinzipiell überein, dass transkutane elektrische Nervenstimulation (TENS) als zusätzliche Therapie bei CIPN bei Klienten hilfreich sein können, bei denen Schmerzmedikamente kontraindiziert sind oder bei denen die Medikation nicht effektiv ist (Stubblefield et al., 2009).

Saad, Tafani, Psimaras und Ricard (2014) stellten fest, dass bei mangelnder und unwirksamer Behandlung von CIPN, ein größerer Fokus auf das klinische Management und die Aufklärungsstrategien bei Patienten gelegt wurde, um Sekundärerkrankungen zu lindern, die durch Neuropathie entstehen. Für geeignete Patienten können Therapien empfohlen werden, die Gleichgewicht und Gangschwierigkeiten verbessern. Ergotherapeuten können Patienten unterstützen, ihre Aktivitäten an ihre Umwelt anzupassen.

3.7.5 Krebsbedingte Schmerzen

Laut ACS (2015a) werden krebsbedingte Schmerzen oft durch die Krebserkrankung selbst verursacht und unterscheiden sich nach Krebsart, Krebsstadium und der Schmerztoleranz des Patienten. Schmerzen können durch Gewebe- oder Organkompression entstehen, einschließlich der Knochen und Nerven. Auch durch die Krebsbehandlung können chirurgische Schmerzen, Sekundärschmerzen durch Eingriffe und Testungen und Phantomschmerzen nach einer Operation auftreten (Amputation einer Extremität oder einer Brustamputation). Die drei Schmerzarten sind:
- Akute Schmerzen, die stark und langanhaltend sind
- Chronische oder anhaltende Schmerzen, die über lange Zeiträume andauern und leicht oder stark sind
- Durchbruchsschmerzen, die trotz Einnahme von Schmerzmittel auftreten und nicht durch die typischerweise angewandten Dosen von Schmerzmedikation kontrolliert werden können.

Schmerzen können eingeteilt werden in:
- nozizeptive Schmerzen: somatische Schmerzen der Knochen, Gelenke und Muskeln
- viszerale Schmerzen der viszeralen Hohlräume, Organkapseln oder Myokardien
- neuropathische Schmerzen, die durch Verletzung des peripheren oder zentralen Nervensystems verursacht wurden
- psychogene Schmerzen, die durch psychologische Faktoren erlitten wurden und keinem besonderen Grund zugeordnet werden können (Parala-Metz & Davis, 2013).

Schmerzen, die durch eine Krebserkrankung verursacht werden, sind ein komplexes Phänomen und betreffen viele Lebensaspekte eines Menschen, wie körperliche Funktionsfähigkeit, ADL-Performanz, psychischer und emotionaler Zustand und soziale Interaktion (Portenoy & Dhingra, 2015). Es können Schmerzen auftreten, die auf andere Sekundärerkrankungen bei Krebs zurückzuführen sind und deren Einfluss auf die Partizipation bei Betätigungen leicht bis erheblich sein kann. Schätzungsweise leiden 33–50 % der Patienten mit Krebs unter einem gewissen Grad an Schmerzen. Die Schätzungen liegen bei Patienten mit Fortschreiten der Erkrankung noch höher (mehr als 70 %) (Goudas, Bloch, Gialeli-Goudas. Lau, & Carr, 2005). Ergotherapeuten überprüfen Krebspatienten routinemäßig in Hinblick auf Schmerzen, schätzen das Schmerzniveau und dessen Auswirkungen auf tägliche Aktivitäten ein und intervenieren, um eine verbesserte Partizipation bei Betätigungen zu fördern, so wie sie das auch mit anderen Sekundärerkrankungen machen, die in Verbindung zur Krebserkrankung und deren Behandlung stehen.

3.7.6 Kardiovaskuläre und pulmonale Erkrankungen

Ergotherapeuten müssen den kardiovaskulären und pulmonalen Zustand und die Funktion untersuchen, um Sicherheit bei der Intervention zu gewährleisten, da der kardiovaskuläre und pulmonale Zustand und die Funktion direkte Auswirkungen auf die Betätigungsperformanz hat. Ergotherapeuten sollten die Krankengeschichte des Patienten und den Ausgangswert des pulmonalen und kardiovaskulären Zustands kennen und den Einfluss untersuchen, den die Krebserkrankung und Therapie auf den Patienten hat. Eine Abnahme der Aktivitäten und eine Immobilisation wegen Schwierigkeiten beim Transfer oder bei der Mobilisierung verkompliziert den Zustand des Patienten, da die Muskeln atrophieren und die pulmonale Funktion und Herzfunktion abnimmt. Die Teilnahme an Betätigungen wie ADL und Bewegung hat besonders bei sehr schwer betroffenen Patienten auf Intensivstationen mit akutem Lungenversagen (Acute Respiratory Failure, CRF) einen positiven Einfluss auf kardiovaskuläre und pulmonale Funktionen (Morris et al., 2011). Aktivitäten und Bewegung sind ebenfalls primäre Strategien, um CRF zu reduzieren.

3.7.7 Abstoßung von Transplantaten (Graft Versus Host Disease)

Die Abstoßung von Transplantaten (Graft Versus Host Disease, GVHD) kann nach einer allogenen Stammzellentransplantation auftreten, bei der ein Mensch Stammzellen von einem genetisch vergleichbaren, aber nicht identischen Spender wie einem Geschwisterteil oder nicht verwandten Spender erhält. Bei einer Abstoßungsreaktion (GVHD) sieht der Körper des Empfängers das transplantierte Knochenmark oder die peripheren Blutstammzellen als Fremdkörper an und stößt es ab.

Die zwei Formen der Abstoßungsreaktion (GVHD) sind die akute Abstoßungsreaktion (aGHVD) und die chronische Abstoßungsreaktion (cGHVD) (Cleveland Clinic, 2014). Symptome der aGHVD sind Hautausschläge oder Rötungen im Bereich der Haut, Gelbfärbung der Haut oder der Augen, ungewöhnliche Laborergebnisse, die eine aGHVD der Leber anzeigen, Übelkeit, Erbrechen, Durchfall, Darmkrämpfe, und erhöhte Trockenheit oder Irritation der Augen. Chronische GHVD beinhaltet dieselben Symptome wie akute GHVD; es kommt zusätzlich noch Kurzatmigkeit, Erschöpfung, Muskelschwäche und Schmerzen hinzu.

Smith, Haig und Couriel (2015) stellten fest, dass „die Auswirkungen von cGHVD auf körperliche Funktionen (sehr) ausgeprägt sein können und dass es schwierig sein kann zwischen anderen Formen der transplantationsbedingten Langzeitkomplikationen zu unterscheiden." Komplikation bei GHVD sind Veränderungen der Haut und im Gesicht, sklerodermatologische Verkürzungen, Myopathie, Osteoporose, periphere Neuropathie und körperliche Dekonditionierung. Ergotherapeuten können durch Strategien verbesserte Betätigungsperformanz fördern, die diesen Komplikationen entgegenwirken, wie Splinting, serielles Gipsen und die Adaption der Betätigungen durch eine Betätigungsanalyse.

3.7.8 Lymphödeme

Lymphödeme sind eine häufige und schmerzliche Folge einiger Therapieformen gegen Krebs, die die komplette Bandbreite täglicher Aktivitäten beeinträchtigen können. Lymphödeme treten auf, wenn der Abfluss von Lymphflüssigkeit in den Lymphgefäßen nicht ausreichend gewährleistet ist. Häufige Ursachen sind eine Blockade des Lymphabflusses durch einen Tumor, vernarbte und entzündete Lymphknoten und -gefäße nach einer Strahlentherapie und die operative Entfernung eines oder mehrerer Lymphknoten.

Obwohl Lymphödeme häufig mit Brustkrebs in Verbindung gebracht werden, treten sie auch bei anderen Krebsarten im gynäkologischen Bereich, bei Prostatakrebs und bei Krebs im Sarkom-, Kopf- und Nackenbereich auf; „sie treten daher auch bei Krebsbehandlungen wie der operativen Lymphgefäß- und Lymphknotenresektion auf und bei einem Verschluss durch metastasenbildende Tumore" (Camp, 2014). Lymphödeme entstehen häufiger in der oberen oder unteren Extremität, können aber auch andere Körperteile betreffen, wie die Kopf- oder Nackenregion.

Lymphödeme entstehen kurz nach der Operation oder Strahlentherapie, können aber auch noch Jahre später nach einer Behandlung auftreten. Bei 80 % der Patienten, bei denen ein Lymphödem auftritt, geschieht das innerhalb der ersten drei Jahre nach Beginn ihrer Behandlung; bei den verbleibenden (20 %) entwickelt sich ein Ödem im Rahmen von 1 % pro Jahr (Petrek, Senie, Peters, & Rosen, 2011). Die Gefahr, ein Lymphödem zu entwickeln, ist ein lebenslanges Risiko (ACS, 2015b).

Um die Überlebenschancen und die Lebensqualität (QoL) zu verbessern, müssen Ergotherapeuten in vollem Umfang verstehen, welche Auswirkungen ein Lymphödem auf die tägliche Funktion hat (O'Toole et al., 2015). Übliche Behandlungsansätze sind leichte (körperliche) Übungen, gekoppelt mit Zwerchfellatmung, Kompressionskleidung und Wickeln, manueller Lymphdrainage, pneumatischer Kompression, auch bekannt als vollständig abschwellende Therapie. Ergotherapeuten können ein spezielles Training erlernen und sich in der Behandlung von Ödemen zertifizieren.

3.7.9 Komplikationen nach operativen Eingriffen

Jeder operative Eingriff birgt Risiken, die Bestandteil einer Operation selbst sind oder Komplikationen, die durch eine Anästhesie oder andere Medikamente entstehen, die während der Operation zum Einsatz gekommen sind. Obwohl nach einer Operation im Allgemeinen keine erheblichen Komplikationen auftreten, kann aber eine Transfusion notwendig sein, bedingt durch einen entstandenen Blutverlust, dass innere Organe beschädigt wurden oder dass körperliche Reaktionen wie Schlaganfall oder Herzinsuffizienz auftreten (ACS, 2016c). Wie schon erwähnt, ist ein Lymphödem eine potenzielle postoperative Komplikation bei Brustkrebs und anderen Arten von Krebs (Monleon et al., 2015). Ergotherapeuten überprüfen nach Operationen routinemäßig die Beeinträchtigungen in der Betätigungspartizipation und sind sich immer über postoperative Vorsichtsmaßnahmen oder Beeinträchtigungen des Patienten bewusst.

3.7.10 Psychosoziale Probleme: Körperbild, Depression, Angststörung

Die Diagnose Krebs kann Klienten vor eine Reihe psychosozialer Probleme stellen, die mit Gefühlen der Angst, Ungewissheit, Schuld und Belastung zu tun haben. Psychische Belastungen und Verzweiflung sind bei Menschen mit einer Krebsdiagnose weit verbreitet und bewegen sich bei einigen Schätzungen bei 60 % (Zabora, BrintzenhofeSzoc, Curbow, Hooker, & Piantadosi, 2001). Das ACS (2016a) schätzt, dass einer von vier Menschen mit Krebs unter klinischer Depression leidet. Menschen mit Krebs müssen mit ihren Gefühlen umgehen, die mit der lebensbedrohlichen Krankheit einhergehen, während sie zeitgleich auch auf die Emotionen von Familienmitgliedern, Freunden und Arbeitskollegen reagieren müssen. Mit den veränderten oder beeinträchtigten Rollen, Routinen oder Gewohnheiten treten zusätzliche psychische Herausforderungen wie Veränderung des sozialen Kontextes, negative Emotionen, Kontroll- und Identitätsverlust, beeinträchtigte Motivation, Rückgang der Lebensqualität (QoL) auf (Lyons, 2006).

Bei Menschen mit einer Krebserkrankung ist das Körperbild als wesentliches psychosoziales Problem anerkannt. Das *Körperbild* ist ein komplexes Konstrukt, welches weit darüber hinausgeht, wie jemand seine eigene körperliche Erscheinung sieht; es wird als multifaktorielles Konstrukt definiert, das Sichtweisen, Gedanken, Gefühle und Verhaltensweisen beinhaltet, die in Beziehung zum gesamten Körper und dessen Funktionen stehen (Fingeret et al., 2014). Probleme mit dem Körperbild entstehen bei Patienten mit verschiedenen Krebsarten, wie Brustkrebs, Krebs im Halsbereich und Prostatakrebs. Viele dieser Patienten unterziehen sich plastischer Chirurgie oder bekommen einer Amputation einer Extremität.

Psychosoziale Herausforderungen und andere sekundäre Probleme, die in Verbindung zu einer Krebserkrankung und deren Behandlung stehen, enden nicht unbedingt zum gleichen Zeitpunkt wie der Abschluss der Krebstherapie, da die Angst vor erneuter Wiederaufnahme von Beziehungen und den zahlreichen Rollen nach der Therapie andauert. Sekundäre Probleme können für einige Zeit nach der Therapie bestehen bleiben und sollten Teil eines umfassenden Überlebensprogramms sein.

3.8 Ergotherapie bei Erwachsenen mit einer Krebserkrankung

Erwachsene, die mit einer Krebserkrankung leben, können unter Beeinträchtigungen leiden, welche die Kapazität vermindern, bedeutungsvolle Betätigungen auszuführen und sich auswirken auf ihre Betätigungen, Betätigungsauswahl, Klientenfaktoren, Performanzfertigkeiten und Performanzmuster. Kontext und Umwelt können für Klienten herausfordernd sein, ihren täglichen Betätigungen nachzugehen und den Kontext oder die Umwelt so zu verändern oder anzupassen, dass ihnen eine Betätigungsperformanz möglich wird. Menschen mit einer Krebserkrankung leiden an vielen Beeinträchtigungen und die Erkrankung hat verschiedene Schweregrade, die der Rehabilitation und Therapie durch Ergotherapeuten bedürfen. Eine Therapie innerhalb des gesamten Spektrums der Krebserkrankung anzubieten (z. B. Prävention bis hin zur Nachsorge) ist komplex und erfordert von Ergotherapeuten eine Vielzahl an Evaluations- und Interventionansätzen, um sich mit den Werten des Klienten hinsichtlich Aktivitäten und Betätigungen zu beschäftigen.

Der ergotherapeutische Gegenstandsbereich und der ergotherapeutische Prozess sind im Kapitel 1 und detaillierter im *Occupational Therapy Practice framework: Domain and Process* (AOTA, 2014[11]) beschrieben. Ergotherapeutische Evaluationen und Interventionen, das Interventionssetting, die Umwelt, in der die Person mit einer Krebserkrankung agiert, der Umfang körperlicher, neurologischer, kognitiver, psychosozialer und anderer Beeinträchtigungen in Zusammenhang mit den Zielen und Bedürfnissen, variieren gemäß des Levels der Funktionsfähigkeit des Klienten.

---

[11] Die deutsche Version liegt seit 2017 im Hogrefe Verlag (Bern) vor: Marotzki, U. & Reichel, K. (2017). *Das Framework der AOTA.*

Menschen mit einer Krebserkrankung erhalten Ergotherapie in vielen verschiedenen Interventions-Settings (z. B. Intensivstation, Akutstation, stationäre Rehabilitation, Pflegeheime, Langzeitpflege, ambulante Praxen/Kliniken, Hausbesuche) und von unterschiedlicher Dauer. Die Praxisleitlinien verweisen im gesamten Spektrum der Krebsversorgung auf fünf Punkte:
- Primärprävention
- Früherkennung
- Diagnose
- Intervention
- Überlebensfall.

Es werden auch Interventionen zur Sterbebegleitung angeboten (NCI, 2011). Die Leitlinien stellen den Prozess dar, den Ergotherapeuten bei Dienstleistungen für Erwachsene mit einer Krebserkrankung anwenden.

3.9 Stadien und Settings der Therapie

Wie in Kapitel 3 beschrieben, ist die Schwere einer Krebserkrankung oft in *Stadien* oder nach der Beurteilung des Krebses nach der Größe des Tumors (NCI, 2015b) eingeteilt. Häufige Systeme zur Stadienbestimmung sind das TNM System oder 0-IV. Nach der Diagnose unterziehen sich Menschen mit einer Krebserkrankung üblicherweise einer Kombination aus einem operativem Eingriff, Strahlentherapie, Chemotherapie, Immuntherapie, Hormontherapie und zellulärer Therapie (MD Anderson Cancer Center, 2016). Ergotherapeuten bieten Interventionen für die Beeinträchtigungen an, die einerseits durch den Krebs selbst, andererseits auch durch die Sekundärerkrankungen durch die Therapie entstanden sind wie Fatigue, neurologische Probleme, verminderte Kraft und Bewegungsausmaß (ROM) und kognitive Beeinträchtigungen.

Ein häufiges Setting für eine Krebsbehandlung und Rehabilitation einschließlich Ergotherapie ist die stationäre Akutversorgung. Die Akutversorgung variiert von kleinen Gemeindekrankenhäusern bis hin zu großen Krebsforschungs- und Therapiezentren wie das National Cancer Institut (NCI, 2016a). Akutversorgung beinhaltet auch den Aufenthalt auf einer Intensivstation (ICU). Akute stationäre Rehabilitationssettings (z.B. stationäre Rehabilitationsstationen oder stationäre Rehabilitationseinrichtungen wie *Inpatient Rehabilitation Facilities,* IRFS), die drei Stunden oder mehr intensive Rehabilitation für Menschen mit einer Krebserkrankung anbieten, sind nicht weit verbreitet, werden aber immer mehr. Postakute Versorgung wird in qualifizierten Pflegeeinrichtungen (*Skilled Nursing Facilities*, SNF), Langzeitpflegeeinrichtungen (*Long-Term Care Hospitals*, LTCHs) und Hospizen angeboten. Die Mitglieder eines interprofessionellen Rehabilitationsteams können variieren, bestehen aber aus Onkologie, Physiatrie, Ergotherapie, Physiotherapie, Sprachtherapie, Pathologie, Pflege, Fallmanagement, Sozialarbeit, Ernährungsberatung und Psychologie.

3.9.1 Akutphase

Patienten mit einer Krebserkrankung können mehrere Male in einem Setting der Akutversorgung aufgenommen werden, weil die Krebstherapie sich über Monate bis Jahre hinziehen kann. Im Sinne dieser Leitlinien ist *Akutversorgung* eine Behandlung, die kurzzeitig andauert, eine Form der diagnostischen Testung, Krebstherapie oder medizinische Komplikationen sekundär zur Krebserkrankung oder deren Behandlung enthält, wie Atemnot oder Fieber. Ergotherapeuten, die eine Akutversorgung für Menschen mit Krebs anbieten, werden vor ähnliche Herausforderungen gestellt, z. B. medizinische Instabilität eines Klienten, Beeinträchtigungen, natürliche betätigungsbasierte Interventionen, die durch die Krankenhausatmosphäre erzeugt wird und eingeschränkte Zeit für Evaluationen und Interventionen im Gegensatz zu Ergotherapie bei anderen Diagnosen.

Eine zusätzliche Herausforderung in der Akutversorgung ist, dass Klienten, die sich einer Krebstherapie unterziehen, eine Vielzahl von Symptomen aufweisen, welche die Partizipation/Teilnahme an der Ergotherapie aufgrund von Übelkeit, Schmerz und schwerer Fatigue beeinträchtigen oder verhindern. Ergotherapeuten in allen Akutversorgungssettings sollten mit dem Umgang bei Klienten vertraut sein, die medizinisch labil sind und postoperative oder andere Vorsichtsmaßnahmen notwendig sind (Smith-Gabai, 2011; Wheeler & Accord-Vira, 2016). Ergotherapeuten sollten auch verstehen, wie die Vitalzeichen und die Laborwerte die Klienten beeinflussen und ob der Patient risikofrei an einer Aktivität teilnehmen kann.

Innerhalb der Akutversorgung werden einige Klienten auf eine Intensivstation (ICU) aufgenommen. Die häufigsten Gründe für eine Aufnahme auf einer ICU sind postoperative Komplikationen, Lungenversagen, Infektionen und Sepsis (Azoulay et al., 2011). Ergotherapeuten partizipieren als Mitglieder von interprofessionellen Teams einer ICU, zur Mobilisation von Klienten und um Sekundärkomplikationen wegen Immobilisation zu verhindern. Früh ansetzende Mobilisationsprogramme zeigen bereits Resultate hinsichtlich verkürzter ICU- und Krankenhausaufenthalte und verringertem Delirium und Notwendigkeit einer Sedierung (Engel, Needham, Morris, & Gropper, 2013). Mobilisierungsaktivitäten beinhalten Partizipation bei Aktivitäten der Selbstversorgung wie Körperpflege, Baden, Anziehen und aus dem Bett aufstehen, um Mahlzeiten zu sich zu nehmen oder der Teilnahme an sozialen Aktivitäten.

Der Fokus ergotherapeutischer Interventionen in der Akutversorgung liegt in der:
- Wiederherstellung körperlicher Funktionen wie Kraft und Bewegungsausmaß (ROM)
- Förderung verbesserter Betätigungsperformanz
- Anpassung an die Krankenhausumgebung, um die Performanz zu unterstützen und Empfehlungen für Adaptionen zur Haus zu machen
- Kompensation für beeinträchtigte Körperfunktionen und Körperstrukturen durch adaptierte Performanz oder die Verwendung von assistierenden und adaptiven Hilfsmitteln.

Ergotherapeuten wenden ein breites Spektrum an Interventionen mit Krebspatienten in der Akutversorgung an, das von der Krebsart und der Therapie abhängt. Diese Interventionen können frühe Mobilisation, Selbstversorgung, Splinting/Schienen, Management zu Hause, Management der Fatigue, kognitive Rehabilitation, Interventionen zur Ödem- und Lymphödembehandlung, Evaluation von dauerhaften Hilfsmitteln (z. B. Rollstuhl, Pflegebett, Nachtisch), und Empfehlungen zur Entlassung nach Hause oder in ein anderes Interventionssetting sein.

3.9.2 Rehabilitationsphase

Obwohl viele Krebspatienten nach einer Akutversorgung im Krankenhaus direkt nach Hause zurückkehren, benötigen einige von ihnen eine intensivere Rehabilitation. Auf Krebs spezialisierte stationäre Rehabilitationseinrichtungen existieren zwar, sind aber nicht üblich. Patienten mit einer Krebserkrankung werden zunehmend in akut stationäre Rehabilitationsabteilungen oder Einrichtungen überwiesen. Klienten, die in die akut stationäre Rehabilitation gehen, müssen normalerweise in der Lage sein, mindestens drei Stunden pro Tag an einer Therapie teilzunehmen. Die Dauer des Aufenthaltes kann zwischen ein bis zwei Wochen liegen (Asher et al., 2014).

Der Fokus der Ergotherapie und anderer Rehabilitationsleistungen in der akuten Rehabilitation bei Krebspatienten ist ähnlich wie der für Klienten mit anderen Diagnosen wie Schlaganfall oder Schädel-Hirn-Trauma. Die Leistungen haben das Ziel, Funktionen wiederherzustellen oder Performanzfertigkeiten zu kompensieren, welche die Betätigungsperformanz einschränken. Zusätzlich dazu, dass man sich mit allen Bereichen von Betätigung befasst, wie ADL, IADL, Erholung und Schlaf, Bildung, Arbeit, Freizeit, Hobbies und soziale Partizipation, liegt der Fokus auch auf Interventionen, die Strategien beinhalten zum Umgang mit der Fatigue, den kognitiven Beeinträchtigungen und anderer Defizite, die mit der Krebserkrankung und der Therapie in Zusammenhang stehen (AOTA, 2014).

3.9.3 Postakute Versorgung

Qualifizierte Pflegeeinrichtungen (Skilled Nursing Facilities = SNF) und Langzeitpflegeeinrichtungen (Long-Term Care Hospitals = LTCHs) sind beides Optionen zur postakuten Versorgung von Krebspatienten, die noch nicht in der Lage sind, nach Hause zurückzukehren und die nicht für eine intensive Akutrehabilitation geeignet sind oder diese tolerieren. Durch eine Überweisung für Leistungen des Hausbesuchs wie Ergotherapie, können Krebspatienten Rehabilitation und Pflegeunterstützung in ihrem Zuhause erhalten, was meistens kostengünstiger und genauso effektiv ist wie die Leistungen in einem Krankenhaus oder einer qualifizierten Pflegeeinrichtung (SNF) (Centers for Medicare und Medical Services, 2016).

Ergotherapeuten in einem Hausbesuchssetting konzentrieren sich mehr auf die Betätigungsperformanz von Klienten in ihrem häuslichen Umfeld, einem natürlichen Setting. Die Interventionen legen den Fokus auf die Wiederaufnahme von vertrauten Gewohnheiten, Routinen, Rollen und auf Ansätzen wie das Management von Medikamenten.

Krebspatienten können auch ambulante Ergotherapie erhalten. Die Frequenz, Dauer, Intensität und der Fokus der ambulanten Ergotherapie variiert je nach den Bedürfnissen des Patienten. Ambulante Ergotherapie sowie Hausbesuche können das komplette Spektrum der Ergotherapie enthalten und reichen von ADL, IADL, Arbeit, Freizeit, Erholung, Schlaf, Hobbies, sozialer Partizipation bis zur Aufklärung.

3.9.4 Palliativversorgung, Hospizversorgung und Sterbebegleitung

Ergotherapeuten bieten für Krebspatienten die Interventionen als Teil der Heilbehandlung, Palliativversorgung und im Hospiz an. Palliativversorgung und Hospizversorgung sind laut AOTA (2016) eng miteinander verbunden. Die AOTA beschreibt offiziell *die Rolle einer Ergotherapeutin bei der Sterbebegleitung* wie folgt:

Rolle der Ergotherapie bei der Sterbebegleitung

Palliative Versorgung unterscheidet sich von Hospizversorgung darin, dass sie an jeder Stelle des Krankheitsverlaufs des Patienten veranlasst werden kann, wohingegen eine Hospizversorgung nur dem Endstadium der Erkrankung des Klienten vorbehalten ist. Kurative Interventionen können im Kontext des palliativen Ansatzes angewandt werden, wohingegen kurative Leistungen nicht mehr angeboten werden, wenn ein Klient im Hospiz versorgt wird. Ein Klient, der gleichzeitig palliative und kurative Leistungen erhält, kann in ein Hospiz wechseln, wenn kurative Therapien nicht länger bedarfsgerecht oder erwünscht sind und das Lebensende bevorsteht (AOTA, 2016, S. 1).

Bei der palliativen Versorgung liegt der Fokus auf der Erhöhung des Wohlbefindens des Patienten und sie kann in Verbindung mit kurativen Interventionen angeboten werden. Die Hospizversorgung kann bei Patienten zu Hause oder auf ambulanter Basis in einem Hospiz oder einer Hospizstation einer Klinik durchgeführt werden. Die National Hospice and Palliative Care Organisation (2016) beschreibt Hospizversorgung wie folgt:

Hospizversorgung: National Hospice and Palliative Care Organisation

Es wird als vorbildlich angesehen, qualitative und einfühlsame Versorgung von Menschen anzubieten, die einer Krankheit oder Verletzung entgegensehen, die lebenslimitierend ist. Eine Hospizversorgung umfasst einen teamorientierten Ansatz, mit sachverständiger medizinischer Versorgung, Schmerzmanagement, emotionaler und spiritueller Unterstützung, die sich ausdrücklich nach den Bedürfnissen und Wünschen des Patienten richtet. Den Angehörigen des Patienten wird ebenfalls Unterstützung angeboten. Im Zentrum der Hospiz- und Palliativversorgung steht die Überzeugung, dass jedem von uns das Recht zusteht, schmerzfrei und in Würde zu sterben und dass unsere Familien die notwendige Unterstützung bekommen, damit wir sterben können (2016, para.1).

Ergotherapeutische Praxis in der Palliativ- und Hospizversorgung ist klientenzentriert, darauf fokussiert, Selbstbestimmung aufrechtzuerhalten und betätigungsorientierte Interventionen anzubieten. Im Allgemeinen ist der ergotherapeutische Prozess mit Patienten, die im Sterben liegen und palliativ oder durch ein Hospiz versorgt werden, ein ähnlicher Prozess wie bei Patienten, die wieder vollständig genesen. Wie in anderen Settings und anderen Stadien des Kontinuums der Krebstherapie, arbeiten Ergotherapeuten mit dem Klienten, der Familie des Klienten und dessen Lebensgefährten, um Ziele zu identifizieren und wertvolle Betätigungen durchzuführen. Die Zeit, die Patienten in einem Hospiz verbringen, kann zwischen Tagen und Monaten oder länger liegen, wobei Patienten eventuell weiterhin den gleichen Umfang an Betätigungsrollen ausführen wie vor ihrer Erkrankung.

3.10 Fallstudien

Tabelle 3.1: Ergotherapeutischer Prozess bei einer 55-jährigen Frau mit Brustkrebs

Komponente/Element	Aktivitäten
	Evaluation
Ergotherapeutisches Profil	Ellen, eine 55-jährige Frau, wurde mit einem invasiven Karzinom in ihrer rechten Brust diagnostiziert, nachdem dort ein Knoten bei einem routinemäßigen Mammogramm festgestellt wurde. Die onkologische Behandlung beinhaltete Chemotherapie, modifizierte radikale Mastektomie, Wächter-Lymphknotenbiopsie, Rekonstruktion des Brustgewebes und Strahlentherapie für die rechte Achsel und die Brustwand an fünf Tagen pro Woche über vier Wochen. Die Biopsie offenbarte Brustkrebs im Stadium III. Zwei Tage nach dem Eingriff entwickelte Ellen eine Infektion, die einen verlängerten Krankenhausaufenthalt nötig machte, um die Infektion zu behandeln und zur Vorbereitung auf die Simulationsbestrahlung. Zwei Tage nach dem Eingriff erhielt sie eine Überweisung zur Ergotherapie in der Akutklinik. Der ergotherapeutische Befund wurde mittels COPM (Law et al., 2014) entwickelt. Ellen lebt in einem zweistöckigen Reihenhaus in einem Stadtgebiet. Sie ist verheiratet und hat zwei Kinder im Alter von 25 und 27 Jahren. Sie war in Vollzeit als Rechtsanwältin angestellt. Ellens früheres Funktionslevel war in allen ADL und IADL wie Haushaltsmanagement, Zubereitung von Mahlzeiten und Medikamenteneinnahme unabhängig. Ellen fuhr für gewöhnlich mit öffentlichen Verkehrsmitteln zur Arbeit (Bus oder U-Bahn). Ihre Freizeitaktivitäten waren Lesen, Musikhören, Spazierengehen, Stricken und Golf spielen.
Analyse der Betätigungsperformanz	• Die Evaluation bestand aus einer unverzichtbaren Beobachtung von Ellen in ihrem Krankenhauszimmer, des Transfers von der Rückenlage zum Sitzen und der Bewegungsqualität der rechten und linken oberen Extremität in einem funktionellen Kontext. • Der Quick DASH (Gummesson, Atroshi, & Ekdahl, 2003) wurde angewandt, um die Auswirkungen zu bestimmen, welche die Symptome von Ellens oberer Extremität auf ihre körperlichen Funktionen und die Partizipation auf Aktivitäten haben. • Es wurde ein strukturiertes Interview wie das OPHI-II (Kielhofner et al., 2004) durchgeführt, um Ellens Betätigungsrollen zu identifizieren und zu verstehen. • ADL und IADL Performanz wurde mit dem Katz ADL Index (Katz, Ford, Moskowitz, Jackson, & Jaffe, 1963) und der Lawton IADL Scale (Lawton & Brody, 1969) untersucht, mit speziellem Fokus auf Ellens Fähigkeit, Aufgaben der Selbstversorgung und arbeitsbezogenen Verantwortungen, während sie sich der Krebstherapie unterzieht. • Fatigue beeinflusste Ellens tägliche Partizipation und die Beziehung zu ihrem Ehemann und den Kindern. • Das Level der Fatigue wurde mit dem FACIT-F (Webster, Cella, & Yost, 2003) und dem BFI (Mendoza et al. 1999) gemessen. • Das Bewegungsausmaß (ROM) der bilateralen Schultergelenke in allen Ebenen wurde mit dem Goniometer gemessen. • Die Messungen der operierten Seite und der kontralateralen Seite wurden miteinander verbunden. • Es wurden Messungen vom Umfangs des Oberarms, des Ellenbogens, des Handgelenks und der MCP Gelenke der rechten Hand gemacht, um Ödeme im zeitlichen Verlauf zu kontrollieren. • Es wurden klinische Befunde von Ellens Gewebestruktur der rechten oberen Extremität erhoben (z. B. Gewebekorrosion und keine Gewebekorrosion, normales, weiches oder hartes Gewebe) und der Hautintegrität und der Hauttemperatur.
	Interventionen
Interventionsplan	• Während Ellen in der Klinik war, wurden ergotherapeutische Leistungen an vier Tagen pro Woche für 1,5 Wochen durchgeführt. • Es wurde eine simulierte Bestrahlung durchgeführt, um den Bestrahlungsapparat für Ellen hinsichtlich individueller Interventionen und Interventionssettings zu konfigurieren. Sie musste für ungefähr 45 Minuten in Rückenlage liegen mit der rechten Schulter in Außenrotation und Abduktion. Ellen zeigte eingeschränkte Flexibilität der rechten Schulter und eingeschränkte Toleranz, ihren Arm in der erforderten Position zu halten. • Die Fatigue schränkte Ellens Fähigkeit ein, ihre täglichen Aktivitäten auszuüben und sie war beunruhigt, dass sie ein subklinisches Lymphödem im rechten Arm entwickeln könnte.
Implementierung der Interventionen	• Die betätigungsorientierten Interventionen fokussierten sich darauf, Ellens Betätigungsperformanz in täglichen Aktivitäten zu verbessern, wie Unterstützung bei Freizeitaktivitäten, Reengagement, Rückkehr an den Arbeitsplatz und Wiederaufnahme bedeutungsvoller Betätigungsrollen.

Komponente/Element	Aktivitäten
	• Ellen priorisierte bestimmte Aktivitäten wie Ankleiden, Stricken und berufsrelevante Aufgaben wie z.B. Computer einrichten und benutzen (Bjorneklett et al., 2012), die in die Intervention mit aufgenommen wurden, um ihr Betätigungsengagement zu erhöhen. • Das Management der Fatigue beinhaltete die Anpassung von Aktivitäten und Aufklärung hinsichtlich der Aktivitäten, die Verwendung eines Tagebuchs und Aktivitätsmuster über den Tag oder die Woche hinweg zu überwachen und das Integrieren dieses Stressmanagements und Achtsamkeitstechniken in Ellens tägliche Routine. Zudem kam noch ein Bewegungsprogramm hinzu (z.B. tägliche Spaziergänge oder Yoga), um die Betätigungsperformanz und den Einsatz zu verbessern (Jacobsen, Donovan, Vadaparampil, & Small, 2007; Kuchinski, Reading, & Lash, 2009). • Das Symptommanagement beinhaltete den Einbezug von therapeutischen Übungen, um die Flexibilität, die Kraft und Koordination der oberen Extremität zu erhalten und zu verbessern. Außerdem sollten Aufklärung und Instruktionen hinsichtlich kraftsparender Techniken und körpermechanische Prinzipien helfen, dass Ellen erfolgreich ihre ADL und IADL und arbeitsbedingten Aktivitäten weiterführt (z.B. für einen längeren Zeitraum am PC sitzen, Emails und juristische Unterlagen schreiben, an Meetings teilnehmen und große schwere Aktenordner zum Gerichtsgebäude tragen) und ein Training im Stressmanagement und Entspannungstechniken zum erfolgreichen Umgang mit Schmerz, Fatigue, Sorgen und anderen Nebenwirkungen, die mit der Krebstherapie einhergehen (Cramer, Lauche, Paul & Dobos, 2012). • Edukation zum Management von Lymphödemen, um das Verständnis von Ellen zu erhöhen, Risiken zu erkennen und Vorsichtsmaßnahmen bei Lymphödemen zu ergreifen. Sie erhielt Instruktionen, ein gutes Hautbild aufrecht zu erhalten und Selbstsorge-Aktivitäten in ihre tägliche Routine aufzunehmen (Chan, Lui, & So, 2010; Oremus, Dayes, Walker, & Raina, 2012).
Überprüfung der Intervention	• Der Interventionsplan wurde 1,5 Wochen vor der Entlassung überprüft, um Ellens Fortschritt und ihre noch vorhandene Beeinträchtigung zu untersuchen. • Ellen hatte sich in folgenden Bereichen verbessert: – Ankleiden und Duschen mit modifizierter veränderter Unabhängigkeit – Verwendet tagsüber unabhängig kraftsparende Techniken und Bewältigungskompetenzen/-strategien für den Umgang mit Fatigue – Führt unabhängig allgemeine Schulter (AROM) Übungen und Aktivitäten durch, um die Flexibilität zu verbessern und um Muskelverspannungen bei der ADL-Performanz zu verringern – Achtet unabhängig auf gute Hautpflege und wendet Selbstmassage an, um den Lymphfluss zu verbessern. • Ellens Fortschritte wurden durch die Fatigue, den medizinischen Status und die Entwicklung einer neuen Infektion eingeschränkt. Zusätzlich war eine Heilungsperiode nach dem operativen Eingriff erforderlich, um ein voll funktionierendes aktives Bewegungsausmaß (AROM) in der rechten Schulter zu erhalten. • Der Interventionsplan wurde überprüft, um die Weiterführung ergotherapeutischer Leistungen bei einer ambulant tätigen Ergotherapeutin zu empfehlen. Ellens ursprünglicher Onkologe versorgte sie mit einer Überweisung.
	Zielgerichtete Ergebnisse
Ergebnisse	• Der Interventionsplan wurde bei der Entlassung aus der Klinik überprüft. • Der Katz ADL Index wurde wiederholt und zeigte, dass Ellen in ihren ADL komplett unabhängig war. • Die Lawton IADL Scale wurde wiederholt und zeigte, dass Ellen noch Unterstützung bei der Zubereitung von Mahlzeiten und der Wäsche brauchte. • Der BFI wurde wiederholt und Ellen berichtete weiter, dass Fatigue ihre Partizipation an täglichen Aktivitäten beeinflusste. • Die Ergotherapeutin gab folgende Empfehlungen: – Die Klientin soll weiterhin kraftsparende Techniken und Stressmanagement in ihre häusliche Umgebung und die täglichen Routinen integrieren – Die Klientin sollte ihr Bewegungsprogramm zu Hause täglich durchführen, um ihre rechte Schulter und ihre Funktionen der oberen Extremität bei allen täglich anfallenden Betätigungen zu verbessern. – Die Klientin sollte eine ambulante ergotherapeutische Evaluation machen und an ambulanten ergotherapeutischen Leistungen teilnehmen.

Bemerkungen: ADLs = activities of daily living, AROM = active range of motion; BFI = Brief Fatigue Inventory, DASH = Disabilities of the Shoulder, Arm an Hand; FACIT-F = Functional Assessment of Chronic Illness Therapy-Fatigue; IADLs = instrumental activities of daily living; MCP = metacarpophalangea; OPHI-II = Occupational Performance History Interview -II; ROM = range of motion.

3 Überblick zu Krebs und Krebsrehabilitation

Tabelle 3-2: Ergotherapeutischer Prozess bei einem 62-jährigen Mannes mit einem Glioblastom

Komponente/Element	Aktivitäten
	Evaluation
Betätigungsprofil	• George ist 62 Jahre alt und unterzog sich wegen eines Glioblastoms in der linken Frontalregion des Gehirns einer Kraniotomie. • George wurde kürzlich nach einem fünftägigen stationären Aufenthalt entlassen. Die geplante onkologische Therapie bestand aus einer Strahlentherapie an fünf Tagen pro Woche über sechs Wochen. • George wurde an eine ambulante Ergotherapie zur Evaluation und Intervention überwiesen, um die Performanz und das Engagement bei den ADL und IADL zu erhöhen und zur Aufklärung der Familie hinsichtlich angepasster ADL und IADL Methoden. • Das Betätigungsprofil wurde mit dem MOHOST (Parkinson, Forsyth, & Kielhofner, 2006) entwickelt. George lebt in einem einstöckigen Haus mit drei Stufen, um das Badezimmer mit einer großen begehbaren Dusche zu erreichen. Er ist verheiratet und hat drei Kinder und zwei Enkelkinder. Er arbeitete als Abteilungsleiter im Verkauf für eine nationale Baumarktkette und plante in zwei Jahren in Rente zu gehen. Sein funktionaler Status vor der Erkrankung war in allen Bereichen der ADL und IADL unabhängig. In seiner Freizeit verbrachte er Zeit mit den Enkelkindern, außerdem fotografierte er leidenschaftlich gerne Wildtiere und ist zu entlegenen Zielen gereist, um diese Tiere zu fotografieren.
Analyse der Betätigungsperformanz	• ADL und IADL wurden mittels A-ONE (Árnadòttir, 2011) untersucht. George benötigte mäßige Unterstützung, um mit Besteck umzugehen, um Hemden, Hosen, Schuhe und Socken an- und auszuziehen. Bei Verschlüssen benötigte er maximale Unterstützung; mittelmäßige Unterstützung bei der Körperpflege am Waschbecken, der Mobilität im Bett und bei Transfers. In allen IADL war er abhängig. • George zeigte auch tiefgreifende Einschränkungen des Kurzzeitgedächtnisses, Defizite der Sequenzierung und eine möglich idiatorische Apraxie, die mit der Läsionsstelle übereinstimmte. • George stufte seine Fatigue auf 6 der Skala von 0-10 ein. • Volition, Habituation und die Reaktion auf die Umwelt wurden mit dem MOHOST untersucht. • Georges Einschätzung bei der AM-PAC Daily Activity Form (Jette, Haley, Coster, & Ni, 2015) hinsichtlich seiner Beeinträchtigungen war 73,4 %. Diese Zahl zeigt signifikante Beeinträchtigungen bei täglichen Aktivitäten.
	Interventionen
Interventionsplan	• Die ergotherapeutischen Leistungen fanden ambulant statt und waren einstündige Einheiten an drei Tagen pro Woche über acht Wochen. • Das OCAIRS (Forsyth et al., 2005) wurde verwendet, um die Aktivtäten von George zu identifizieren, die er außerhalb seiner Therapiezeit ausführte. • Das MOHOST wurde wöchentlich durchgeführt.
Implementierung der Intervention	• Die betätigungsorientierten Interventionen fokussierten sich darauf, die Betätigungsperformanz von George bei den ADL zu verbessern. George und seine Ehefrau erhielten Aufklärung hinsichtlich adaptiver ADL Techniken und bezüglich eines Umtrainierens von ADL, um dem Einsatz der rechten oberen Extremität mehr Gewicht zu verleihen. Die ADL Aktivitäten sollten einen weiteren Fokus auf dem feinmotorischen Gebrauch und der Exploration von alternativen Methoden zur Kompensation der motorischen Apraxie haben. • Es wurden Copingstrategien erarbeitet, um den psychosozialen Auswirkungen der Krankheit und die kognitiven Beeinträchtigungen zu mildern, die sich auf die ADL Performanz und das Engagement auswirken und die Ausführung von Betätigungen, um die Lebensqualität von George zu verbessern (Cherrier et al., 2013; Scott et al., 2013). • Um die Auswirkungen von multifaktoriellen Beeinträchtigungen, die sich auf die Funktion auswirkten, zu reduzieren, wurden problemlösende Strategien erarbeitet (Doorenbos et al., 2005). • Der CO-OP Ansatz (Polatajko, Mandich, & McEwen, 2011) wurde angewandt, um George das Goal-Plan-Do-Check zu vermitteln, mit dem Schwerpunkt einer selbstgeleiteten Entdeckung hinsichtlich seines Interventionsplans. • George beschäftigte sich auf der Ebene der Metakognition mit Problemlösestrategien und der Beobachtung seiner Ergebnisse hinsichtlich des Einsatzes von Betätigungen, die er vorher aufgrund seiner kognitiven Einschränkungen verweigert hatte. • Das OCAIRS wurde weiterhin als Basis genutzt, um Probleme beim Betätigungseinsatz zu ermitteln und war der Aufhänger, um eine Unterhaltung in Richtung selbstgeleiteter Entdeckung zu führen. • Es wurden Interventionen implementiert, wie das Training, mit der vorhandenen Energie zu haushalten und den Lebensstil anzupassen (Yuen, Mitcham, & Morgan, 2006).

Komponente/Element	Aktivitäten
	• George wurden die Konzepte, mit den vorhandenen Energien zu haushalten und den Lebensstil anzupassen, vorgestellt (Barsevik et al., 2004). • Der BFI (Mendoza et al., 1999) wurde am Anfang jeder Einheit durchgeführt, um den Schweregrad der Fatigue der letzten 24 Stunden und dessen Einfluss auf die Funktion zu messen.

Interventions-überprüfung	• Der Interventionsplan wurde alle zehn Einheiten überprüft und es wurden Fortschritte und Beeinträchtigungen notiert.
	• George verbesserte sich wie folgt:
	  – Besteckbenutzung, An- und Ausziehen von Hemden, Hosen, Schuhe und Socken mit zusätzlicher Hilfe
	  – Manipulation von Verschlüssen mit minimaler Hilfe
	  – Körperpflege am Waschbecken ist unabhängig möglich.
	  – Transfers und Mobilität im Bett unter Supervision.
	• George äußerte sein Interesse für das Ausführen von IADL, so dass der EFPT (Baum et al., 2008) und der MET-R (Morrison et al., 2013) durchgeführt wurde.
	• Das OCAIRS wurde durchgeführt, um die Beteiligung an Betätigungen zu evaluieren.
	• Fortschritte waren beeinträchtigt durch:
	  – Fatigue
	  – Sequenzierungsprobleme im Kontext, wenn die Umwelt nicht ruhig war
	  – Sicherheitsaspekte (die Familie sorgte sich, wenn er Aspekte seiner täglichen Routine durchführte).

	Zielgerichtete Ergebnisse

Ergebnisse	• George wurde nach 20 Wochen (Interventionen) aus der ambulanten Ergotherapie entlassen
	• Das Rating von Georges Beeinträchtigungen auf der AM-PAC Short Form hatte sich auf 39.66 % verbessert
	• Die Ergotherapeutin sprach folgende Empfehlungen aus:
	  – Die Familie sollte ermutigt werden, die Ausführung täglicher Routinen zu unterstützen und George erlauben, ADl und IADL durchzuführen.
	  – Wenn George mit Fortschreiten der Erkrankung eine Verringerung der Performanz bei dem Ausführen von Betätigungen feststellte, sollte er sich wieder bei der Ergotherapie vorstellen.
	  – Die Familie wurde ermutigt, Techniken hinsichtlich des Haushaltens mit Energie zu bestärken und Supervision anzubieten, wenn George neue Aufgaben bewältigte.

Bemerkung: ADLs = actvites of daily living; AM-PAC = Activity Measure for Post-Acute Care; A-ONE = Ámadòttier OT-ADL Neurobehavioral Evaluation; BR = Bief Fatigue Inventory; CO-OP = Cognitive Orientation to Daily Performance; COPM = Canadian Occupational Performance Measure; EFPT = Executive Function Performance Test; IADLs = instrumental actvities of daily living; MET-R = Multiple Errands Test Revised; MOHOST = Model of Human Occupation Screening Tool Verson II; OCAIRS = Occupational Cirumstances Interview an Rating Scale.

Tabelle 3-3: Ergotherapeutischer Prozess bei einem 22-jährigen Mann mit akuter myeloischer Leukämie (AML)

Komponente/Element	Aktivitäten
	Evaluation
Betätigungsprofil	• Allen, ein 22-jähriger Mann, wurde im Alter von 21 Jahren mit AML diagnostiziert. • Er erhielt verschiedene chemotherapeutische Leistungen, aber der Krebs blieb therapieresistent. Er unterzog sich kürzlich einer hohen Dosis an Chemotherapie zu einer passenden Stammzellenspende. • Allen wurde wegen einer Lungenentzündung wiederaufgenommen und wegen einer möglichen GI GVHD (Gastro Intestinal Graft Versus Host Disease) erhielt er eine Überweisung zur Ergotherapie aufgrund von Fatigue-Management, beeinträchtigten ADL, beeinträchtigter funktioneller Mobilität, Kraftlosigkeit und kognitiven Beeinträchtigungen. • Das Betätigungsprofil wurde mittels OPHI-II erstellt (Kielhofner et al., 2004). Allen lebt in einem einstöckigen Haus mit zwei Stufen und einer uneingeschränkt zugänglichen Dusche. Er war ein Ingenieurstudent, aber er ist derzeit aufgrund seiner Krankheit nicht in der Universität. Er war verlobt und plante aktiv seine Hochzeit; aber er berichtete über Schwierigkeiten aufgrund seiner Fatigue und der eingeschränkten Aufmerksamkeit und Gedächtnis. Seine Pflege-/Betreuungspersonen sind seine Eltern und seine ältere Schwester. Er berichtete von großer Unterstützung durch seine Verlobte und durch seine Mitstudenten. Freizeitbetätigungen waren Videospiele, Schreiben, Musik spielen und Interesse an Tai-Chi, welches er erst kürzlich entwickelt hatte.

Analyse der Betätigungsperformanz	• Allens BFI (Mendoza et al., 1999) war 70/90, was eine starke Fatigue erkennen ließ.
	• Die FIM™ Werte (Uniform Data System for Medical Rehabilitation, 1997) zeigten, dass Allen folgende Unterstützung benötigte:
	  – Essen: Vorbereitung aufgrund der Neuropathie
	  – Körperpflege: Vorbereitung, wird im Sitzen durchgeführt
	  – Anziehen der oberen Extremität: Vorbereitung
	  – Anziehen der unteren Extremität: mäßige/ mittelmäßige Unterstützung
	  – Baden: mäßige/ mittelmäßige Unterstützung
	  – Toilette: minimale Unterstützung
	  – Toilettentransfer: minimale Unterstützung
	  – Duschtransfer: minimale Unterstützung
	• Das Bewegungsausmaß (ROM) ist innerhalb der funktionellen Grenzwerte.
	• Die manuelle Muskeltestung betrug 3+/5.
	• Durch das COPM (Law et all., 2014) ergaben sich Allens Freizeitbestrebungen wie Schreiben, Musikhören und Videospiele
	• Innerhalb des Kontextes ergotherapeutischer Performanz beobachtete der Ergotherapeut kognitive Defizite beim Kurzzeitgedächtnis, der Aufmerksamkeit und den exekutiven Funktionen.
	• Der Wert von Allens Berg Balance Scale short form (Berg, Maki, Williams, Holiday, & Wood-Dauphinee, 1992) war 32/56, welches ein durchschnittliches Fallrisiko zeigt.

	Intervention
Interventionsplan	• Allen wurde wegen seines komplizierten medizinischen Status an die Ergotherapie überwiesen, die voraussichtlich 4-6 Wochen dauern sollte. • Die ergotherapeutischen Leistungen wurden als ambulante Maßnahme in individuellen einstündigen Interventionseinheiten zweimal pro Woche durchgeführt. • Allen nahm auch dreimal pro Woche an einstündigen Gruppentherapien teil, die von einem Ergotherapeuten geleitet wurden. • Es wurde ein klientenzentrierter Plan entwickelt, um Allens Beeinträchtigungen hinsichtlich ADL Performanz, funktioneller Mobilität, Kognition, Fatigue zu behandeln und den Einsatz wertvoller Freizeitbestrebungen zu fördern.
Implementierung der Interventionen	• Allen nahm dreimal pro Woche an der Stammzellen-Bewegungsgruppe teil, mit dem Schwerpunkt auf psychosozialer Unterstützung, Copingstrategien, Aufklärung, Ausdauer- und Krafttraining (Flude, Luctkar, Groll, Tranmer, & Woodend, 2007). • Allen nahm am aktiven Zuhören, Gitarre spielen und Singen teil, um den Umgang mit dem andauernden Krankenhausaufenthalt besser zu ertragen und um wertvolle Freizeitbestrebungen wiederaufzunehmen und das psychosoziale Wohlbefinden zu steigern. Er wurde eingeladen, während der Stammzellen-Bewegungsgruppe Gitarre zu spielen (Puetz, Morley, & Herring, 2013). • Der Ergotherapeut klärte Allen auf, wie wichtig Bewegung und Betätigung sind, um Symptome, die durch die Fatigue entstehen, abzumildern (Fillion et al. 2008). • Allen ließ sich darauf ein, täglich ein Tagebuch zu führen, zur Problemlösung, zum Stressmanagement und zum gesundheitsfördernden Ausdruck. Allen und andere Gruppenteilnehmer suchten einen Tagebucheintrag aus, um ihn miteinander zu diskutieren (Craft, Davis, & Paulson, 2013).

Komponente/Element	Aktivitäten
	• Tai-Chi sollte die Ausdauer, Flexibilität, Gleichgewicht und Kraft im Rahmen der individualisierten Trainingseinheiten steigern (Zeng, Luo, Xie, Huang, & Chen, 2014). • Das Eingebundensein in ADL förderte Allens Unabhängigkeit, optimierte die Betätigungsergebnisse und unterstützte die Leistungsfähigkeit. • Es wurde *angeleitete Vorstellung* angeboten, um Schmerzen, Angstzustände, Übelkeit durch die Chemotherapie und Kurzatmigkeit zu senken und den Schlaf zu fördern (Roffe, Schmidt, & Ernst, 2005). • Es wurde eine Betätigungsanalyse der spezifischen Aktivitätsanforderungen erstellt, um an die Universität zurückzukehren. Durch die Immunsuppression nach der Stammzellentransplantation wurde Allen empfohlen, Onlinekurse an der Universität zu besuchen. • Die Interventionen unterstrichen die Wichtigkeit, die Aufmerksamkeitsspanne, das länger anhaltende Sitzen, die Ergonomie, die Koordination der Feinmotorik, um zu tippen und zu schreiben, Stress- und Fatiguemanagement, die Organisationsfähigkeiten und die kompensatorischen Gedächtnisstrategien zu erhöhen (de Boer et al., 2011). • Ein individualisiertes Bewegungsprogramm für zuhause und Leitlinien für Aktivitäten sollten Allens Ausdauer und Kraft erhöhen, damit er wertvolle Betätigungen im Krankenhaus und nach Entlassung weiter ausführen konnte (Kuchinski, Reading, & Lash, 2009). • Die Aufklärung darüber, welche Rolle Bewegung spielt, war in erster Linie dafür gedacht, um „Chemo Brain" oder therapiebezogene kognitive Beeinträchtigungen zu minimieren.
Überprüfung der Intervention	• Der Interventionsplan und Allens Fortschritte wurden wegen eines Sturzes und der Myopathie durch die hohe Dosis an Steroideinnahme gegen das GI GVHD alle zwei Wochen überprüft. • Allen zeigte oder berichtete von einigen Verbesserungen beim Problemlösen und der Aufmerksamkeitsspanne. Aber aufgrund seiner medizinischen Komplikationen zeigte Allen verminderte Copingfähigkeiten und litt unter schlechtem Schlaf. Seine Ausdauer wurde als gering eingestuft. • Ein nochmaliges Assessment von Gleichgewicht, ADL, funktioneller Mobilität und Fatigue, die Allen erlebte, war in allen Bereich rückläufig. • Der Interventionsplan wurde überprüft und die individuellen Einheiten von zweimal pro Woche wurden auf fünfmal pro Woche erhöht angesichts der medizinischen Komplikationen und des geringen Performanzstatus durch die Auswirkungen der Stammzellentranplantation.
	Zielgerichtete Ergebnisse

Ergebnisse	• Allen bekam sechs Wochen Ergotherapie und wurde dann nach Hause zu seiner Familie entlassen.
	• Der BFI wurde nochmals überprüft und Allen kam auf 30/90 Punkte, aber seine Fatigue war weiterhin beherrschend.
	• Der FIM wurde überprüft. Allen benötigte folgende Unterstützung:
	  – Essen: angepasst aufgrund der peripheren Neuropathie und somit unabhängig
	  – Körperpflege: Supervision, im Stehen durchgeführt
	  – Anziehen oberen Extremität: Supervision
	  – Anziehen untere Extremität: Supervision
	  – Baden: Supervision
	  – Toilette: Supervision
	  – Toilettentransfer: Supervision
	  – Transfer in und aus der Dusche: Supervision
	• Das Bewegungsausmaß (ROM) war innerhalb der funktionellen Grenzen.
	• Die manuelle Muskeltestung betrug 4-/ 5.
	• Durch die Nutzung kompensatorischer Strategien zeigte Allen Verbesserungen der kognitiven Performanz beim Kurzzeitgedächtnis, der Aufmerksamkeit und der exekutiven Funktionen.
	• Die Berg Balance Scale Short Form wurde wieder durchgeführt und Allen erzielte 43/56 Punkte, was zeigte, dass er einem geringen Sturzrisiko ausgesetzt war. Die Beeinträchtigungen des Gleichgewichts waren weiterhin offensichtlich, aber durchaus seit der anfänglichen Evaluation verbessert.
	• Der Ergotherapeut gab folgende Empfehlungen:
	  – Allen wurden ambulante ergotherapeutische Leistungen für ein Follow-Up empfohlen.
	  – Ergotherapie wurde empfohlen, um sich mit dem Fatigue-Management und Strategien für Kraftreserven (ADL, Ausdauer- und Krafttraining zu mehr Betätigungsengagement) zu befassen.
	  – Es wurde eine Empfehlung für eine ambulante Selbsthilfegruppe gegeben.

Bemerkungen: ADLs = activities of daily living; AML = acute myelogenous leukemia; BFI = Brief Fatigue Inventory; COPM = Canadian Occupational Performance Measure; GI = gastrointestinal; GVHD = graft versus host disease; IADL = instumental activities of daily living; LE = lower extremity; OPHI-II = Occupational Performance History Interview-II; ROM = range of motion; UE = upper extremity.

4 Ergotherapeutischer Prozess bei Erwachsenen mit einer Krebserkrankung

Wie bereits im Occupational Therapy Practice Framework AOTA (2014) erwähnt, beinhaltet der *Gegenstandsbereich der Ergotherapie* folgendes: Der Gegenstandbereich der Ergotherapie, um zielgerichtete Ergebnisse zu erreichen, sind Evaluation und Interventionen. Dieses wird durch eine eindeutige Perspektive der Ergotherapeutin erreicht, im Professionellen Reasoning, der Analyse der Aktivitäten und Betätigungen und der Zusammenarbeit mit Klienten.

4.1 Professionelles Reasoning

Professionelles Reasoning ist „der Prozess, den Ergotherapeuten anwenden, um die Versorgung des Klienten zu planen, zu lenken, durchzuführen und zu reflektieren" (Boyt, Schell, 2014). Ergotherapeuten verlassen sich auf das Professionelle Reasoning, da es sie durch den gesamten ergotherapeutischen Prozess führen soll. Durch die Vielzahl an Krebsarten, die Variation der Komplexität der Krebserkrankung, der Schwere der Beeinträchtigungen, dem Zusammenspiel körperlicher, kognitiver und psychosozialer Faktoren, welche die Patienten beeinträchtigen, sollten Ergotherapeuten ihre Erfahrung und aktuelle Evidenz nutzen, um das Professionelle Reasoning ihrer Wahl für geeignete Evaluationen, Assessments, Interventionen und klientenzentrierter anvisierter Ergebnisse zu nutzen (AOTA, 2014).

4.2 Therapeutic Use of Self

Ergotherapeuten gestalten ihre therapeutische Beziehung mit dem Klienten, indem sie das Professionelle Reasoning anwenden, um einen klientenzentrierten und gemeinsamen Ansatz im Sinne einer Dienstleistung zu fördern (AOTA, 2014). Eine weitverbreitete Definition des Therapeutic Use of Self, ist, „dass ein Ergotherapeut den Einsatz seiner Personbezogenheit, seine Erkenntnisse, Einschätzungen, Entscheidungen als Teil des therapeutischen Prozesses anwendet (Punwar & Peloquin, 2000). Gemäß einer nationalen Umfrage unter Ergotherapeuten hinsichtlich ihrer Meinungen und Vorstellungen über Therapeutic Use of Self, berichteten Taylor, Lee, Kielhofner und Ketkar (2009), dass „mehr als 80 % (der Ergotherapeuten) davon überzeugt sind, dass Therapeutic Use of Self die wichtigste Fähigkeit in ihrer praktischen Arbeit darstellt, eine wesentliche Einflussgröße beim therapeutischen Ergebnis ist und dass das Professionelle Reasoning immer das Therapeutic Use of Self enthalten sollte". Therapeutic Use of Self ist besonders bei der Arbeit mit erwachsenen Krebspatienten wichtig, weil die emotionale Komponente hoch ist, die eine Krebsdiagnose und der Umgang mit dem Stress des Therapieprozesses mit sich bringt.

4.3 Aktivitätsanalyse

Die *Aktivitätsanalyse* ist ein Prozess, den Ergotherapeuten anwenden, um die Anforderungen einer Aktivität oder Betätigung zu bestimmen. Die Anforderungen einer zielgerichteten Aktivität oder Betätigung sind spezifisch und haben Einfluss auf die Bedeutung, die Menge und die Art und Energie sowie die Fähigkeiten, die für die Ausführung einer Aktivität für den Klienten notwendig sind. Verändernde Anforderungen durch wechselnde Hilfsmittel oder den Einsatz von adaptiven Hilfsmitteln können die Anforderungen erhöhen oder senken.

Ergotherapeuten verwenden Informationen, die sie durch die Aktivitätsanalyse gewinnen, um einen Interventionsplan zu erstellen, um die Partizipation bei Aktivitäten und Betätigungen zu fördern, die bedeutungsvoll für den Klienten mit einer Krebserkrankung sind. Nach einer Aktivitätsanalyse können Ergotherapeuten die Aktivität oder Betätigung anpassen oder modifizieren, um dem Klienten die Partizipation zu erleichtern, oder Möglichkeiten mit dem Ziel erheben, welche die Klientenfaktoren oder Defizite bei den Performanzfertigkeiten beheben (AOTA, 2014).

4.4 Überweisungen

Überweisungen zur Ergotherapie können sich zu jedem Zeitpunkt auf dem Kontinuum der Krebstherapie entwickeln. Eine formale Überweisung wird gewöhnlich von Ärzten geschrieben, aber in einigen Bundesstaaten (der USA) können diese auch von anderen Dienstleistern ausgefüllt werden, wie weitergebildete Krankenschwestern oder Assistenten von Ärzten, auch wenn diese Überweisungen die Zweitunterschrift durch einen Arzt bedürfen. Die Überweisungen können sich auf jeden Bereich einer Betätigung beziehen. Die am häufigsten auftretenden Bedürfnisse stehen in Zusammenhang mit den ADL und dem Grundbedürfnis des Patienten, für sich selbst zu sorgen. Es werden auch Überweisungen gemacht, um Aufklärung für Pflegende anzubieten und die Notwendigkeit für dauerhafte medizinische Hilfsmittel festzustellen, damit die Mobilität in der Gesellschaft erhalten bleibt, das Baden/Duschen oder der Toilettengang. Ergotherapeuten müssen allen gesetzlichen Auflagen durch den Bundesstaat und den zahlungspflichtigen Erfordernissen nachkommen.

4.5 Evaluation

Der Prozess, um eine ergotherapeutische Evaluation abzuschließen, beinhaltet die Entwicklung eines Betätigungsprofils und die Analyse der Betätigungsperformanz (AOTA, 2014). Das Betätigungsprofil liefert das Verständnis über die Betätigungshistorie, die Erfahrungen, die Verhaltensmuster des täglichen Lebens, Werte und Bedürfnisse eines Klienten. Es können auch die Gründe des Klienten, warum er Ergotherapie in Anspruch nimmt, seine Stärken und Probleme hinsichtlich der Durchführung von Betätigungen und täglichen Aktivitäten, die Bereiche potenzieller Betätigungsbeeinträchtigungen, die Unterstützung und Barrieren und die Prioritäten identifiziert werden (AOTA, 2014). Beispiele für Informationen, die während des Betätigungsprofils und der Analyse der Betätigungsperformanz gesammelt werden, sind Fallstudien in den **Tabellen 3-1 bis 3-3**.

Während des Entwicklungsprozesses eines Betätigungsprofils und der Analyse von Betätigungsperformanz können Ergotherapeuten eine Vielzahl an Assessments nutzen. Einige sind speziell für Klienten mit einer Krebserkrankung und andere werden bei Klienten mit einem weiten Spektrum von Erkrankungen angewandt. In **Tabelle 4-1** sind ausgewählte Assessments aufgelistet, die häufig von Ergotherapeuten angewandt werden, wenn sie Klienten mit einer Krebserkrankung gemäß des *Frameworks* evaluieren.

4.5.1 Analyse der Betätigungsperformanz

Die Analyse der Betätigungsperformanz beinhaltet eine oder mehrere der nachfolgenden Aktivitäten (AOTA, 2014):

- Über das Betätigungsprofil Informationen synthetisieren, mit Fokus auf spezifischen Betätigungen und Kontexten, mit denen es sich befasst
- Betätigung des Klienten beobachten, während er Aktivitäten ausführt, die für die gewünschte Betätigung relevant sind, indem die Effektivität der Performanzfertigkeiten und des Performanzmuster berücksichtigt werden
- Aussuchen und Anwenden von bestimmten Assessments, die benötigt werden und geeignet sind, Performanzfertigkeiten und Performanzmuster zu erfassen
- Aussuchen und Anwenden von Assessments, um konkreter den Kontext oder die Umwelt, welche die Anforderungen von Aktivitäten, die Klientenfaktoren, die Performanzfertigkeiten und die Performanzmuster beeinflussen, zu bestimmen und zu messen
- Messungen des Outcomes auswählen
- Interpretieren von Assessmentdaten, um für die Performanz unterstützende und hinderliche Faktoren zu bestimmen.
- Entwicklung und Präzisieren von Hypothesen über die Stärken und Beeinträchtigungen der Betätigungsperformanz des Klienten
- Entwicklung von Zielen in Zusammenarbeit mit dem Klienten, die sich mit den gewünschten Ergebnissen des Klienten befassen
- Festlegen von Abläufen, welche die Ergebnisse der Intervention messen
- Darstellung eines potenziellen Interventionsansatzes oder von Ansätzen, die auf „best practice" Beispielen und verfügbaren Evidenzen basieren.

Der Prozess, die Betätigungsperformanz zu analysieren, ist bei allen Klienten in der Ergotherapie ähnlich, aber in der onkologischen Rehabilitation bedient sich die Ergotherapeutin spezifischer Informationen und

4.5 Evaluation

Tabelle 4-1: Ausgewählte Assessments, die häufig bei Erwachsenen mit einer Krebserkrankung verwendet werden

Komponente des Gegenstandsbereichs der Ergotherapie	Kategorie innerhalb jeder Komponente	Beispiele für Assessments, die in der ergotherapeutischen Praxis angewandt werden	Kurze Beschreibung des Assessments
Betätigungsbereiche	ADL IADL Erholung und Schlaf Bildung/ Arbeit Freizeit Soziale Partizipation	Activity Card Sort (ACS; Baum & Edwards, 2008)	Flexibles und zweckmäßiges Messinstrument für Betätigungen, das Klienten hilft, ihre IADL zu beschreiben
		Activity Measure für Post-Acute Care Short Forms for Inpatient and Outpatient Settings (AM-PAC, Jette, Haley, Coster, & Ni, 2015)	Instrument zur Einschätzung von Aktivitätslimitationen, welches funktionelle Aktivitäten untersucht, denen Erwachsene häufig während ihrer täglichen Routine begegnen
		FIM™ Uniform Data System for Medical Rehabilitation, 1997)	Rating-Tool zur funktionellen Performanz, bei der Selbstversorgung, Schließmuskel-Kontrolle, Transfers, Fortbewegung, Kommunikation und sozialer Kognition
		Instrumental Activities of Daily Living Scale (Lawton & Brody, 1969)	Instrument zur Beurteilung von IADL, die für das Funktionieren in der Gemeinschaft (z. B. Einkaufen, Kochen, Finanzen) notwendig sind
		Katz Index of Independence in Activities of Daily Living (Katz, Ford, Moskowitz, Jackson, & Jaffe, 1963)	Abgestuftes Assessment zur Beurteilung (von Aktivitäten) wie Baden, Körperpflege, Transfers, Toilettengang, Ernährung und Kontinenz
		Kohlman Evaluation of Living Skills (KELS; Kohlman-Thomson & Robert, 2016)	Assessment (zur Einschätzung) von basalen täglichen Lebensfunktionen
		Physical Self-Maintenance Scale (Lawton & Brody, 1969)	Instrument zur Messung von Beeinträchtigungen bei älteren Erwachsenen in einer Gemeinschaft oder Institution zur Assessment- oder Behandlungsplanung; die Items haben beobachtbare Verhaltensweisen zum Ziel.
		Test of Grocery Shopping Skills (TOGSS; Brown, Rempfer, & Hamera, 2009)	Performanzbasiertes Messinstrument, wie genau und effizient Klienten Gegenstände in einem Supermarkt finden können
		Worker Role Interview (WRI; Braveman et al. 2005)	Assessment zu psychosozialen Variablen, welche die Rückkehr an den Arbeitsplatz vorhersagen
Performanz-fertigkeiten	Motorische Fertigkeiten	Brief Fatigue Inventory (BFI; Mendoza et al. 1999)	Kurzes Assessment zur Stärke der erlebten Fatigue der letzten 24 Stunden und dessen Auswirkungen auf die Funktion
	Gleichgewicht und funktionelle Mobilität	Lower Extremity Functional Scale (Binkley, Stratford, Lott, & Riddle, 1999)	Fragebogen zur Beurteilung der Fähigkeit einer Person, alltägliche Aufgaben durchzuführen, die dazu verwandt werden können, die ursprüngliche Funktion, den weiteren Fortschritt und die Ergebnisse eines Klienten zu messen sowie funktionelle Ziele zu setzen.

Komponente des Gegenstandsbereichs der Ergotherapie	Kategorie innerhalb jeder Komponente	Beispiele für Assessments, die in der ergotherapeutischen Praxis angewandt werden	Kurze Beschreibung des Assessments
	Prozessbezogene Fertigkeiten (z.B. nimmt teil, initiiert, verwendet, sequenziert, organisiert, sucht/findet, nutzt, passt an)	Assessment of Motor an Process Skills (AMPS; Fisher & Jones, 2012)	Messinstrument zur Qualität der Performanz einer Person hinsichtlich funktioneller Aufgaben, die durch ein Bewertungssystem in Form von Leistung, Effektivität, Sicherheit und Unabhängigkeit motorischer und prozessbezogener Fertigkeiten beurteilt werden
	Soziale Interaktionsfertigkeiten (z.B. Sprachproduktion, flüssig sprechen, fragen, antworten und Ausdrücken von Emotionen)	Assessment of Communication and Interaction Skills (Forsyth, Salamy, Simon, & Kielhofner, 1998)	Beobachtendes Assesssment, welches Daten über Kommunikations- und Interaktionsfertigkeiten in drei Bereichen sammelt: körperlicher Zustand, Austausch von Informationen und Beziehungen
Performanzmuster	Gewohnheiten, Routinen, Rituale, Rollen	Canadian Occupational Performance Measure (COPM; Law et al.., 2014)	Klientenzentriertes Instrument, um Klienten zu befähigen, tagtägliche Probleme zu identifizieren und zu priorisieren, die ihre Performanz des täglichen Lebens beeinträchtigen oder beeinflussen
		Occupational Circumstances Assessment Interview and Rating Scale (OCAIRS; Forsyth et al., 2005)	Instrument, welches eine Struktur zur Sammlung von Informationen bietet und über das Ausmaß der Partizipation des Klienten Auskunft gibt.
		Occupational Performance History Interview (OPHI-II; Kielhofner et al., 2004)	Semistrukturiertes Interview, das die Lebensgeschichte des Klienten in den Bereichen Arbeit, Freizeit/ Spiel und Selbstversorgung untersucht
		Model of Human Occupation Screening Tool (MOHOST; Parkinson, Forsyth, & Kielhofner, 2006)	Screening Assessment für den Großteil der Konzepte des Modells menschlicher Betätigung (Volition, Habituation, Fähigkeiten und Umwelt), die einen Überblick über die Betätigungsfunktionen des Klienten geben
Kontext und Umwelt	Kultureller, personbezogener, zeitlicher und virtueller Kontext; psychische/ körperliche und soziale Umwelt, welche die Performanz beeinflusst	Work Environment Impact Scale (WEIS; Moore-Corner, Kielhofner, & Olson, 1998)	Semistrukturiertes Interview und Beurteilungsskala, welche untersucht, wie Klienten mit körperlichen/psychischen oder psychosozialen Beeinträchtigungen ihr Arbeitsumfeld erleben und wahrnehmen
Klientenfaktoren	Körperfunktionen Mentale Funktionen (z.B. Aufmerksamkeit, Gedächtnis, Kognition auf höheren Ebenen, Wahrnehmung	A-ONE (Àrnadòttir, 2011)	Kognitives Assessment, welches direkt funktionelle Performanz (ADL und Mobilität) mit neuropsychologischen Defiziten verlinkt wie z.B. kognitive Wahrnehmungsbeeinträchtigungen und motorische Beeinträchtigungen, die mit einer Schädigung des zentralen Nervensystems zusammenhängen
		Executive Function Performance Test (Baum et al., 2008)	Performanzbasiertes standardisiertes Assessment kognitiver Funktionen

Komponente des Gegenstandsbereichs der Ergotherapie	Kategorie innerhalb jeder Komponente	Beispiele für Assessments, die in der ergotherapeutischen Praxis angewandt werden	Kurze Beschreibung des Assessments
		Kettle Test (Hartman-Maeir, Harel, & Katz, 2009)	Performanzbasiertes Assessment kognitiver funktioneller Performanz
		Multiple Errands Test – Revised (MET-R; Morrison et al., 2013)	Instrument zur Evaluation von exekutiven Funktionsbeeinträchtigungen bei täglichen Funktionen durch eine Anzahl von „real world"/lebenswirklichen Aufgaben
		Montreal Cognitive Assessment (MoCA; Nasreddine et al., 2005)	Kurzes Screening-instrument bei milden kognitiven Beeinträchtigungen
		Test of Everyday Attention (Robertson, Nimmo-Smith, Ward & Ridgeway, 1994)	Messung zur selektiven Aufmerksamkeit, Daueraufmerksamkeit und Wechsel der Aufmerksamkeit
		Rivermead Behavioural Memory Test (RBMT; Clare et al., 2008)	Assessment für visuelle Wiedererkennung, verbale Wiedererkennung, Abruf, sofortiges und verzögertes tägliches Gedächtnis
		Weekly Planning Calendar Acitvity (WPCA; Toglia, 2015)	Untersuchungsinstrument für exekutive Funktionen, kognitive Funktionen auf höheren Ebenen und die Art von Performanzproblemen
	Sensorische Funktion	Pain visual analog scales	Visuelle oder gesprochene Skalen, um Schmerzen einzuordnen (z. B. 0 = keine Schmerzen bis 10 = schlimmste vorstellbare Schmerzen; Wong-Baker FACES Schmerzbeurteilungsskala, die Bilder verwendet von keine Schmerzen bis schlimmste Schmerzen)
	Funktion des Atmungssystems	UCSD Shortness of Breath Questionaire (Eakin, Resnikoff, Prewitt, Ries, & Kaplan, 1998)	Assessment zur Untersuchung von Kurzatmigkeit bei ADL
	Kontrolle von Willkürbewegungen (z. B. groß- und feinmotorische Kontrolle, Auge-Handkoordination, mund-motorische Kontrolle, Blickbewegungssteuerung)	Disabilities of the Arm, Shoulder and Hand (DASH; Gummesson, Atroshi, & Ekdahl, 2003)	Selbst zu beantwortender Fragebogen, um körperliche Funktionen und Symptome bei Klienten mit muskel-skeletoralen Beeinträchtigungen/Erkrankungen der oberen Extremität zu messen
		Manual Ability Measure (MAM; Chen & Bode 2010)	Betätigungsorientiertes Assessment der manuellen Fähigkeit
Ergebnisse	Lebensqualität	Functional Assessment of Cancer Therapy (FACT;Cella et al., 1993)	Allgemeines Assessment zur Lebensqualität bei Klienten mit Krebs
		Functional Assessment of Chronic Ilness (FACIT; Webster, Cella, & Yost, 2003)	Sammlung verschiedener Fragebögen, die sich auf die Lebensqualität beziehen und auf das Management der chronischen Erkrankung zum Ziel haben
		Patient Reported Outcomes Measurement Information System (PROMIS; Cella et al., 2007)	System zum körperlichen, mentalen und sozialen Wohlbefinden aus Klientensicht

Bemerkung: ADLs = activites of daily living (Aktivitäten des täglichen Lebens); IADLs = instrumental activities of daily living (instrumentelle Aktivitäten des täglichen Lebens); UCSD = University of California, San Diego.

wählt Werkzeuge, Assessments und Messinstrumente aus, die speziell für Menschen mit einer Krebserkrankung geeignet sind.

4.5.2 Betätigungsbereiche

Der Begriff *Betätigung* wird auf unterschiedliche Weise in verschiedenen ergotherapeutischen konzeptionellen Praxismodellen durch verschiedene Berufsverbände und Organisationen definiert. Gemäß dem Bezugssystem (*Framework*) bezieht sich *Betätigung* auf eine tägliche Aktivität, mit der sich Menschen beteiligen (AOTA, 2014). Wichtige Gesichtspunkte, um Betätigungen zu verstehen sind folgende:
- Betätigungen sind durch Klientenfaktoren beeinflusst (z. B. Werte Überzeugungen, Körperfunktionen, Körperstrukturen), Performanzfertigkeiten (z. B. motorische Fertigkeiten, prozessbezogene Fertigkeiten, soziale Interaktionsfähigkeiten) und Performanzmuster (Gewohnheiten, Routinen, Rituale, Rollen) und werden in Kontext und Umwelt ausgeführt (z. B. kulturell, personbezogen, physisch/körperlich, sozial, zeitlich und virtuell).
- Sie treten über einen Zeitraum auf, haben ein Ziel und eine Bedeutung und sind für den Klienten von spürbarem Nutzen.
- Sie sind bezeichnet und können entweder von anderen beobachtet werden oder können innerlich durch die Person selbst, die beteiligt ist, durchgeführt werden (z. B. eine Mathematikaufgabe lösen).
- Sie können in Betätigungsbereiche gegliedert werden, die ADL, IADL, Ruhe, Schlaf, Arbeit, Bildung, Spiel, Freizeit und soziale Partizipation beinhalten.

Assessments wie das *Canadian Occupational Performance Measure* (COPM; Law et al., 2014) oder das *Occupational Performance History Interview*, Version II (OPHI-II; Kielhofner et al. 2004) kann Ergotherapeuten dabei unterstützen, ein umfassendes Betätigungsprofil für Klienten mit einer Krebserkrankung zu entwickeln. Das Betätigungsprofil ermöglicht Kenntnisse über die Betätigungsvergangenheit, die Erfahrungen, die Strukturen des täglichen Lebens, Interessen, Werte und Bedürfnisse/Anforderungen eines Klienten. Dieses Profil erlaubt der Ergotherapeutin zu verstehen, wie eine bestimmte Art von Krebserkrankung und ein bestimmter Behandlungsverlauf die Möglichkeit eines Klienten beeinflussen, bedeutungsvolle Betätigungen auszuführen.

4.5.3 Klientenfaktoren

Klientenfaktoren sind spezielle Fertigkeiten, Charakteristika oder Überzeugungen innerhalb der Person, die die Betätigungsperformanz beeinflussen. Klientenfaktoren haben Auswirkungen auf die An- oder Abwesenheit von Krankheit, Deprivation, Behinderung und Lebenserfahrung. (AOTA, 2014). Klientenfaktoren beinhalten Werte, Überzeugungen und Spiritualität sowie Körperfunktionen und -strukturen. Klientenfaktoren können wie folgt weiter beschrieben werden:
- *Werte* sind Prinzipien, Standards/Normen oder Eigenschaften, die als wertvoll von Menschen angesehen werden, die sie besitzen.
- *Überzeugungen* sind Konzepte, die für wahr erachtet werden.
- *Spiritualität* bezieht sich auf die Art und Weise, wie Menschen nach Bedeutung und Sinn suchen und sich ausdrücken, während sie Verbundenheit mit sich selbst, anderen Menschen, der Natur oder der Welt um sie herum erfahren.
- *Körperfunktionen* umfassen sensorische, mentale und kardiovaskuläre Funktionen sowie Funktionen des Bewegungsapparats, der Atemwege und der Darmfunktion.
- *Körperstrukturen* umfassen die Anatomie der Körperteile, wie Haut, Ohren, Augen, Verdauungssystem und Strukturen, die mit Bewegung in Verbindung stehen.

Ergotherapeuten verwenden zum Assessment von Klientenfaktoren eine Vielzahl von Evaluationsansätzen und Assessmentinstrumenten. Das OPHI-II und das COPM bieten Einblick in Aktivitäten, Vorlieben, Werte und Überzeugungen von Klienten. Assessments wie das *Functional Assessment of Cancer Therapy* (Cella et al., 1993) geben Einblick in die Sichtweise des Klienten bezüglich seiner der Lebensqualität (QoL). Spiritualität kann durch narrativ basierte Assessments oder durch Assessments zu Routinen und Rollen wie dem *Activity Card Sort* untersucht werden. Körperfunktionen und Körperstrukturen, die sowohl durch die Krebserkrankung als auch durch deren Therapie betroffen sein können, werden durch ein breites Angebot untersucht, wie dem Goniometer für das Bewegungsausmaß (ROM), dem manuellen Muskeltest für Kraft und Schmerzskalen bei Schmerzen. Mentale Funktionen können untersucht werden, indem der *Arnadòttir Occupational Therapy ADL*, die *Neurobehavioral Evaluation* (A-ONE; Árnadòttir, 2011), der *Executive Function Performance* Test (Baum et al., 2008),

Multiple Errands Tests (Morrison, et al., 2013) und andere verwendet werden. Die Beurteilung der Kognition ist äußerst wichtig, da das Vorkommen von kognitiven Beeinträchtigungen eine Sekundärerkrankung der Chemotherapie ist (*Chemobrain*).

4.5.4 Performanzfertigkeiten

Performanzfertigkeiten sind „zielgerichtete Aktionen, die als kleine Einheiten der Ausführung von Beteiligung an alltägliche Betätigungen beobachtbar sind" (AOTA, 2014). Performanzfertigkeiten beinhalten motorische Fertigkeiten, prozessbezogene Fertigkeiten und soziale Interaktionsfähigkeiten. Jeder dieser Bereiche kann negativ durch die Krebserkrankung und dessen Therapien beeinträchtigt sein. Wenn der Krebs direkt das Gehirn oder das neurologische System beeinträchtigt oder wenn die Therapie operative Eingriffe oder auch Strahlentherapie beinhaltet, können motorische Fertigkeiten und prozessbezogene Fertigkeiten beeinträchtigt sein. Auch Chemotherapie kann sekundäre Beeinträchtigungen auslösen, wie Lymphödeme, durch Chemotherapie verursachte periphere Neuropathie oder kognitive Beeinträchtigungen. Die soziale Interaktion kann durch die gleichen Phänomene betroffen sein, durch Stigma, welches mit einer Krebserkrankung verbunden ist oder durch Probleme, die sich auf das Körperschema, Schuldgefühle und geringeres Selbstvertrauen ergeben.

Das *Assessment of Communication and Interaction Skills* (ACIS; Forsyth et al., 1998) und das *Assessment of Motor an Process Skills* (AMPS; Fisher & Jones et al., 2012), sind zwei Assessments, die von Ergotherapeuten entwickelt wurden, um die Performanzfertigkeiten hinsichtlich der Kommunikation, Interaktion und der Performanz einer Person während funktioneller Aufgaben zu untersuchen. Assessments wie *Disabilities of the Arm, Shoulder and Hand* (DASH; Gummesson et al., 2003) und die *Lower Extremitiy Function Scale* (Binkley et al., 1999) sind ein Assessment für die Funktionen von Extremitäten.

4.5.5 Performanzmuster

Performanzmuster beinhalten „Gewohnheiten, Routineabläufe, Rollen und Rituale, die in dem Prozess, eine Betätigung oder Aktivität auszuführen, eingesetzt werden. Diese Muster können die Betätigungsperformanz unterstützen oder behindern" (AOTA, 2014). Die Konzepte werden im Folgenden weiter erläutert:

- *Gewohnheiten* sind bestimmte Verhaltensweisen, die Betätigungsperformanz unterstützen oder beeinträchtigen können; sie können nützlich oder unwichtig sein.
- *Routinen* sind Sequenzen einer Betätigung, die Struktur für das tägliche Leben bieten. Beispielweise die Routine, sich für die Arbeit fertig zu machen oder bettfertig zu machen. Routinen können förderlich oder hinderlich für die Gesundheit sein.
- *Rollen* sind Verhaltensweisen, die benannt, identifiziert und innerhalb von Kulturen verstanden werden können und darüber hinaus durch den Klienten definiert sind (im *Framework* wird „Klient" als eine Person, Gruppe oder Population bezeichnet).
- *Rituale* sind symbolische Handlungen mit spirituellen, kulturellen oder sozialen Bedeutungen. Beispiele für Rituale sind religiöse Zeremonien, Paraden und Baby-Showers[12]. Hände schütteln, wenn man jemandem trifft, ist ein einfaches und häufiges Ritual.

Das COPM und das OPHI-II kann dazu verwendet werden, Performanzmuster zu bestimmen. Das *Model of Human Occupation Screening Tool* (Parkinson et al., 2006) ist hilfreich, um Menschen mit einer Krebserkrankung hinsichtlich Defizite und Probleme der Volition, Habituation, Fertigkeiten und der Umwelt zu untersuchen.

4.5.6 Kontext und Umwelt

Alle Betätigungen finden innerhalb eines Kontextes und der Umwelt statt und sind dadurch beeinflusst. Auch wenn man die Begriffe Kontext und Umwelt in einigen ergotherapeutischen konzeptionellen Praxismodellen unterscheidet, werden sie trotzdem oft synonym verwendet. Das *Framework* bezieht sich auf die physikalische Umwelt, wie Bauten (z. B. ein Haus) und natürlichen Umwelten (z. B. Ozeane, Strände, Wälder). Zur sozialen Umwelt gehören die Anwesenheit anderer Personen, Gruppen oder Populationen, in der ein Mensch tätig ist. Die Umwelt bietet Gelegenheit, Betätigungen auszusuchen, auszuführen und sie kann die Betätigungsperformanz einschränken oder gestalten.

---

12 In den USA wird eine Frau in der Schwangerschaft vor der Entbindung von Freundinnen mit Sachen für das erwartete Kind beschenkt.

Kontexte enthalten kulturelle Umgebungen (z. B. Bräuche, Vorstellungen, Aktivitätsmuster, Verhaltensstandards und Erwartungen, die von der Gesellschaft akzeptiert sind), personbezogene Umgebungen (z. B. demografische Eigenschaften von Individuen, wie Alter, Geschlecht, soziökonomischer Status, Bildungsniveau), zeitliche Umgebungen (z. B. Lebensstadium, Tages- oder Jahreszeit, Zeitrahmen oder Rhythmus der Aktivität, Biografie) und virtuelle Umgebungen (simulierte, in Echtzeit oder nahe an der Echtzeit angelehnte Situationen ohne körperlichen Kontakt).

Die *Work Enviroment Impact Scale* (Bravemann et al., 2005) ermöglicht Ergotherapeuten umweltbezogene Eigenschaften zu identifizieren, die eine erfolgreiche Rückkehr an den Arbeitsplatz ermöglichen.

4.6 Intervention

Nach dem *Framework* „ist der ergotherapeutische Prozess eine klientenzentrierte Form ergotherapeutischer Leistungen" (AOTA, 2014). Nach der Entwicklung eines ergotherapeutischen Profils und der Analyse der Betätigungsperformanz ist der nächste Schritt im Prozess die Intervention, welche den Interventionsplan, die Implementierung der Intervention und die Überprüfung der Intervention beinhaltet (AOTA, 2014).

4.6.1 Interventionsplan

Der Interventionsplan besteht aus Maßnahmen und wird in Zusammenarbeit mit dem Klienten entwickelt. Die Interventionsplanung wird durch das Professionelle Reasoning gesteuert, welches Informationen verwendet, die während der ergotherapeutischen Evaluation gewonnen wurden, und es basiert auf ausgewählten Theorien, Bezugsrahmen und Evidenzen (AOTA, 2014). Um einen Interventionsplan aufzustellen, muss die Ergotherapeutin mit dem Klienten zusammenarbeiten, um objektive, messbare und gezielte Ergebnisse festzulegen. Außerdem muss die Ergotherapeutin geeignete Ansätze ergotherapeutischer Interventionen auswählen, um die gewünschten Ergebnisse zu erhalten, Methoden bestimmen, Leistungen festlegen (z. B. Anbieter von Interventionen, Arten der Interventionen), Bedürfnisse und Pläne hinsichtlich der Entlassung abklären und Überweisungen zu anderen Professionen machen, die in Frage kommen (AOTA, 2014).

Ergotherapeuten, die mit Krebspatienten arbeiten, verwenden oft folgende gebräuchlichen Interventionsansätze, die im *Framework* beschrieben sind:

- *Fördern* von Erfahrungen in bereichernden Kontexten und Aktivitätserfahrungen, welche die Performanz verbessern (z. B. Gesundheitsförderung), wie Aufklärungsmaterial oder Trainingsprogramme, die Klienten mit einer Krebserkrankung helfen, mit Fatigue umzugehen oder Herausforderungen hinsichtlich negativer Körperwahrnehmung zu überwinden.
- *Etablieren* von Fertigkeiten oder Kompetenzen, die ein Klient momentan nicht besitzt (z. B. Habilitation), wie Medikamente zu Hause richten und einnehmen, oder eine Fähigkeit oder Kompetenz *wiederherstellen*, die beeinträchtigt ist (z. B. durch das Erlernen von Techniken zum Stressmanagement oder zur Verbesserung der Kraft und des Bewegungsausmaßes (ROM).
- *Erhaltung* der Performanz, indem Unterstützung gegeben wird, so dass Klienten ihre momentanen Möglichkeiten ausschöpfen, wie Strategien, um die weitere Performanz zu erhalten oder die verschiedenen Rollen zu leben, während sie sich einer beschwerlichen Therapie unterziehen.
- *Modifizieren* eines Kontextes oder einer Aktivität (Kompensation oder Adaption) indem neue Möglichkeiten gefunden werden, um Anforderungen zu überprüfen, und die Performanz zu unterstützen, wie Vereinfachungen am Arbeitsplatz und Techniken der Einteilung der Kräfte bei der Zubereitung von Mahlzeiten oder im Haushalt.
- *Verhindern* des Auftretens oder der Entstehung von Grenzen bezüglich Performanz (z. B. Prävention von Behinderung) sowie Strategien, um negative Effekte von Ödemen und Lymphödemen zu verhindern.

4.6.2 Implementierung der Intervention

Die Implementierung ergotherapeutischer Interventionen kann folgende Komponenten enthalten:

- Auswählen von *Betätigungen* und *Aktivitäten*, um sie in Interventionssitzungen einzuschließen, um Ziele festzulegen und den grundlegenden Bedürfnissen des Klienten gerecht zu werden
- *Vorbereitende* Methoden und Aufgaben, die den Klienten darauf vorbereiten, an Betätigungen teilzunehmen und Modalitäten enthalten wie Wärme, Kälte, elektrische Stimulation und die Anwendung von Geräten und Techniken

- *Bildung und Training*, das den Transfer von Wissen und Informationen enthält, die mit Gesundheit, Wohlbefinden und Partizipation, Förderung und Erwerb von konkreten Fertigkeiten und verbesserter Performanz in Verbindung stehen.
- *Fürsprache/Advocacy* beinhaltet Bemühungen, die auf Betätigungsgerechtigkeit und auf das Empowerment von Klienten hinauslaufen, die danach streben, ihre Ressourcen zu erhalten, um wieder ganz an ihren Betätigungen des täglichen Lebens zu partizipieren. Der Ergotherapeut handelt als Fürsprecher und der Klient tritt für sich selber ein.
- *Gruppeninterventionen* sind Gruppen mit Klienten, die geschaffen wurden, um zu erforschen, zu erkunden und Fähigkeiten zu entwickeln, die Betätigungsperformanz zu unterstützen.

4.6.3 Überprüfung der Intervention

Die Überprüfung von Interventionen ist „der kontinuierliche Prozess der Reevaluation und das Überprüfen des Interventionsplans, um zu bestimmen, ob genügend Fortschritte hinsichtlich einer Zielerreichung und der anvisierten Ergebnisse gemacht wurden. Dabei arbeitet die Ergotherapeutin mit dem Klienten zusammen. Die Überprüfung von Interventionen kann in einer Fortführung des Interventionsplans, Revision des Plans oder dem Abschluss der ergotherapeutischen Leistung und einer Überweisung zu einer anderen geeigneten und notwendigen Leistung liegen.

4.7 Ergebnis und Ergebniskontrolle

Ergebnisse sind „von dem Erfolg bestimmt, das gewünschte Endergebnis des ergotherapeutischen Prozesses zu erreichen" (AOTA, 2014). Die anvisierten Ergebnisse des ergotherapeutischen Prozesses beziehen sich direkt auf den Implementierungsplan, der in Zusammenarbeit mit dem Klienten, seiner Familie und den Pflegepersonen ermittelt wurde. Die Ergebnisse können sowohl die subjektive Einschätzung der Zielrichtung spiegeln, als auch die objektive Einschätzung hinsichtlich des Fortschritts in Richtung Zielerreichung durch die nochmalige Anwendung von Assessments während der Evaluationsprozesse. Gemäß dem *Framework* sind Messinstrumente zur Ergebniskontrolle:
- schon früh im Interventionsprozess ausgewählt
- valide, reliabel und entsprechend sensibel
- konsistent für die anvisierten Ergebnisse
- kongruent mit den Klientenzielen
- ausgewählt auf Basis ihrer tatsächlichen oder mutmaßlichen Fähigkeiten, die Ergebnisse vorauszusagen.

Die Ergebnisse für ergotherapeutische Leistungen bei Erwachsenen mit einer Krebserkrankung umfassen eine Vielzahl von Funktionen und Performanz, konzentrieren sich aber auf folgende Bereiche:
- Werte, Überzeugungen und Spiritualität (z. B. die Wahrnehmung des Klienten, seine Motivation und damit verbundene Bedeutungen, die eine Betätigung beeinflussen, oder wodurch die Einstellung gegenüber einer Betätigung beeinflusst wird). Beispiele sind die Bewertung einer Wahrnehmung des Klienten, Betätigungen auszuführen, die seinem Leben Bedeutung geben, oder Verbundenheit zu sich selbst ausdrücken, der Natur und dem was er oder sie für bedeutsam hält. Verwendet werden Assessments wie das *Occupational Self-Assessment* (Baron, Kielhofner; Iyenger, Goldhammer, & Wolenski, 2006).
- Klientenfaktoren sind *Körperfunktionen* (z. B. mentale Funktionen, sensorische Funktionen, bewegungsbezogene Funktionen, Muskelfunktionen, Bewegungsfunktionen, kardiovaskuläre Funktionen, Atemfunktionen, Haut und ähnliche strukturierte Funktionen) und *Körperstrukturen*, die mit jedem dieser Körperfunktionsbereiche in Verbindung stehen. Beispiele dafür beinhalten eine Vielzahl an Ergebnissen, wie verbesserte kognitive Funktionen, reduzierter Schmerz, verbesserte Sicherheit, Umgang mit verminderten sensorischen Funktionen, verbessertes Bewegungsausmaß (ROM) und Kraft, verbesserter Umgang mit krebsbedingter Fatigue, verbesserte kardiovaskuläre und kardiopulmonale Funktionen und verbesserte Hautintegrität. Messinstrumente sind der *Executive Function Performance Test* (Baum et al., 2008), das *Brief Fatigue Inventory* (Mendoza et al., 1999), visuelle Analogskalen für Schmerzen, der Quick DASH, Goniometer und Messinstrumente zur Kraft.
- Performanzfertigkeiten sind motorische Fertigkeiten, prozessbezogene Fertigkeiten und soziale Interaktionsfähigkeiten. Messinstrumente beinhalten das AMPS und das ACIS.
- Betätigungsbereiche sind ADL, IADL, Erholung und Schlaf, Bildung, Arbeit, Spiel, Freizeit und soziale Partizipation. Beispiele sind objektive Veränderungen in der Performanz (z. B. Veränderungen in der Performanz von Körperpflege,

Anziehen, Baden, alles Aktivitäten, die mittels FIM™ [*Uniform Data System for Medical Rehabilitation*, 1997] oder der *Kohlman Evaluation of Living Skills* [Kohlman-Thomson & Robnett, 2016] gemessen werden) und subjektiven Eindrücken der Performanz (z. B. wahrgenommene Qualität der Performanz wertgeschätzter Betätigungen, wie sie beim COPM oder dem *Worker Role Inventory* [Braveman et al., 2005] gemessen werden).
- Performanzmuster beinhalten Gewohnheiten, Routinen, Rituale und Rollen. Beispiele dafür sind das OPHI-II und das COPM.

Ergotherapeuten beziehen sich auf Daten, die sie von ausgewählten Ergebniskontrollen erhalten, um den relativen Erfolg ihrer Interventionen zu kontrollieren, um Entscheidungen hinsichtlich zukünftiger Ausrichtung des Interventionsplans zu treffen, um das Bedürfnis nach weiterführenden Leistungen oder auch einem Abbruch der Leistung zu rechtfertigen und eine Dokumentation für die Bezahlung der erbrachten Leistungen zu liefern.

4.8 Abschluss, Entlassungsplanung und Nachsorge

Die Entlassungsplanung sollte schon während des Evaluationsprozesses beginnen und Überlegungen bezüglich der Bedürfnisse und Wünsche des Klienten und seiner Lebenspartner beinhalten. Ein Abbruch der Leistung tritt in Kraft, wenn der Klient seine Ziele erreicht hat, ein Stillstand in der Entwicklung erreicht ist, der Klient nicht in der Lage ist oder nicht länger an einem Rehabilitationsprozess teilnehmen kann und möchte oder ergotherapeutische Leistungen, die angefordert wurden, nicht länger gebraucht werden. Überlegungen zur Entlassung von Erwachsenen mit einer Krebserkrankung umfassen Überweisungen zu gemeindenahen Leistungen (z. B. lokale und nationale Selbsthilfegruppen), weiterführende Nachbehandlung durch anderes Gesundheitsfachpersonal (z. B. Neurologen, Psychiatern, Sprachtherapeuten, Physiotherapeuten, Neuropsychologen, Augenoptiker, Case Manager, Ernährungsberater) und das Potenzial, welches für qualifizierte ergotherapeutische Leistungen in zusätzlichen Settings notwendig ist (z. B. ambulante Betreuung oder Hausbesuche, die auf die stationäre Versorgung folgen).

5 Best Practice und Zusammenfassungen der Evidenz

Diese Praxisleitlinien beinhalten sowohl einen Überblick über die spezifischen ergotherapeutischen Interventionen als auch über die Ergebnisse der vor kurzem abgeschlossenen systematischen Reviews (SR) von Interventionen bei Menschen mit einer Krebserkrankung (Hunter, Gibson, Abresman, & D'Amico, 2017a, 2017b). Der systematische Review bietet wissenschaftliche Evidenz für Interventionen im Rahmen ergotherapeutischer Praxis. Gemäß evidenzbasierter Prinzipien wird die am besten verfügbare Forschungsevidenz zusammen mit Informationen aus dem Professionellen Reasoning, der klinischen Expertise und den Präferenzen der Klienten und ihrer Familien in Betracht gezogen. So bietet der systematische Review eine Komponente der Best Practice und des detaillierten Wissens der allgemeinen Literatur über Krebs. Außerdem sind Prinzipien betätigungsbasierter und klientenzentrierter Therapie erforderlich, besonders für die verschiedenartige Population.

Systematische Reviews bieten eine kritische Bewertung und Synthese von existierenden Forschungsergebnissen, die in Bezug zu spezifischen klinischen Fragestellungen stehen und auf verfügbaren Evidenzen zur Zeit des Reviews basieren. Die Best Practices können auch Interventionen und Ergebnisse beinhalten, die noch nicht von den Forschern evaluiert wurden. Deshalb muss man, wenn man die Ergebnisse systematischer Reviews liest, nicht nur auf die verfügbaren Evidenzen achten, nach denen die Ergotherapeuten vorgehen. Es müssen auch die Lücken hinsichtlich der Forschungsevidenz identifiziert werden, die in der Zukunft weiter erforscht werden müssen.

Im Allgemeinen ist umfangreichere Forschung notwendig, um zielgerichtete Forschungsergebnisse für Erwachsene mit einer Krebserkrankung in verschiedenen Stadien des Krebskontinuums zu erhalten. Zusätzlich ist es wichtig, die Ergebnisse in Bezug auf die Rehabilitationsleistungen zu erforschen und wie sich die Klienten in verschiedenen Stadien der Versorgung (vorher, während und bei der Nachsorge) verhalten.

5.1 Review der Evidenzen

Die hier präsentierten Forschungsstudien beinhalten vorwiegend systematische Reviews des Level-I und randomisiert kontrollierte Studien (RCT); Level-II-Studien, in denen die Zuordnung zu einer Behandlung oder der Kontrollgrupp nicht randomisiert wurde (Kohortenstudie) und Level-III-Studien, die keine Kontrollgruppe hatten. Level-IV-Studien (experimentelle Einzelfallstudien) wurden nur dann eingeschlossen, wenn diese Studien das höchste Level der Evidenz des jeweiligen Themengebietes repräsentierten. Es wurden in den Review keine Level-V (beschreibende Fallstudien) eingeschlossen.

Die Methoden, um einen systematischen Review durchzuführen und eine Erklärung zur Stärke der Evidenz zu geben, werden in Anhang C zur Verfügung gestellt. Alle Studien, die in dem Review bestimmt worden sind, auch diejenigen, welche nicht spezifisch in diesen Leitlinien beschrieben wurden, werden in den Tabellen des Anhangs D zusammengefasst und angeführt. Das Risiko einer Verzerrung (Bias) einzelner Studien wurde mittels der beschriebenen Methoden von Higgins, Altman und Sterne (2011) untersucht. Die Risikountersuchung einer Verzerrung des systematischen Reviews basierte auf dem Messinstrument, welches von Shea et al. (2007) entwickelt wurde. Eine Analyse des Verzerrungspotenzials (risk-of-bias) der Artikel, die in den systematischen Review eingeschlossen wurden, diente als Grundlage dieser Praxisleitlinien und ist in Anhang D zusammengefasst.

Interventionen hinsichtlich ADL und IADL, Arbeit, Freizeit, sozialer Partizipation, Schlaf und Erholung, sind geeignet, um Gesundheit und Lebensqualität

(QoL) für Krebspatienten zu verbessern. Das Ziel dieses Reviews war, die systematische Suche nach aktuellen evidenzbasierten Interventionen im Rahmen der Ergotherapie zu verbessern, um auch in diese Bereiche Betätigungen einzubinden.

Der systematische Review strebt an, die folgende Fragestellung zu beantworten:
- Wie ist die Effektivität von Interventionen der Krebsrehabilitation im Rahmen ergotherapeutischer Praxis hinsichtlich der Bedürfnisse an Aktivitäten und Partizipation der ADL, IADL, Arbeit, Freizeit, sozialer Partizipation, Erholung und Schlaf bei erwachsenen Überlebenden einer Krebserkrankung?

Nach Erläuterung des Reviewprozesses, wurden 138 Artikel in den finalen Review eingeschlossen (129 Level-I, 4 Level-II, 4 Level-II, 1 Level-IV). Die Artikel wurden in neun umfangreiche Kategorien eingeteilt, die in Zusammenhang mit den Interventionen stehen:
- Multidisziplinäre Rehabilitationsprogramme
- Symptommanagement
- Psychosoziale Interventionen
- Körperliche Aktivitäten
- Management bei Lymphödemen
- Komplementäre Heilmethoden
- Physikalische Therapien
- Sexuelle Aktivitäten
- Rückkehr an den Arbeitsplatz.

Die Suchkriterien limitierten nicht die Suche nach spezifischen ergotherapeutischen Studien, enthielten aber Studien zu Interventionen im Rahmen ergotherapeutischer Praxis. Deshalb beinhaltet der systematische Review (auch) Evidenzen anderer Gesundheitsberufe.

Die Informationen, die diese Praxisleitlinie bietet, sind nur als Überblick gedacht und der Leser ist angehalten, die gesamte Studie, die ihn interessiert, zu lesen, um mehr Informationen zu erhalten. Für jeden Interventionsbereich gibt es konstante Ergebnisse von zwei oder mehr Level-I-RCTs oder einem Level-I-SR oder Metaanalysen, die als starke Evidenz angesehen werden. Konstante Ergebnisse von einer Level-I-Studie plus einer oder mehrerer Studien niedrigeren Levels wurden als mäßige Evidenz bewertet. Wurde nur eine Level-II-Studie oder konsistente Ergebnisse mehrerer niedrig angelegter Studien gefunden, wurden diese Interventionen als limitierende Evidenz bewertet. Der Mangel an Evidenz für die Effektivität einer Intervention, schlechte Qualität der Evidenz oder widersprüchliche Evidenz wurden als ungenügende Evidenz bewertet (U.S. Preventive Services Task Force, 2016).

In den folgenden Kapiteln werden nur ausgewählte Artikel des systematischen Reviews[13] genannt. In diesem Review haben wir die Bezeichnung *Überlebender einer Krebserkrankung* anstatt *Krebspatient* gewählt. Wenn wir *Überlebender einer Krebserkrankung* sagen, verwenden wir die Definition, die vom NCI (2016a) benutzt wird und die angibt, dass eine Person als *Überlebende einer Krebserkrankung* vom Zeitpunkt der Diagnose und im Verlauf ihres Lebens bezeichnet wird. Es ist wichtig, diesen Unterschied zu verstehen, weil viele Ergebnisse, die in den Reviews gefunden wurden, Personen mit einer Krebserkrankung in allen Stadien des Krebskontinuums von der Diagnose über die Therapie bis hin zu einer Langzeitnachuntersuchung betreffen.

5.2 Vorteile und Nachteile

Diese Praxisleitlinien wurde für die AOTA angefertigt und basieren auf den Erkenntnissen eines systematischen Reviews und auf Themen, die in Verbindung zu Krebsrehabilitation stehen. Studien, die Inklusionskriterien für den systematischen Review enthielten, stellten keine eindeutig unerwünschten Ereignisse fest, die mit den Interventionen in Verbindung standen. Falls Schäden festgestellt wurden, wären sie am Ende ausdrücklich bei den wesentlichen Ergebnissen aufgeführt worden und wären bei der Bestimmung der Empfehlungen berücksichtigt worden.

Vor der Implementierung neuer Interventionen mit einem Klienten müssen Ergotherapeuten pflichtgemäß über die Vorteile und möglichen Nachteile einer Intervention Bescheid wissen. Vorhanden sein sollten auch Professionelles Reasoning, welches auf einer zweiten Evaluation hinsichtlich der Stärken und Einschränkungen eines Klienten basiert und ein Verständnis bezüglich der Intervention, um die potenziellen Vorteile und Nachteile einer Intervention für den jeweiligen Patienten zu bestimmen. Letztlich ist das Professionelle Reasoning auch notwendig, um Interventionsprotokolle, die in den Studien verwendet wurden, in klientenzentrierte, klinisch praktikable Interventionen umzusetzen.

---

[13] Der systematische Review wurde in zwei Teilen in Band 71, Ausgabe 2 (März/April 2017) des *American Journal of Occupational Therapy* veröffentlicht, welches der Leser für zusätzliche Informationen durchsehen kann.

5.3 Interventionen multidisziplinärer Rehabilitationsprogramme

Überlebende einer Krebserkrankung leben immer länger mit den körperlichen Beeinträchtigungen, die durch die Krankheit selbst oder durch ihre Therapie entstehen können (ACS, 2016b, Ries et al., 2005). Eine Krebserkrankung kann Beeinträchtigungen bei Aktivitäten und Einschränkungen der Partizipation verursachen (Fialka-Moser, Crevenna, Korpan, & Quittan, 2003; Grov, Fosså, & Dahl 2010; Hewitt, Rowland, & Yancik, 2003; Hwang, Lokietz, Lozano, & Parke, 2015). Viele Überlebende einer Krebserkrankung berichten, dass sich ihre körperlichen Funktionen sowie grundlegende körperliche Beweglichkeit auch im Beruf und bei Freizeitaktivitäten verringern (Hwang et al., 2015; Nomori, Watanabe, Ohtsuka, Naruke, & Suemasu, 2004).

Es wurden Rehabilitationsprogramme entwickelt, die sich mit diesen Symptomen und Problemen befassen, um die Lebensqualität (QoL) für Überlebende einer Krebserkrankung zu verbessern. Auch wurden multidimensionale Rehabilitationsprogramme entwickelt, um einerseits die körperlichen, als auch die emotionalen Symptome zu berücksichtigen. Die Krebsrehabilitation befasst sich mit Problemen in jeder Phase einer Krebsbehandlung, von Symptomkontrolle (z. B. Schmerzen und Fatigue) bis hin zu den funktionellen Folgen wie der Rückkehr in den Beruf (Gamble, Gerber, Spill, & Paul, 2011).

5.3.1 Ergotherapeutische Interventionen

Ergotherapeuten sind nicht selten Mitglieder eines multidisziplinären Teams in der onkologischen Rehabilitation. Die Ergotherapie in der onkologischen Rehabilitation folgt dem Prozess der Ergotherapie, der im *Occupational Therapy Practice Framework* beschrieben wird. Die ergotherapeutische Evaluation beinhaltet die Entwicklung eines Betätigungsprofils und die Durchführung einer Anamnese durch die (Ergo-)Therapeutin. Die Anamnese beinhaltet auch ein Review von medizinischen und therapeutischen Daten, der sich auf das vorhandene Problem und die derzeitige funktionelle Performanz des Überlebenden der Krebserkrankung bezieht. Interventionen können sich mit der gesamten Bandbreite einer Betätigung wie ADL, IADL, Erholung, Schlaf, Bildung, Arbeit/Beruf, Spiel und Freizeit befassen.

Während der Evaluation und der Entwicklung eines Implementierungsplans zieht die Ergotherapeutin alle Faktoren in Betracht, wie Klientenfaktoren (z. B. Werte, Überzeugungen, mentale, sensorische, neuromuskuläre und muskuläre Funktionen, Körpersysteme); Performanzfertigkeiten wie motorische Fertigkeiten, soziale Interaktionsfertigkeiten, wie Gewohnheiten, Routinen, Rituale, Rollen, virtuelle Kontexte und die physikalische und soziale Umwelt, welche die Betätigungsperformanz beeinflussen.

Interventionen können verschiedenartige ergotherapeutische Interventionen sein, wie vorbereitende Methoden und Aufgaben, die Anwendung von Betätigungen und Aktivitäten in der Therapie und die Fürsprache für Überlebende einer Krebserkrankung. Sie können individuell oder in Gruppen stattfinden. Die Interventionsansätze beinhalten die Prinzipien des Schaffens und Förderns, des Etablierens und Wiederherstellens, des Erhaltens, des Modifizierens (Kompensation oder Adaption) und des Verhinderns (Prävention)[14]. Die Intervention soll die gewünschten Erfolge enthalten, die als Teil des Interventionsplans identifiziert wurden.

5.3.2 Evidenzreview

Es erfüllten 18 Artikel, die sich auf Anwendung eines multidisziplinären Rehabilitationsprogramms für Überlebende einer Krebserkrankung bezogen, die Einschlusskriterien. Zwei Artikel waren Level-I systematische Reviews (SR) und 12 waren Level-I-RCT. Es wurden auch zwei Level-II, eine Level-III und eine Level-IV-Studie miteinbezogen.

Starke Evidenz: Bei Menschen mit multiplen Krebsarten sind Rehabilitationsprogramme förderlich. Es gibt starke Evidenzen dafür, dass multidisziplinäre Rehabilitationsprogramme für die Funktionsverbesserung und die Partizipation förderlich sind, unabhängig vom Krebsstadium oder dem Alter des Überlebenden einer Krebserkrankung (Level-I: Cinar et al., 2008; Kahn, Amatya, Pallant, Rajapaksa, & Brand 2012; Lapid et al., 2007; Scott et al., 2013; Smeenk, van Haastregt, de Witte, & Crebolder, 1998; Level-II: Gordon, Battistutta, Scuffham, Tweeddale, & Newman, 2005; Level-III: Hanssens et al., 2011).

Wenn beispielsweise ein Rehabilitationsprogramm sofort nach einer modifizierten radikalen Mastektomie beginnt, dann führt das zu Verbesserungen der Schultermobilität und Funktionsfähigkeit, ohne dass nachteilige Effekte in der postoperativen Phase ent-

---

14 Siehe auch in: Marotzki & Reichel (2017). *Das Framework der AOTA*. Bern: Hogrefe. (S. 64, Tabelle 6-3)

stehen (Cinar et al., 2008). Die effektivste Methode scheint dabei der persönliche Kontakt zu sein, der durch wenigstens ein telefonisches Follow-up ergänzt wurde.

Mäßige Evidenz: Rehabilitation kann für Menschen schon während der Zeit der Diagnosestellung, während der Therapie und des Follow-ups vorteilhaft sein (Level-I: Benzo et al., 2011). Zusätzlich finden sich mäßige Evidenzen, die darauf hindeuten, dass kognitive Rehabilitationsinterventionen die Aufmerksamkeit, Kognition und die allgemeine Lebensqualität (QoL) verbessern können. Für Überlebende einer Krebserkrankung ist eine gruppenbasierte kognitive Rehabilitationsintervention effektiv, um die Aufmerksamkeitsfertigkeiten und die allgemeine Lebensqualität (QoL), die sich auf die Kognition bezieht, zu verbessern (Level-I: Cherrier et al., 2013). Es gibt mäßige Evidenz, dass Wassertherapie und Bewegung förderlich sind für Überlebende einer Brustkrebserkrankung (Level-I: Cuesta-Vargas, Buchan, & Arroyo-Morales, 2014). Mäßige Evidenz weist darauf hin, dass Rehabilitation bei fortschreitendem, progressivem, wiederkehrendem, rezidivierendem Krebs kosteneffektiv ist und die Lebensqualität (QoL) verbessert (Level-I: Jones et al. 2013).

Eingeschränkte Evidenz: Eingeschränkte Evidenz besteht für ein telefonisch durchgeführtes Programm zu Problemlösungskompetenzen, welches von einer Ergotherapeutin bei Überlebenden einer Brustkrebserkrankung während der Chemotherapie durchgeführt wird, die in ländlichen Gegenden leben. Dies hat positive Effekte auf die Funktion und die Lebensqualität (QoL) (Level-I: Hegel et al., 2011). Eingeschränkte Evidenzen weisen darauf hin, dass Interventionen erfolgreicher sind, die nur auf eine Domäne oder ein Ergebnis konzentriert sind als Programme, die mehrere Ziele verfolgen (Level-III: Hanssens et al., 2011).

5.3.3 Zusammenfassung: multidisziplinäre Rehabilitationsprogramme

Insgesamt zeigen die Evidenzen, dass multidisziplinäre Rehabilitationsprogramme für Überlebende einer Krebserkrankung förderlich sind, unabhängig von der Krebsart oder dem Stadium. Die Krebsrehabilitation kann auch bei einigen Krebsarten vor einer Therapie förderlich sein (z. B. Prärehabilitation) und ist auch während und nach der Therapie von Vorteil.

Die Ergotherapie spielt eine wichtige Rolle im multidisziplinären Rehabilitationsteams und ergotherapeutische Dienstleistungen sind an jedem Punkt des Kontinuums einer Krebsbehandlung geeignet, um Probleme der Betätigungsperformanz zu bewältigen, die der Erkrankung selbst oder ihrer Therapie zuzuschreiben sind und die sich mit dem vollen Ausmaß von Betätigung beschäftigen.

5.4 Interventionen zum Symptommanagement

Überlebende einer Krebserkrankung können eine Vielzahl an Symptomen durch den Krankheitsverlauf selbst und die Begleiterscheinungen der Behandlung erfahren, die ihre Betätigungsperformanz einschränken. Die Symptome bedeuten eine große Beeinträchtigung der Lebensqualität (QoL) und der funktionellen Möglichkeiten für die Überlebenden einer Krebserkrankung, wenn sie nicht adäquat gelindert werden (Cleeland et al., 2000). Außerdem sind die Symptome ein starker Prädikator für Überlebensstudien (Degner & Sloan, 1995). Mangelhaftes Symptommanagement erschwert die Versorgung der Klienten und beeinflussen möglicherweise die Lebensqualität (QoL), die Einweisung in eine Klinik und tragen zu einer starken Belastung der Angehörigen und Pflegenden bei (Bee, Barnes, & Luker, 2009).

5.4.1 Ergotherapeutische Interventionen

Ergotherapeuten leisten durch Assessments ihren Beitrag zur Therapie. Diese Assessments haben funktionelle Auswirkungen auf krebsbedingte Symptome und Konsequenzen für die Klienten, bedeutungsvolle Aktivitäten auszuführen, (Bloch, 2004). Ergotherapeuten können Klienten helfen, ihre üblichen Gewohnheiten, Routinen, Rituale und Rollen trotz krebsbedingter Symptome weiterzuführen oder wiederaufzunehmen. Ergotherapeutische Interventionen beinhalten eine Vielzahl an Methoden und Strategien wie Problembewältigung, um Partizipation bei täglichen Betätigungen zu fördern; Selbstmanagement der Symptome, um deren negativen Einfluss auf Betätigungen zu verringern; Techniken um Kraft zu sparen; Einführung in Yoga oder Bewegungsprogramme als tägliche Betätigung; Strategien für ein besseres Schlafverhalten und den Umgang mit Schmerzen. Ergotherapie kann bei Individuen oder in Gruppen ausgeführt werden.

5.4.2 Evidenzreview

Die häufigsten körperlichen Symptome, mit denen sich die Literatur in Bezug auf Symptommanagement befasst, sind Fatigue (CRF: cancer-related fatigue), Schmerzen und Kurzatmigkeit. 20 Artikel entsprechen den Einschlusskriterien für diesen Review: fünf systematische Reviews und 15 RCT-Studien. Die Stärke der Evidenzen, die Interventionen zum Symptommanagement bei Überlebenden einer Krebserkrankung unterstützen, reichen von stark bis mäßig.

Starke Evidenz: Es gibt eine starke Evidenz dafür, das Bewegung vorteilhaft ist im Hinblick auf die Verringerung von Fatigue und die Lebensqualität (QoL) verbessert (Level-I: Kangas, Bovbjerg, & Montgomery, 2008; Kuchinski et al., 2009; Wanchai, Armer, & Stewart, 2011). Es gibt starke Evidenz, die individualisierte Bewegungsprogramme für Überlebende einer Krebserkrankung nach einer Chemotherapie oder Strahlentherapie unterstützen. Studien zeigen keine nachteiligen Effekte bei Bewegung, wie erhöhte Müdigkeit oder Stürze (Kuchinski et al. 2009).

In allen Studien, die in dem Review aufgeführt sind (Zhao & Yates, 2008), sind nicht-pharmazeutische Interventionen vorteilhaft, um Kurzatmigkeit zu verbessern, unabhängig vom klinischen Kontext, den Komponenten der Programme und den methodischen Maßnahmen. Nicht-pharmazeutische Interventionen wie Problembewältigung, Techniken um Kraft zu sparen und Beratung können angewandt werden, um die Symptome der Kurzatmigkeit zu reduzieren (Level-I: Corner, Plant, A'Hern, & Bailey, 1996; Zhao & Yates, 2008).

Mäßige Evidenz: Es gibt mäßige Evidenz für die Modifikation des Schlafverhaltens, Beratung und Problembewältigung hinsichtlich des Managements von Schmerzen und kognitive Verhaltenstherapie (CBT) zum Management der CRF (Level-I: Armes, Chalder, Addington-Hall, Richardson, & Hotopf, 2007; Barsevick et al., 2004; Berger et al., 2009; Gielissen, Verhagen, Witjes, & Bleijenberg, 2006; Given et al., 2002; Jacobsen et al., 2007; Ling, Lui,& So, 2012; Oldenmenger, Sillevis, Smitt, van Montfort, de Raaf, & van der Rijt, 2011; Oliver, Kravitz, Kaplan, & Meyers, 2001). Der Vergleich von standardisiert durchgeführter Intervention und Beratung zeigte, dass eine kurze individuelle Beratung und eine Coaching-Intervention bei ambulanten Klienten mit krebsbedingten Schmerzen mit Verbesserungen des allgemeinen Schmerzniveaus assoziiert wurde (Oliver et al., 2001).

CBT hatte einen klinisch relevanten Effekt und lieferte mäßige Evidenz zur Verringerung der Fatigue und der funktionellen Beeinträchtigungen bei Überlebenden einer Krebserkrankung (Gielissen et al., 2006).

5.4.3 Zusammenfassung: Symptommanagement

Die Symptome, die am häufigsten in der Literatur untersucht wurden, sind Schmerzen, Fatigue (CRF) und Kurzatmigkeit. Insgesamt zeigen die Evidenzen, dass Ergotherapeuten Bewegungsprogramme, nicht-pharmazeutische Interventionen wie Problembewältigungsstrategien, Techniken, um Kraft zu sparen und Beratung einbeziehen sollten, um Fatigue und Kurzatmigkeit zu therapieren. Zusätzliche Interventionen wie CBT und psychoedukative Programme können bei Fatigue hilfreich sein (Gielissen et al., 2006).

5.5 Interventionen bei psychosozialen Bedürfnissen

Eine Krebsdiagnose bringt für einen wesentlichen Teil der Überlebenden signifikantes emotionales Leiden mit sich (35–38 %; Carlson et al., 2004; Zabora et al., 2001). Die Phase der Diagnose und der medizinischen Behandlung ist für viele Überlebende ebenfalls eine Herausforderung. In Langzeitstudien wurde ein erhöhtes Maß an Angstzuständen, Sorgen und Depression während dieser Phase festgestellt, im Vergleich zu drei bis sechs Monaten nach Ende der Behandlung (Nosarti, Roberts, Crayford, McKenzie, & David 2002; Schou, Ekeberg, Sandvik, & Kåresen, 2004).

5.5.1 Ergotherapeutische Interventionen

Gemäß *des Occupational Therapy Practice Framework* ist die „Erhaltung der Gesundheit, des Wohlbefindens, die Partizipation im Leben und das Eingebundensein in Betätigungen eine allumfassende Aussage, welche den Gegenstandsbereich und den Prozess der Ergotherapie im wahrsten Sinne des Wortes ausfüllt" (AOTA, 2014). Ergotherapeuten wenden psychologische Strategien an, um die Verbesserung der Betätigungsperformanz zu fördern und Klienten zu helfen, Gesundheit und Wohlbefinden zu erreichen. *Psychosoziale Strategien* wurden als Interventionen definiert, die sich auf psychologische Komponenten, Komponenten des Verhaltens und soziale Strategien fokussieren (Ruddy & House, 2009). Psychosoziale Strategien beinhalten kognitiv-verhaltenstherapeutische Interventionen, informative und aufklärende Interventionen, nicht-verhaltenstherapeutische Beratung oder Psychotherapie und soziale Unterstützung (Chien, Liu, Chien, & Liu, 2014; Meyer & Mark, 1995; Uitterhoeve et al., 2004).

Beispiele für ergotherapeutische Interventionen sind CBT, Problembewältigung, Kommunikationsfertigkeiten, Aktivitäten zum Stressmanagement und Beratung, expressives Schreiben und Selbstmanagement-Training. Im „Allgemeinen konzentriert sich das Selbstmanagement auf Handlungen, die Individuen und andere ausführen, um die Effekte der Langzeiterkrankung zu mindern und die bestmögliche Lebensqualität zu erhalten" (Jones et al., 2016). Interventionen können in Einzel- oder Gruppensettings stattfinden.

5.5.2 Evidenzreview

Es erfüllten 29 Artikel, die sich auf psychosoziale Bedürfnisse von Überlebenden einer Krebserkrankung bezogen, die Kriterien für diesen Review. Die Level-I-Evidenzen enthielten sechs systematische Reviews und 21 RCT, es wurden außerdem eine Level-II und eine Level-III-Studie eingeschlossen. Zahlreiche Studien untersuchten eine Vielzahl an psychosozialen Interventionen innerhalb der Population mit einer Krebserkrankung, wie einen Lebensrückblick, Stressmanagement, expressive Offenlegung in einer Gruppe, Problembewältigungsstrategien, achtsamkeitsbasierte Therapien und CBT.

Starke Evidenz: Es gibt starke Evidenz, dass psychosoziale Strategien effektiver bei der Verringerung von Angstzuständen und Depressionen sind als eine Routineversorgung, obgleich die Effekte keine nachhaltig andauernde Wirkung hatten. Psychosoziale Strategien wie kognitiv-verhaltenstherapeutische Interventionen und Beratungsinterventionen hatten einen starken Effekt, Angstzustände nach dreimonatiger Krebstherapie zu reduzieren und einen kurzzeitigen Effekt (1–3 Monate nach Behandlung), um Depression zu senken (Level-I: Chien et al., 2014). Es gibt eine starke Evidenz, die darauf hinweist, dass achtsamkeitsbasierte Therapie Symptome wie Angstzustände und Depression verringert (Level-I: Cramer et al., 2012; Piet, Würtzen, & Zachariae, 2012).

Mäßige Evidenz: Mäßige Evidenz weist darauf hin, dass eine Vielzahl an psychosozialen Interventionen die Lebensqualität (QoL) bei Menschen im fortgeschrittenen Krebsstadium verbessert (Level I: Uitterhoeve, et al., 2004). Beispielsweise erhöht ein Lebensrückblick das spirituelle Wohlbefinden bei Menschen mit Krebs im Endstadium (Level-I: Ando, Morita, Akechi, & Okamoto, 2010) und Gruppen zum Stressmanagement erhöhen die psychosoziale Anpassung bei Überlebenden einer Brustkrebserkrankung (Level-I: Antoni et al., 2006). Zusätzlich ist eine Therapie zur Problembewältigung mit Training zu Hause durch telefonische Unterstützung, eine effektive Methode, Stress bei Frauen mit Brustkrebs zu reduzieren, wenn diese vorher durchschnittliche bis gute Problemlösungskompetenzen hatten (Level-I: Allen et al., 2002).

CBT verminderte die Beeinträchtigungen durch diverse Symptome bei denjenigen Klienten, die sich einer Chemotherapie unterziehen und in einem fortgeschrittenen Krebsstadium sind (Level-I: Doorenbos et al., 2005; Sherwood et al., 2005). Bei Überlebenden einer Krebserkrankung hatte CBT allerdings, wenn sie zusätzlich zu einem gruppenbasierten physikalischen Training angeboten wurde, keine vorteilhaften Effekte auf die Lebensqualität (QoL) (Level-I: Korstjens et al., 2008). Gruppensitzungen verbesserten die Lebensqualität (QoL) bei der Population der älteren Krebspatienten, wenn sie alle Bereiche der Lebensqualität (QoL) abdeckten (kognitiv, körperlich, emotional, spirituell und sozial), (Level-I: Lapid et al., 2007).

Mäßige Evidenz deutet darauf hin, dass ältere Überlebende im fortgeschrittenen Krebsstadium, die sich einer Strahlentherapie unterziehen, von der Teilnahme an einer strukturierten multidisziplinären Intervention zur Lebensqualität (QoL) profitierten (Lapid et al., 2007) und ein Selbstmanagement-Training sowohl in der Gruppe als auch mit individuellem Ansatz förderlich war, um die Lebensqualität (QoL) zu verbessern (Level-I: Korstjens et al., 2008; Lapid et al. 2007). Mäßige Evidenz weist darauf hin, dass expressives Schreiben signifikant die Ergebnisse zur Lebensqualität (QoL) in einem frühen Stadium des Brustkrebses verbessert (Level-I: Craft, et al., 2013), wenn die Schreibende den Fokus auf ihre Erfahrungen mit dem Brustkrebs legt.

5.5.3 Zusammenfassung: psychosoziale Bedürfnisse

Starke bis mäßige Evidenz deutet darauf hin, dass es für ein Überleben einer Krebserkrankung förderlich ist, psychosoziale Komponenten bei Menschen mit Krebs zu berücksichtigen, unabhängig vom Alter, der Krebsart oder dem Krebsstadium. Kognitiv-verhaltenstherapeutische Interventionen und beratende

Interventionen können kurzzeitige positive Effekte auf die allgemeinen psychosozialen Nebenwirkungen wie Angstzustände, Depression und geringe Lebensqualität (QoL) haben. Ergotherapeuten sind hervorragend geeignet, sowohl individuelle als auch gruppenbasierte Interventionen zu entwickeln und anzubieten, um diese Nebenwirkungen zu behandeln und die Lebensqualität (QoL) für Überlebende einer Krebserkrankung zu erhöhen.

5.6 Interventionen zu körperlichen Aktivitäten

Menschen mit einer Krebserkrankung zeigen häufig Symptome wie Fatigue und verminderte körperliche Funktionen. Solche Symptome können bei Überlebenden einer Krebserkrankung durch Bewegung gelindert werden (Litterini & Lee, 2013). Körperliche Aktivität und Bewegung sind umfassende und vielseitige Interventionen, die Funktionen in verschiedenen Rollen, das körperliche Wohlbefinden und die emotionale Gesundheit durch gesteigerte körperliche Fitness und Vitalität zu verbessern (Litterini & Lee, 2013). Regelmäßige Bewegung und körperliche Aktivitäten können die Ergebnisse zur gesundheitsbezogenen Lebensqualität (HRQoL) bei Überlebenden einer Krebserkrankung verbessern (Demark-Wahnefried et al., 2006; Hewitt, Greenfield, & Stovall, 2006; Holmes, Chen, Feskanich, Kroenke, & Colditz, 2005).

5.6.1 Ergotherapeutische Interventionen

Bewegung ist allgemein eine wichtige Komponente bei Gesundheit und Wohlbefinden und ganz besonders für die Genesung bei einer Krebserkrankung. Ergotherapeuten sollten bei der Arbeit mit Klienten herausfinden, wie sie körperliche Aktivitäten in ihre tägliche Routine und ihr Leben integrieren können. Checklisten zu Interessen sind eine Möglichkeit, um Menschen zu helfen, Aktivitäten zu finden, an denen sie Freude haben, ein „Aktiv sein" beinhalten und die vorteilhaft für Körper und Geist sind. In der Arbeit mit Überlebenden einer Krebserkrankung passen Ergotherapeuten aktuelle Bewegungsroutinen an, damit die Klienten weiter aktiv sind, trotz ihrer Fatigue oder anderer Symptome, die durch den Krebs oder dessen Therapie auftreten.

Es kann Überlebenden einer Krebserkrankung helfen, durch bestimmte Techniken mit ihrer Energie zu haushalten, den Tag oder die Woche zu planen, um somit Bewegung zu integrieren, auch wenn die Anforderungen der Krebsbehandlung bzw. die täglichen Pflichten anstrengend sind. Bewegung mit Ergotherapie-Klienten kann auch als vorbereitende Tätigkeit verwendet werden; „vorbereitende Methoden und Tätigkeiten bereiten den Klienten auf die Betätigungsperformanz vor und werden als Teil einer Intervention in Vorbereitung für oder zu einer gleichzeitig stattfindenden Betätigung oder Aktivität verwendet. Diese vorbereitenden Methoden können auch zu Hause eingesetzt werden, um eine tägliche Betätigungsperformanz zu unterstützen" (AOTA, 2014).

5.6.2 Evidenzreview

Es wurden 25 Artikel, die den Einschlusskriterien zur Bedeutung von Bewegung bei Überlebenden einer Krebserkrankung entsprachen, in den Review eingeschlossen. Elf waren Level-I-SR und 14 waren Level-I-RCT. Es fand sich starke Evidenz, dass Bewegung voreilhaft ist, unabhängig von der Krebsart, dem Stadium oder der Art der Behandlung.

Starke Evidenz: Es existiert starke Evidenz, dass Bewegung sicher und praktikabel ist für die meisten Krebsarten, Krebsstadien und das Alter der Überlebenden (Level-I: Adamsen et al., 2009; Albrecht & Taylor, 2012; Baumann, Zopf, & Bloch, 2012; Beaton et al., 2009; Daley et al., 2007; Henke et al., 2014; Hwang et al., 2008; Spence, Heesch, & Brown, 2010). Bewegungstherapie hatte bei Frauen, die wegen Brustkrebs behandelt wurden, große klinisch aussagekräftige, kurzzeitige positive Auswirkungen auf die Lebensqualität (Daley et al., 2007). Bewegung, insbesondere Aerobic, verringerte Fatigue (Level-I: Andersen et al., 2013; Kuchinski et al., 2009; McMillan & Newhouse, 2011; McNeely et al., 2006). Einige Artikel liefern starke Evidenz, dass Bewegung den Muskeltonus, die Kraft und die Lungenkapazität erhöhen kann (Level-I: Granger, McDonald, Berney, Chao, & Denehy, 2011; Keogh & MacLeod, 2012). Darüber hinaus fand man heraus, dass Bewegung keine Lymphödeme verursacht oder ein bestehendes Lymphödem verschlimmert (Level-I: Cormie, Pumpa, et al., 2013). Evidenz weist darauf hin, dass Bewegung praktikabel ist und physiologische und psychologische Vorteile für Überlebende einer Krebserkrankung während des Rehabilitationsprozesses bieten kann (Spencer et al., 2010).

Mäßige Evidenz: Es gibt mäßige Evidenz, dass Bewegung für einige Überlebende die gesundheitsbezogene Lebensqualität (HRQoL) verbessert und die sexuelle Aktivität erhöhen kann (Level-I: Basen-Engquist et al., 2006; Beaton et al., 2009; Cormie, Newton et al., 2013; Korstjens et al., 2008). Beratung und telefonische Unterstützung kann hilfreich sein, um Menschen zur Bewegung zu motivieren (Level-I: Knols, de Bruin, Shirato, Uebelhart, & Aaronson, 2010). Supervidierte Bewegung ist dabei wirksamer als nicht-supervidierte Bewegung (Level-I: Knols et al., 2010). Zusätzlich deutet mäßige Evidenz darauf hin, dass Ernährungs- und Bewegungsinterventionen das Ausmaß an subjektiv empfundener funktioneller Abnahme verringert (Level-I: Morey et al., 2009; Rogers et al., 2009). Es existiert auch mäßige Evidenz, dass Bewegung die Qualität des Schlafs bei Menschen während einer Krebsbehandlung verbessert (Level-I: Sprod et al., 2010; Tang, Liou, & Lin, 2010). Ein Bewegungsprogramm zum Spazierengehen, welches zu Hause durchgeführt wird, kann leicht in die Versorgung von Überlebenden einer Krebserkrankung, die unter Schlafstörungen leiden, eingebaut werden (Tang et al., 2010).

5.6.3 Zusammenfassung: körperliche Aktivität

Starke und mäßige Evidenz befürwortet die Vorteile von Bewegung bei Überlebenden einer Krebserkrankung. Bewegung kann ihren körperlichen Status und den Stressabbau verbessern. Sie kann dabei helfen, Fatigue zu verringern, die Schlafqualität zu verbessern, die körperliche Funktion zu erhöhen und die gesundheitsbezogene Lebensqualität (HRQoL) zu steigern, unabhängig von der Krebsart oder dem Krebsstadium. Bewegung ist für einige Klienten vor der Behandlung und für die meisten Klienten während und nach der Behandlung vorteilhaft (Spence et al., 2010).

5.7 Interventionen zum Management von Lymphödemen

Ein Lymphödem ist eine häufige, beeinträchtigende Komplikation bei einer operativen Entfernung oder einer Bestrahlung von Lymphknoten während der Behandlung verschiedener Krebsarten. Lymphödeme können in der oberen Extremität, der unteren Extremität und am Kopf oder Hals auftreten. Ein Lymphödem verursacht Schmerzen, Taubheit, Steifheit und Einschränkungen des Bewegungsausmaßes (ROM) (Park, Lee, & Chung, 2008) und hat große Auswirkungen auf die emotionale und psychologische Gesundheit, das soziale Leben und auf interpersonelle Beziehungen, den funktionellen Status und die Lebensqualität (Ahmed, Prizment, Lazovich, Schmitz, & Folsom, 2008; Meneses & Mc Nees, 2007; Moffatt et al., 2003). Ergotherapeuten können Klienten helfen, Techniken zum Selbstmanagement eines Lymphödems in ihre tägliche Routine zu integrieren.

5.7.1 Ergotherapeutische Interventionen

Ergotherapeutische Interventionen zum Management eines Lymphödems beinhalten Aufklärung von Überlebenden einer Krebserkrankung und ihren Pflegenden. Dies beinhaltet die Anwendung und den Umgang mit Kompressionskleidungsstücken, die Integration von körperlicher Aktivität in das tägliche Leben, Hautpflege, um Gefühllosigkeit und Infektion zu verhindern und die Implementierung von Prävention oder Versorgung eines Lymphödems. Zusätzlich beinhalten ergotherapeutische Interventionen, Strategien zu erarbeiten, um an der Performanz beteiligt zu sein und funktionelle Aktivitäten trotz eines Lymphödem auszuüben[15].

5.7.2 Evidenzreview

Es erfüllten 12 Artikel zum Management von Lymphödemen bei Überlebenden einer Krebserkrankung die Kriterien für den Review: sechs Level-I systematische Reviews, fünf Level-I-RCT und eine Level-III-Studie.

Starke Evidenz: Es gibt starke Evidenz, das Kompressionsbandagen wichtig zur Volumenkontrolle sind und täglich getragen werden müssen (Level-I: Devoogdt, Van Kampen, Geraerts, Coremans, & Christiaens, 2010; Kim & Park, 2008; King, Deveaux, White, & Rayson, 2012; Kligman, Wong, Johnston, & Laetsch, 2004; Preston, Seers, & Mortimer, 2004). Die Evidenz eines Level-I-SR schrieb die Verbesserungen bei einem Lymphödem der Anwendung von Kompressionsärmeln zu und fand heraus, dass manuelle Lymphdrainage keinen zusätzlichen Vorteil brachte (Preston et al., 2004). Außerdem weist starke Evidenz darauf hin, dass Bewegung das Bewegungsausmaß (ROM), die Lebensqualität (QoL), die Stimmung und die Gewichtsabnahme verbesserte, ohne

---

15 Ergotherapeuten können sich dazu entscheiden, sich durch Organisationen wie der *Lymphology Association of North America* (2016) in der Behandlung von Lymphödemen zertifizieren zu lassen.

aber das Lymphödem zu verschlimmern (Level-I: Chan et al., 2010; Kim, 2010; Sim, Jeong, & McClure, McClure, Day, & Brufsky, 2010).

Mäßige Evidenz: Mäßige Evidenz unterstützt die Anwendung von niedrig frequentierter Elektrotherapie, um Schmerzen, Schweregefühle und Spannungen zu reduzieren, wenn der Arm aufgrund eines Lymphödems behandelt wird (Level-I: Belmonte et al., 2012).

Eingeschränkte Evidenz: Eingeschränkte Evidenz unterstützt die Anwendung von niedrig-frequentierter Elektrotherapie und Wasser-Lymphtherapie, um das Volumen eines Lymphödems zu reduzieren (Level-I: Belmonte et al., 2012; Tidhar & Katz-Leurer, 2010). Die Evidenz für manuelle Lymphdrainage ist eingeschränkt und nur vom Ausmaß des Selbstmanagements abhängig.

5.7.3 Zusammenfassung: Management eines Lymphödems

Es gibt viele Studien, welche die Behandlung von Lymphödemen untersuchten. Ein Großteil der Artikel war nicht für diesen Review qualifiziert, da sie nur das Volumen des Armes als Resultat untersuchten und nicht die funktionellen Ergebnisse beurteilten und wiedergaben.

Es gibt starke bis eingeschränkte Evidenz, die sich auf Interventionen zum Management eines Lymphödems bezieht. Die Studien, die in diesen Review eingeschlossen wurden, zeigen starke Unterstützung für die Anwendung von Kompressionsbandagen, insbesondere wenn sie mit Interventionen verbunden wird und wenn sie Hautpflege, Bewegungsausmaß (ROM) und Kraftübungen enthält. Bewegung ist eine Modalität, bei der sich Ergotherapeuten sicher sind, wenn sie dies Klienten vorschlagen. Starke Evidenz zeigt, dass Bewegung (Aerobic oder Gegendruck) auch noch andere körperliche und mentale Vorteile bieten kann und das Lymphödem nicht verschlimmert.

5.8 Interventionen zu komplementären Heilmethoden und integrativer Gesundheit

Komplementäre Gesundheitskonzepte und integrative Gesundheit (CHAIH) sind eine medizinische Kategorie, die Behandlungskonzepte beinhaltet, die historisch gesehen außerhalb der konventionellen Medizin zu finden sind. CHAIH hat den ganzen Menschen im Blick und schließt die körperliche, emotionale, mentale und spirituelle Gesundheit mit ein. Die CHAIH umfasst beispielsweise eine Medizin des Körpers und des Geistes (z. B. Meditation, Akupunktur, Yoga), manipulative und körperbasierte Praktiken (z. B. Massagetherapie, spinale Manipulation) und Naturprodukte (z. B. Kräuter, Nahrungsergänzungsmittel; AOTA[16])

Der philosophische Hintergrund des Berufs der Ergotherapeutin und der klientenzentrierte Ansatz zur Ausübung des Berufs unterstützen die Anwendung von komplementären Gesundheitskonzepten in der Praxis. Wenn sie in den allgemeinen ergotherapeutischen Therapieplan mit eingebaut werden, können komplementäre Gesundheitskonzepte als vorbeugende Maßnahmen und Tätigkeiten verwendet werden wie z. B. tiefes Ein- und Ausatmen, geführte Imagination oder Yoga vor einer ADL zum Stressabbau. Des Weiteren können sie für Aktivitäten verwendet werden wie z. B. Achtsamkeit oder Meditation zur Schmerzreduktion, stehende Yogapositionen oder Tai-Chi zur Stehbalance während bedeutungsvoller Betätigungen. Diese sollten den individuellen Klienten bei Aktivitäten und der Partizipation von bedeutungsvollen Betätigungen unterstützen (AOTA, *Framework*). Die Zusammenarbeit mit dem Klienten und die sorgfältigen Überlegungen zu den Klientenfaktoren, Performanzfertigkeiten und Performanzmustern innerhalb des Kontextes des Klienten ist bei der Auswahl und Implementierung von komplementären Gesundheitskonzepten unentbehrlich. Nur so kann eine klientenzentrierte Praxis mit klientenzentrierten Werten, Überzeugungen, Erfahrungen und Kontexten gewährleistet werden, welche die Partizipation beeinflussen (AOTA[17]; Mroz, Pitonyak, Fogelberg, & Leland, 2015).

---

16 Michelle Bradshaw, DC, OTR/L for The Commission on Practice Kathy Kannenberg, MA, OTR/L, CCM, Chair Adopted by the Representative Assembly Coordinating Council for the Representative Assembly 2016 Note. This document replaces the 2011 document Complementary and Alternative Medicine, previously published and copyrighted in 2011 by the American Occupational Therapy Association in the American Journal of Occupational Therapy, 65(Suppl.), S26–S31. https://doi.org/10.5014/ajot.2011.65S26 Copyright © 2017 by the American Occupational Therapy Association. Citation. American Occupational Therapy Association. (2017). Occupational therapy and complementary health approaches and integrative health. American Journal of Occupational Therapy, 71(Suppl. 2), 7112410020. https://doi.org/10.5014/ajot.2017.716S08.

17 Client Centeredness and Health Reform: Key Issues for Occupational Therapy. Tracy M. Mroz; Jennifer S. Pitonyak; Donald

Überlebende einer Krebserkrankung leiden im Anschluss an die Krebsbehandlung häufig unter schmerzhaften Symptomen und Nebenwirkungen. In der Literatur zeigt sich eine vermehrte Anwendung von CHAIH bei Überlebenden einer Krebserkrankung (Fouladbakhsh & Stommel, 20010; Goldstein et al., 2005). Menschen mit Krebs wenden am häufigsten CHAIH an, um die Gesundheit zu fördern und um die Symptome zu bewältigen, mit denen sie umgehen müssen während ihrer aktiven Therapie und der Dauer ihres Lebens (Deng, Cassileth, & Yeung, 2004).

5.8.1 Ergotherapeutische Interventionen

Checklisten zur Abfrage von Interessen dienen dazu, die Interessen eines Klienten herauszufinden und das Betätigungsprofil zu bestimmen. Die Anwendung von Assessments sind erste Maßnahmen, um mögliche CHAIH-Bereiche zu bestimmen, die in den ergotherapeutischen Therapie- und Versorgungsplan mit aufgenommen werden können. Ergotherapeuten können in der Arbeit mit Überlebenden einer Krebserkrankung die Strategien wie Haushalten mit vorhandener Energie, Adaption von Routinen oder CHAIH-Betätigungen umsetzen, die eine durchgehende Partizipation während der Krebsbehandlung erlauben. Ergotherapeuten können außerdem die Interessen eines Klienten herausfinden, indem die Klienten bei neuen Betätigungen partizipieren. So kann Stress abgebaut und Wohlbefinden erhöht werden. Ergotherapeuten können Überlebenden einer Krebserkrankung an eine Auswahl von CHAIH-Interventionen heranführen. Problemlösestrategien und Routinen, die Yoga, Kunst oder Musik enthalten, sind Beispiele dafür, wie Ergotherapeuten CHAIH einbinden können.

5.8.2 Evidenzreview

In diesen Review wurden insgesamt 26 Artikel eingeschlossen, welche die Einschlusskriterien erfüllten, da sie sich auf die Anwendung von CHAIH bezogen: 20 Level-I-SR und sechs Level-I-RCT. Die CHAIH-Interventionen variierten und enthielten Yoga, Qigong, Tai-Chi, Tanz, expressives Schreiben, Fußreflexzonenmassage, Kunst und Musik. In den Review eingeschlossen wurden Interventionen, die Kunst, Musik oder Tanz als Aktivität ansahen. Studien mit dem Fokus auf Tanz, Kunst oder Musiktherapie wurden in den Review nicht eingeschlossen sowie auch Interventionen, die ein fachspezifisches Training erforderten und außerhalb des Anwendungsbereichs ergotherapeutischer Praxis lagen. Die Stärke der Evidenz, welche die Anwendung von CHAIH bei Überlebenden einer Krebserkrankung unterstützt, reicht von mäßig bis eingeschränkt.

Mäßige Evidenz: Es gibt mäßige Evidenz, dass achtsamkeitsbasierte Interventionen, auch achtsamkeitsbasierte Krebsrehabilitation, achtsamkeitsbasierter Stressabbau, achtsamkeitsbasierte Meditation und achtsamkeitsbasierte kognitive Therapie konsistent positive Effekte aufweisen in Bezug auf die Wirkungen auf psychische Gesundheit, Angstzustände, Depression, Stress und die Lebensqualität (QoL) (Level-I: Carlson et al., 2013; Cramer, Lange, Klose, Paul, & Dobos, 2012; Ledesma & Kumano, 2009; Ott, Norris, & Bauer-Wu, 2006; Piet et al., 2012; Shennan, Payne, & Fenlon, 2011; Smith, Richardson, Hoffman & Pilkington, 2005; Zainal, Boot, & Huppert, 2013). Es gibt mäßige Evidenz, die darauf hindeutet, dass Yoga, unabhängig von der Art des Yogas, Verbesserungen der psychischen Gesundheit und der Lebensqualität fördert, Stress und die Verwendung von Schlafmitteln reduziert und bei den Teilnehmern das Gefühl von Wohlbefinden verbessert (Level-I: Cramer et al., 2012; Harder, Parlour, & Jenkins, 2012; Mustian et al., 2013; Shneerson, Taskila, Gale, Greenfield, & Chen, 2013). Zusätzlich weist mäßige Evidenz darauf hin, dass Qigong die Lebensqualität (QoL), Stimmung, Fatigue und die Immunabwehr verbessert und Entzündungen reduziert (Level-I: Chan et al., 2012; Oh et al., 2012, Zeng et al., 2014).

Eingeschränkte Evidenz: Es wurde keine Evidenz zu den Interventionen Tanz oder Bewegung gefunden, die Veränderungen bei den körperlichen Gesundheitsmessungen ergab. Allerdings gibt es eingeschränkte Evidenz, die einige Vorteile in der Lebensqualität bei Frauen mit Brustkrebs sieht (Level-I: Bradt, Goodill, & Dileo, 2011).

5.8.3 Zusammenfassung: Komplementäre Heilmethoden

Mäßige Evidenz unterstützt die Vorteile von Yoga, Qigong und achtsamkeitsbasierten Interventionen hinsichtlich psychischer Gesundheit und Lebensqualität (QoL). Ergotherapeuten können kreative Kunst, aufmerksamkeitsbasierte Interventionen, Yoga und Qigong Modalitäten effektiv als Teil eines ergothera-

---

Fogelberg; Natalie E. Leland. American Journal of Occupational Therapy, September 2015, Vol. 69, 6905090010p1-6905090010p8. doi:10.5014/ajot.2015.695001

peutischen Behandlungsplans nutzen, um die Lebensqualität (QoL) und den Schlaf zu verbessern und die psychische Gesundheit bei Überlebenden einer Krebserkrankung zu fördern. Die Interventionen können sich mit Problemen bei Überlebenden einer Krebserkrankung befassen, wie weiterhin vertraute CHAIH durchführen zu können. Klienten können auch neue CHAIH-Betätigungsformen kennenlernen, als Strategie mit Stress umzugehen und Gesundheit und Wohlbefinden zu fördern.

5.9 Interventionen zu physikalischen Anwendungen

Physikalische Anwendungen (Physical Agent Modalities: PAM) sind seit vielen Jahren eine Komponente therapeutischer Dienstleistungen. PAM sind üblicherweise Ultraschall, elektrische Stimulation, Kurzwellentherapie/Diathermie (elektromagnetische Energie) und Lichttherapie. PAM stimulieren, indem sie niedrige, mittlere und hoch frequentierte Energie übertragen und so Gewebe auf eine Art und Weise stimulieren, die mit dem Einsatz von Patientenseite oder mit manuellen Therapietechniken nicht zu erreichen wäre (Richards, 2011).

Überlebende einer Krebserkrankung können unter Schmerzen, Schäden der Haut, Gelenke, Muskeln und Nerven leiden, die zu funktionellen Defiziten des Bewegungsausmaßes (ROM), Kraft, Gleichgewicht und Mobilität führen können. Diese Konditionen sind Beispiele dafür, wo Ergotherapeuten PAM anwenden können (Wing, 2009). PAM sind in vorbereitende Methoden kategorisiert (AOTA, 2012) und können auch gleichzeitig mit zielgerichteten Aktivitäten oder während der Beteiligung an einer Betätigung angewandt werden (AOTA, 2012).

5.9.1 Ergotherapeutische Interventionen

PAM können von Ergotherapeuten als Vorbereitung für oder gleichzeitig mit einer bedeutungsvollen und betätigungsbasierten Aktivität oder Intervention angewandt werden, damit sie letztlich die Beteiligung an einer Betätigung verbessern (AOTA 2012). Das *Occupational Therapy Practice Framework* stellt fest, dass PAM eine vorbereitende Methode in der Ergotherapie ist. Der ausschließlichen Verwendung von PAM als therapeutische Intervention ohne direkte Anwendung zur Betätigungsperformanz wird nicht als Ergotherapie angesehen. Die Kategorien der PAM sind: oberflächliche thermische Anwendungen, tiefenthermale Anwendungen, Elektrotherapie und mechanische Apparate. Gemäß der AOTA (2012) gilt: „Um PAM in der ergotherapeutischen Praxis anzuwenden, müssen Ergotherapeuten und Ergotherapie-Assistenten Kompetenzen auf- und nachweisen. Es ist ein funktionelles Wissen zum richtigen Umgang mit diesen Anwendungen notwendig. Es ist eine geeignete, dokumentierte, professionelle Ausbildung mit einer Weiterbildung in Kursen notwendig. Die Kurse müssen in Weiterbildungskursen und Konferenzen weiterentwickelt und durch ein Kursangebot und Programmen mit einem hohes Bildungsniveau akkreditiert sein."

5.9.2 Evidenzreview

Es erfüllten vier Level-I-RCT die Einschlusskriterien und bezogen sich auf die Anwendung von PAM bei Überlebenden einer Krebserkrankung: ein Level-I-SR und drei Level-I-RCT.

Starke Evidenz: Es deutet eine starke Evidenz darauf hin, dass neuromuskuläre elektrische Stimulation (NMES) in Kombination mit traditionellem Schlucktraining dem alleinigen traditionellen Schlucktraining bei Überlebenden mit einer Dysphagie nach einer Behandlung von Karzinomen in Kopf und Hals überlegen ist (Level-I: Ryu et al., 2009).

Mäßige Evidenz: Mäßige Evidenz unterstützt die Anwendung von niedrig frequentierter, niedrig dosierter Elektrotherapie bei der Behandlung von Lymphödemen der oberen Extremität, um Schmerzen, das Schweregefühl und Steifheit zu reduzieren (Level-I: Belmonte et al., 2012).

Eingeschränkte Evidenz: Die Evidenz, die eine Anwendung von niedrig frequentierter, niedrig dosierter Elektrotherapie und TENS unterstützt, um ein Lymphödem bei krebsbedingten Schmerzen bei Erwachsenen zu reduzieren, ist eingeschränkt (Level-I: Hurlow et al., 2012).

5.9.3 Zusammenfassung: Physikalische Anwendungen

Insgesamt zeigt die Evidenz, dass PAM hilfreich für Menschen mit einer Krebsdiagnose sein können. Bestimmte Arten von PAM können sowohl Schmerzen, als auch Gefühle von Schwere und Steifheit, die mit einem Lymphödem einhergehen, verbessern. Derzeit ist die Evidenz eingeschränkt, dass TENS die chronischen Schmerzen bei Überlebenden einer Krebserkrankung verbessert. Ergotherapeuten, die in das

Management von Essen, Essen verabreichen und Schlucken bei Überlebenden einer Krebserkrankung eingebunden sind, sollten zusätzlich NMES zum Schlucktraining in Betracht ziehen. Es wird weitere Forschung benötigt, die innovative, nichtpharmazeutische Methoden zum Schmerzmanagement bei Menschen mit krebsbedingten Schmerzen untersucht (Hurlow et al., 2012).

5.10 Interventionen zur sexuellen Aktivität

Die Ungewissheit, die mit einer Krebsdiagnose einhergeht, sowie mögliche Veränderungen des Körperbildes und die Nebenwirkungen, die mit der Behandlung in Verbindung gebracht werden, stellen eine ernsthafte Gefahr für das Selbstwertgefühl und das psychosexuelle Wohlbefinden für den Überlebenden einer Krebserkrankung dar (Manne, Ostroff, & Winkel, 2007; Northouse, Templin, & Mood, 2001). Schwere sexuelle Probleme können noch über den Zeitraum der Krebstherapie hinaus andauern (Broeckel, Thors, Jacobsen, Small, & Cox, 2002; Ganz, Rowland, Desmond, Meyerowitz, & Wyatt, 1998). Sexuelle Gesundheit wird als ein wesentlicher Aspekt der Lebensqualität (QoL) während und nach der Krebstherapie angesehen, ist in zunehmenden Maße Bestandteil von Forschung und erhält klinische Aufmerksamkeit (Decker, Pais, Miller, Goulet, & Fifea, 2012; Juraskova et al., 2003; Taylor, Harley, Ziegler, Brown, & Velikova, 2011).

5.10.1 Ergotherapeutische Interventionen

Sexuelle Aktivität ist eine ADL, welche routinemäßig durch den Ergotherapeuten evaluiert werden sollte. Überlebende einer Krebserkrankung können an sexuellen Funktionsstörungen aufgrund ihrer Erkrankung oder aufgrund der Therapie wie Operation, Strahlentherapie oder Chemotherapie leiden. Fatigue, eine der am häufigsten vorkommenden Begleiterscheinung einer Krebstherapie, kann die sexuelle Aktivität beeinträchtigen. Überlebende einer Krebserkrankung können Schwierigkeiten mit dem Selbstwertgefühl oder des Körperbildes haben, so dass auch die Sexualität beeinflusst wird.

Ergotherapeutische Interventionen können entweder in gemeindebasierten Settings oder Settings der medizinischen Versorgung stattfinden. Interventionen können Aufklärungsprogramme, Stressmanagement, Übungen zum Bewegungsausmaß (ROM), Kraftaufbau, Kommunikationsfähigkeiten, soziale Eingebundenheit und Adaption von Routinen und Umwelt beinhalten. Ergotherapeuten sollten Fragen seitens der Klienten beantworten und bei Problemen, die auftreten können und auf den Klienten zutreffen, entsprechend informiert werden. Das können Vorschläge zum Umgang mit einem Katheder, Probleme des Darms und der Blase, Strategien zum Einbezug der sexuellen Aktivität in den Alltag sowie beim Umgang mit der Fatigue sein.

5.10.2 Evidenzreview

Ein Level-I-SR und eine Level-I-RCT, die sich auf Forschung hinsichtlich sexueller Aktivität bei Überlebenden einer Krebserkrankung beziehen, erfüllten die Einschlusskriterien für den Review. Es gibt eine starke Evidenz, dass Rehabilitation, die körperliches Training einschließt (Belastbarkeit, Intervalle und Aktivitäten zu Hause), signifikant besser ist als übliche Behandlung mit dem Effekt, das Interesse an sexueller Aktivität bei männlichen Überlebenden einer Prostatakrebserkrankung zu steigern (Cormie et al., 2013). Die Evidenz ist eingeschränkt, dass Überlebende einer Krebserkrankung unter sexuellen Problemen leiden, die sekundär zur Krebsdiagnose und Therapie sind und dass eine Intervention die Resultate verbessert. Vorläufige Ergebnisse empfehlen, dass die effektivste Intervention eine psychosoziale Paartherapie ist (Taylor et al., 2011).

5.10.3 Zusammenfassung: Sexuelle Aktivitäten

Es gibt wenige Studien mit Fokus auf Rehabilitationsinterventionen zur Sexualität bei Überlebenden einer Krebserkrankung. Die Rückkehr zu sexuellen Fähigkeiten und Aktivität wie vor der Diagnose, ist für die meisten Überlebenden einer Krebserkrankung ein wichtiges Ziel. Es ist weitere Forschung nötig und Ergotherapeuten sollten Teil dieses multidisziplinären Teams sein und Training, Aufklärung und geeignete Interventionen zur Sexualität für diese Bevölkerungsgruppe anbieten.

5.11 Interventionen zur Rückkehr ins Berufsleben

Die Rückkehr in das Berufsleben kann für Überlebende einer Krebserkrankung eine Herausforderung darstellen, da Begleiterscheinungen durch die

Krankheit, durch die Therapie und die fehlende Unterstützung durch den Arbeitgeber, die Familie und potenzielle Gesundheitsversorger entstehen können (Désiron, 2010). Überlebende einer Krebserkrankung können langanhaltende Probleme wie Fatigue, Schmerzen und Depression zeigen, die chronisch werden kann. Diese Langzeitauswirkungen verursachen Probleme bei der Partizipation am Arbeitsplatz und führen zu Fehlzeiten im Beruf, zu Arbeitslosigkeit und frühzeitiger Berentung (de Boer et al., 2011).

5.11.1 Ergotherapeutische Interventionen

Es ist eine wichtige Rolle des ergotherapeutischen Prozesses, den Überlebenden einer Krebserkrankung zu helfen, ihre vertrauten Rollen fortzuführen oder wieder aufzunehmen. Die Rückkehr ins Berufsleben oder die berufliche Tätigkeit während der Behandlung ist für Überlebende einer Krebserkrankung eine wichtige Komponente der Genesung und Rehabilitation. Ergotherapeuten sollten Teil des multidisziplinären Teams sein, die Training, Aufklärung, Fürsprache, Arbeitsplatzadaptionen und Wiedereingliederung für diese Klientengruppe anbietet. Ergotherapeuten haben eine spezifische Kombination aus Wissen, Kenntnissen und Fertigkeiten für ein breites Spektrum an psychologischen, biomechanischen, kognitiven und psychosozialen Funktionen bei Klienten mit einer Krebserkankung. Ergotherapeuten begünstigen den Erfolg durch eine Verbesserung der Arbeitsfähigkeit einer Person, die Arbeitsanforderungen und die Umwelt am Arbeitsplatz. Die Zusammenarbeit mit Arbeitgebern und Arbeitnehmern, zur Adaption oder Modifikation der Arbeitsumwelt oder der Aufgabe, erleichtert nach einer Krankheit oder Schädigung eine erfolgreiche Rückkehr ins Berufsleben und hilft diesen vorzubeugen, um Partizipation, Gesundheit, Produktivität und Zufriedenheit im Beruf zu fördern.

5.11.2 Evidenzreview

Es erfüllten drei Artikel, die sich auf die Rückkehr von Erwachsenen mit einer Krebserkrankung ins Berufsleben bezogen, die Kriterien für den Review: ein Level-I-SR, eine Level-I-RCT und eine Level-III-Studie. Es gibt nur begrenzte Forschung zur Evidenz, die Interventionen zur Rückkehr ins Berufsleben bei erwachsenen Überlebenden einer Krebserkrankung unterstützt.

Es gibt mäßige Evidenz, dass Rehabilitation mit einem hoch intensiven körperlichen Training (Kraft, Intervall und Aktivitäten zu Hause) förderlich für Überlebende ist, die ihre arbeitsbezogenen Einschränkungen aufgrund der Krebserkrankung und deren Therapie verringern möchten (Level-I: Thijs et al., 2012). Überlebende einer Krebserkrankung haben im Vergleich mit der Standardversorgung Vorteile durch multidisziplinäre Interventionen (körperliche, psychologische und berufliche Komponenten) (Level-I: de Boer et al., 2011). Eingeschränkte Evidenz weist darauf hin, dass Ergotherapie mit dem Fokus auf beruflicher und sozialer Rehabilitation, bei Überlebenden von Brustkrebs vorteilhaft für die Lebensqualität (QoL) und die Rückkehr ins Berufsleben ist (Level-III: Désiron, 2010).

5.11.3 Zusammenfassung: Rückkehr in das Berufsleben

Die Evidenz, die Rehabilitationsinterventionen zur Rückkehr in das Berufsleben bei Überlebenden einer Krebserkrankung unterstützt, ist mäßig bis eingeschränkt. Obwohl eine Rückkehr ins das Berufsleben nicht gerade (die) oberste Priorität in medizinischen Settings wie Krankenhäuser hat, haben Ergotherapeuten das Potenzial, weiter als über die körperlichen Funktion herauszugehen, um die soziale Partizipation im täglichen Leben zu behandeln, einschließlich der Rückkehr in das Berufsleben (Désiron, 2010). Ergotherapeuten können dabei helfen, dass die Anforderungen für eine Rückkehr in das Berufsleben bei Überlebenden einer Krebserkrankung angesprochen und gelöst werden.

6 Schlussfolgerungen für die Praxis, Ausbildung und Forschung

Ziel dieses systematischen Reviews ist es, Praxisleitlinien einzuführen und forschungsbasierte Evidenz zur Effektivität von Interventionen im Rahmen ergotherapeutischer Praxis festzulegen, um die Bedürfnisse an Aktivitäten und Partizipation bei erwachsenen Überlebenden einer Krebserkrankung in den ADL, IADL, im Beruf, der Freizeit, der sozialen Partizipation und bei Erholung und Schlaf zu verbessern. Die Krebsrehabilitation befasst sich mit der Symptomkontrolle (z. B. Schmerz, Fatigue) und klientenzentrierten funktionellen Zielen wie die Rückkehr in das Berufsleben, der Teilnahme in einer Gemeinschaft, persönlicher Unabhängigkeit, palliativer Pflege und Sterbebegleitung (Gamble et al., 2011).

Eine Krebserkrankung und die Therapie kann tägliche Routinen, Selbstversorgung, Beruf, Freizeit und soziale Aktivitäten beeinträchtigen (Longpre & Newman, 2011). Ergotherapeuten sind sehr gut geeignet, den Überlebenden einer Krebserkrankung in allen Stadien ihrer Krankheit zu helfen, an ihren vertrauten Rollen und täglichen Aktivitäten zu partizipieren und ein klientenzentriertes Niveau der Unabhängigkeit und Lebensqualität (QoL) zu erreichen.

Die Schlussfolgerungen dieses systematischen Reviews sind durch die Qualität der Studien, die Vielzahl der Outcome-Messungen und die Auswahl an Interventionssettings und Arten der Interventionen eingeschränkt. Es gibt ein starkes Risiko für Bias aufgrund der nicht verblindeten Teilnehmer und Gutachter. Die Schwankungsbreite macht Vergleiche schwierig und die Resultate möglicherweise ungenau. Trotz dieser Einschränkungen unterstützt die Evidenz die therapeutischen Interventionen im Rahmen der Ergotherapie. Ergotherapeuten können diese Interventionen in ihre Praxis aufnehmen und für eine Weiterentwicklung eines umfassenden Programms zur Krebsrehabilitation plädieren.

Die Forschungsergebnisse in diesem Review werden von zwei Faktoren beeinflusst: Erstens basiert der Review hauptsächlich auf Level-I-Forschungsstudien. Zweitens wurden nur sehr wenige der Studien von Ergotherapeuten durchgeführt bzw. hatten Ergotherapeuten im Forschungsteam. Aufgrund dieser beiden Faktoren scheinen die Ergebnisse des systematischen Reviews besser die Rehabilitation im Gesamten als spezifisch die Ergotherapie widerzuspiegeln. Dennoch ist es für Ergotherapeuten wichtig, die Krebsrehabilitation und ihre wichtige Rolle in diesem Prozess zu verstehen.

6.1 Schlussfolgerung für die Praxis

Die Ergebnisse dieses Reviews haben folgende Implikationen für die ergotherapeutische Praxis bei Erwachsenen mit einer Krebserkrankung:

- Die Krebsrehabilitation als Ganzes und auch zahlreiche spezifische Interventionen sind für Überlebende einer Krebserkrankung förderlich. Diese Interventionen wenden sich an Klienten mit allen Krebsarten, in allen Krebsstadien und in allen Stadien im Verlauf des Überlebens. Ergotherapeuten sollten an der Krebsrehabilitation beteiligt sein, da sie die Expertise besitzen, Menschen zu helfen, zu bedeutungsvoller Partizipation zurückzukehren. Ergotherapeuten können den funktionellen Verlust überprüfen und einschreiten, um ihn aufzuhalten. Sie können Klienten helfen, den Verlust der Partizipation zu verhindern, damit sie zu bedeutungsvoller Partizipation und Performanz zurückkehren.
- Ergotherapeuten können verschiedene Ansätze anwenden, um Klienten zu Partizipation an bedeutungsvollen Aktivitäten zu ermutigen und Bewegung als Teil einer täglichen Routine einzuset-

zen. Starke Evidenz zeigt, dass Bewegung einen positiven Einfluss auf die mentale und körperliche Gesundheit und das Symptommanagement hat. Bewegung verschlimmert keine gegenwärtigen oder potenziellen sekundären Erkrankungen (z. B. Lymphödeme, Fatigue).

- Interventionen zur Rückkehr in den Beruf sind ein Bereich, der vermehrt in den Fokus der Krebsrehabilitation rückt. Zwar ist die derzeitige Evidenz eingeschränkt, aber die Forschung beschreibt negative Auswirkungen, nicht in den Beruf zurückzukehren und hebt die Bedeutung hervor, die Berufstätigkeit als Betätigung zu verstehen. Ergotherapeutische Dienstleistungen helfen Menschen bei ihren eventuell vorhandenen Betätigungsbeeinträchtigungen, die körperlichen und emotionalen Fähigkeiten zu verbessern, um in den Beruf zurückzukehren. Außerdem können Ergotherapeuten Unterstützung anbieten, mit dem Arbeitgeber Veränderungen am Arbeitsplatz zu besprechen, die Arbeitstätigkeit anzupassen oder einen strukturierten Plan für die Rückkehr in den Beruf aufzustellen.
- Interventionen zum Problemlöseverhalten und Stressabbau bieten für die Überlebenden hinsichtlich Depression, Angstzuständen und Fatigue Vorteile. Egotherapeuten sind Experten darin, Menschen zu helfen, Problemlösefähigkeiten zu entwickeln, gesunde Lebensgewohnheiten zu etablieren, und Symptome, die durch die Krebserkrankung entstehen, zu verhindern oder anzusprechen. Das Management von Lymphödemen ist nur einer von vielen Aspekten der Krebsrehabilitation und der ergotherapeutischen Dienstleistungen. Ergotherapeuten bieten Leistungen an, die auf Prävention und Behandlung von Lymphödemen ausgerichtet sind, um Klienten eine Rückkehr zu einem erhofften Funktions- und Partizipationslevel zu ermöglichen.
- Ergotherapeuten sind gut dafür geeignet, individuelle Interventionen und Gruppeninterventionen durchzuführen, um verbesserte mentale Gesundheit, Lebensqualität (QoL), Partizipation bei täglichen Aktivitäten und sozialem Engagement zu fördern, indem sie kreative Kunst, Yoga, Qigong, Meditation und andere achtsamkeitsbasierte Strategien anwenden.

In **Tabelle 6-1** dieses systematischen Reviews finden sich noch spezifischere Empfehlungen für Menschen mit einer Krebserkrankung, basierend auf den Forschungsergebnissen.

Die Kriterien zum Level der Evidenz und den Empfehlungen (A, B, C, I, D) basieren/beruhen auf der allgemeinen Sprache des U.S. Preventive Services Task Force (2016). Die vorgeschlagenen Empfehlungen basieren/beruhen auf der verfügbaren/vorhandenen Evidenz und beinhalten die Expertise klinischer Experten hinsichtlich der Werte zur Anwendung dieser Evidenz.

Evidenzlevel

A – Starke Empfehlung, die Intervention routinemäßig in der Ergotherapie für geeignete Klienten anzuwenden. Der Literaturreview stellte eine gute Evidenzlage fest, dass die Intervention wichtige Ergebnisse verbessert und kam zu dem Schluss, dass die Vorteile im Vergleich zu den Nachteilen überwiegen.

B – Empfehlung, die Intervention routinemäßig in der Ergotherapie für geeignete Klienten anzuwenden. Der Literaturreview stellte mindestens eine gute Evidenz fest, dass die Intervention wichtige Ergebnisse verbessert und kam zu dem Schluss, dass die Vorteile im Vergleich zu den Nachteilen überwiegen.

C – Keine Empfehlung für oder gegen Anwendung dieser Intervention in der Ergotherapie. Der Literaturreview stellte mindestens einen ordentlichen Beweis fest, dass durch die Intervention gewünschte Ergebnisse verbessert wurden und kam zu dem Schluss, dass ähnlich viele Vorteile und Nachteile existieren, sodass keine Empfehlung ausgesprochen werden kann.

D – Die Anwendung dieser Intervention von Ergotherapeuten an ihre Klienten ist nicht empfohlen. Der Literaturreview stellte mindestens einen anständigen Beweis fest, dass die Intervention uneffektiv ist oder die Nachteile den Vorteilen überwiegen.

I – Ungenügende Beweislage, um eine Empfehlung für oder gegen den Einsatz dieser Intervention in der Ergotherapie auszusprechen. Beweise für die Wirksamkeit dieser Intervention fehlen, haben eine schlechte Qualität oder sind widersprüchlich. Es kann das Verhältnis zwischen den Vor- und Nachteilen nicht ermittelt werden.

Tabelle 6.1: Spezifische Empfehlungen für Menschen mit einer Krebserkrankung

Kategorie	Intervention
Interventionen in der multidisziplinären Rehabilitation	Multidisziplinäre Rehabilitationsprogramme sind vorteilhaft, um Funktion und Partizipation, unabhängig vom Stadium der Krebserkrankung oder des Alters des Überlebenden einer Krebserkrankung zu verbessern. (A) Multidisziplinäre Rehabilitationsprogramme sind für die Vor- und Nachbehandlung vorteilhaft. (B) Multimodale Interventionen wie Wassertherapie und andere Bewegungsprogramme sind bei Überlebenden einer Brustkrebserkrankung vorteilhaft. (B) Kognitive Verhaltenstherapieprogramme verbessern die Lebensqualität (QoL) und die Aufmerksamkeitsleistungen. (B) Rehabilitation bei fortgeschrittenem progressiven, wiederkehrenden Krebs verbessert die Lebensqualität (QoL) und ist kosteneffektiv. (B) Rehabilitation, bei dem das Ergebnis auf nur einen Bereich beschränkt ist, ist effektiver als Rehabilitation in mehreren Bereichen. (C) Rehabilitation, die telefonische Unterstützung bei der Problembewältigung für Überlebende einer Brustkrebserkrankung in ländlichen Gegenden anbietet, die sich einer Chemotherapie unterziehen, verbessert die Funktion und die Lebensqualität (QoL). (C)
Interventionen zum Symptommanagement	Körperliche Aktivitäten und Bewegung reduzieren die Fatigue, verbessern die Lebensqualität (QoL) und haben keine nachteiligen Auswirkungen wie erhöhte Fatigue oder Stürze. (A) Problembewältigung, das Haushalten mit Kräften und Aufklärung reduzieren Kurzatmigkeit. (A) Die Modifikation des Schlafverhaltens, Aufklärung und Problembewältigung helfen beim Schmerzmanagement. (B) Kognitive Verhaltenstherapie hilft bei Fatigue. (B)
Interventionen bei psychosozialen Bedürfnissen	Kognitive verhaltenstherapeutische und aufklärende Interventionen verringern Angstzustände und kurzeitig (drei Monate) auch Depression. (A) Achtsamkeitsbasierte Therapie reduziert Symptome von Angst und Depression. (A) Ein kurzer Lebensrückblick verbessert das Wohlbefinden bei Menschen im Endstadium einer Krebserkrankung. (B) Stressmanagement in einer Gruppensituation verbessert die psychosoziale Anpassung bei Frauen mit Brustkrebs. (B) Kognitive Verhaltenstherapie verbessert die Lebensqualität (QoL) und verringert Beeinträchtigungen durch Symptome während der Chemotherapie und während des fortgeschrittenen Krebsstadiums. (B) Strukturierte multidisziplinäre Interventionen zur Lebensqualität (QoL) und zum Selbstmanagement verbessern die Lebensqualität (QoL) bei älteren Überlebenden. (B) Aktivitäten zum expressiven Schreiben verbessern die Lebensqualität (QoL) bei Überlebenden von Brustkrebs in einem frühen Stadium. (B)
Interventionen zu körperlichen/ physischen Aktivitäten	Körperliche Aktivitäten verbessern die Lebensqualität (QoL), verringern Fatigue und erhöhen den Muskeltonus, die Kraft und die Lungenkapazität. (A) Körperliche Aktivitäten sind ungefährlich, für einen Großteil der Krebsarten, Krebsstadien und Altersstufen von Überlebenden einer Krebserkrankung praktikabel und bieten physiologische und psychologische Vorteile. (A) Körperliche Aktivitäten verbessern die HRQoL. (B) Körperliche Aktivitäten verbessern die Schlafqualität während der Krebsbehandlung. (B) Körperliche Aktivitäten verbessern sexuelle Aktivitäten. (B) Beratung zusammen mit körperlichen Aktivitäten erhalten die Partizipation/ Teilhabe an Bewegung. (B) Die Kombination aus Ernährung und Bewegung reduziert die Abnahme der Funktion. (B)
Interventionen zum Umgang/ Management von Lymphödemen	Kompressionsbandagen, die täglich getragen werden, eignen sich zur Volumenkontrolle. (A) Kompressionsbandagen kombiniert mit Therapie, welche Hautpflege, Bewegungsausmaß (ROM), Kräftigung beinhaltet, eignet sich zur Volumenkontrolle. (A) Bewegungen zur Erhöhung des ROM, der Lebensqualität (QoL) und zur Gewichtsreduktion verschlimmern kein Lymphödem. (A) Niedrig frequentierte und niedrig dosierte Elektrotherapie reduziert die Schmerzen und die Schwere- und Spannungsgefühle bei der Behandlung von Lymphödemen. (B) Niederfrequente und wenig intensive Elektrotherapie reduziert Lymphödeme. (C) Wassergymnastik reduziert das Volumen des Lymphödems. (C) Manuelle Lymphdrainage und ein Selbstmanagement reduziert das Volumen von Lymphödemen. (C)

Kategorie	Intervention
Interventionen zu CHAIH	Achtsamkeitsbasierte Interventionen verbessern die Lebensqualität (QoL) und reduzieren Angstzustände, Depression und Stress. (B) Yoga verbessert die Lebensqualität und das Wohlbefinden und reduziert Stress und die Verwendung von Schlafmitteln. (B) Qigong verbessert die Lebensqualität (QoL), die Stimmung und die Immunabwehr und reduziert Fatigue und Entzündungen. (B) Tanztherapie verbessert bei Frauen mit Brustkrebs die Lebensqualität (QoL). (C) Tanztherapie verbessert bei Frauen mit Brustkrebs die körperliche Gesundheit. (I)
Interventionen bei der Anwendung von PAM	NMES in Kombination mit traditionellem Schlucktraining reduziert Dysphagie nach einer Behandlung eines Kopf-Hals-Karzinoms. (A) Niedrig frequentierte und niedrig dosierte Elektrotherapie reduziert Schmerzen, Schweregefühle und Gefühle von Steifheit bei der Behandlung eines Lymphödems der oberen Extremität. (B) Niedrig frequentierte und niedrig dosierte Elektrotherapie reduziert das Volumen des Lymphödems. (C) TENS hilft bei krebsbedingten Schmerzen. (C)
Interventionen zur Sexualität	Körperliches Training (Kraft, Intervalltraining und Aktivitäten zu Hause) verbessert das Interesse an Sex und sexuellen Aktivitäten bei männlichen Überlebenden des Prostatakrebses. (A) Psychosoziale paartherapeutische Interventionen reduzieren sexuelle Probleme nach einer Krebsdiagnose und dessen Therapie. (C)
Interventionen zur Rückkehr in den Beruf	Multidisziplinäre Interventionen (körperliche, psychologische und berufliche) verbessern die Rückkehr in den Beruf. (B) Rehabilitation von körperlichem Training (Kraft, Intervalltraining und Aktivitäten zu Hause) mit hoher Intensität verringert das Risiko, dass sich die Fähigkeit zu arbeiten reduziert. (B) Ergotherapie mit dem Fokus auf beruflicher und sozialer Rehabilitation verbessert bei Überlebenden einer Brustkrebserkrankung die Lebensqualität (QoL) und die Rückkehr in den Beruf. (C)

* Bemerkungen CHAIH = complementary health approaches and integrative health (komplementäre Gesundheitskonzepte und integrative Gesundheit); HRQOL = health related quality of life (gesundheitsbezogene/-bedingte Lebensqualität); NMES = neuromuscular electrical stimulation (neuromuskuläre Elektrostimulation); PAMs = physical agent modalities (physikalische Anwendungen); QOL = quality of life (Lebensqualität); ROM = range of motion (Bewegungsausmaß); TENS = transcutaneous electrical nerve stimulation (trankutane elektrische Stimulation).

6.2 Schlussfolgerung für die Ausbildung

Die Ergebnisse dieses Reviews sind Schlussfolgerungen für die Ausbildung von Ergotherapeuten bei Erwachsenen mit einer Krebserkrankung. Traditionell beinhalten die Ausbildungsprogramme für Ergotherapeuten, Ergotherapie-Assistenten und Studenten einen Basislevel mit ausreichendem Verständnis hinsichtlich der allgemeinen Praxis und der Fähigkeit, Evaluation und Interventionen bei Erwachsenen mit einer Krebserkrankung durchzuführen. Im Folgenden sind Empfehlungen zur Krebsrehabilitation für eine zukünftige ergotherapeutische Ausbildung aufgelistet:

- Erhöhung des Trainings in Hinblick auf den klinischen Zustand der Krebserkrankung, des Überlebenden einer Krebserkrankung und den Bedürfnissen der Menschen mit einer Krebserkrankung über das ganze Kontinuum der Krebsversorgung. Dieses Training kann teilweise schon während der akademischen Ausbildung durchgeführt werden und intensiver noch durch zusätzliches Training von Ergotherapeuten, welche die Ausbildung abschließen, und neuen Ergotherapeuten, die in diesem Bereich interessiert sind. Weiterführende Ausbildung und spezialisierte Praktikumsplätze können das Wissen, die Erfahrung und das Fähigkeitsprofil stärken, welches Ergotherapeuten in der Krebsrehabilitation nutzen.
- Weiterentwicklung der Fähigkeit bei Studenten (Auszubildenden) und praktisch tätigen Ergotherapeuten, evidenzbasierte Quellen für die Praxis zu nutzen.
- Förderung und Betreuung von Studenten (Auszubildende), die an der Forschung interessiert sind und zusätzliche Ausbildung und Training (z. B. Promotion oder Postdoc-Phase) in Betracht ziehen und sie ermutigen, eine starke Allianz für die ergotherapeutische Krebsforschung zu entwickeln und letztlich die Krebsrehabilitation in der klinischen Praxis zu verbessern.

- Möglichkeiten für Studenten (Auszubildende) schaffen, mit Überlebenden einer Krebserkrankung auf dem gesamten Kontinuum, in verschiedenen Settings (z. B. stationär, ambulant und in Wellnesszentren) und unter verschiedenen Erfahrungen zu arbeiten.
- Studenten (Auszubildende) sowohl über Prävention als auch in der Krebstherapie zu schulen. Ergotherapeuten schulen, die bei der Prävention und beim allgemeinen Wohlbefinden involviert sind, welches Individuen dabei unterstützt und ihnen ermöglicht, die angemessene Krebsvorsorge zu planen und zu erhalten.
- Sicherstellen, dass Studenten (Auszubildende) die Rollen anderer verstehen, die auch in dem Versorgungsteam für Krebspatienten involviert sind.
- Studenten (Auszubildende) anleiten, klientenzentrierte, zielgerichtete betätigungsbasierte Interventionen zu integrieren.
- Betonung der Bedeutung von Betätigungsperformanz und Partizipation bei täglichen Aktivitäten der Überlebenden einer Krebserkrankung, sowohl bei den Ergebnissen als auch bei der Evaluation.

6.3 Schlussfolgerung für die Forschung

Zum Überleben einer Krebserkrankung bei Erwachsenen, als auch zum Teil bei der Krebsrehabilitation von Erwachsenen, gibt es schon viele Forschungsergebnisse. Trotzdem ist die Forschung hinsichtlich der Rückkehr zu bedeutungsvoller Partizipation lückenhaft. Die folgenden Empfehlungen könnten dabei helfen, diese Forschungslücken zu schließen:

- Es wird Forschung benötigt, die von Ergotherapeuten durchgeführt wird. Obwohl alle Studien, die in diesen systematischen Review eingeschlossen wurden, im Rahmen ergotherapeutischer Praxis liegen, wurden nur sehr wenige durch Ergotherapeuten selbst durchgeführt. Ergotherapeuten müssen mehr in die Forschung eingebunden sein und müssen eine geeignete Ausbildung haben, um ihre eigenen, gut konzipierten Forschungsprojekte durchzuführen.
- Nur eine Handvoll Studien enthielten konkret Ergotherapie als eine Komponente oder eine spezifische Intervention. Es werden hochwertige Studien mit Ergotherapie als konkrete Komponente einer Intervention und die Rückkehr zu einer bedeutungsvollen Tätigkeit als Ergebnis benötigt.
- In nur wenigen Studien wurden spezifische Assessments zur Funktion außerhalb einer gesundheitsbezogenen Lebensqualität (HQoL) verwendet. Der Großteil der Studien schloss keine Assessments oder Ergebnismessinstrumente ein, die speziell die Rückkehr zu einer bedeutungsvollen Aktivität oder Partizipation beinhalteten. Es ist weitere Forschung notwendig, um Partizipation und die Rückkehr zu bedeutungsvollen Aktivitäten zusätzlich zur Lebensqualität (QoL) mit einzuschließen.
- Es werden Ergebnismessungen benötigt, die sich darauf fokussieren, die Betätigungsperformanz und die Partizipation während des Krebskontinuums zu verbessern oder zu verändern. Ergotherapeuten müssen Assessments verwenden, die sensibel genug sind, potenzielle subtile Veränderungen in der Partizipation zu erfassen, welche die ersten Anzeichen zukünftiger Abnahme oder Verbesserungen sein können.
- Im Allgemeinen ist mehr Forschung notwendig, um die geeignete Dienstleistungserbringung zu erheben (z. B.: wer braucht welche Art von Intervention an zu welchem Zeitpunkt seiner Krebsbehandlung bzw. dem Überleben der Krebserkrankung). Rehabilitationsleistungen haben das Potenzial, vor, während und nach einer Behandlung aufgenommen zu werden. Es gibt wenig Evidenz, auf welcher Basis klinische Entscheidungen wie der Zeitpunkt der Durchführung von Assessments, der Leistung, die Art der Leistung und die Klienten, die das größte Risiko haben, Funktion und Partizipation zu verlieren.
- Kognitive Probleme, die sekundär zur Krebserkrankung und zur Krebsbehandlung auftreten, beeinträchtigen signifikant die Fähigkeit eines Überlebenden einer Krebserkrankung, an Aktivitäten des täglichen Lebens und an Betätigungen teilzunehmen. Die Probleme sind für die Durchführung ergotherapeutischer Leistungen wichtig, aber es ist nur eingeschränkte Forschung verfügbar, zur Information und Anleitung eines optimalen Verfahrens.

7 Anhänge

A Vorbereitung und Qualifikationen von Ergotherapeuten und Ergotherapie-Assistenten

Wer sind Ergotherapeuten?
Um als Ergotherapeutin zu praktizieren, hat die Person in den Vereinigten Staaten:
- das vom Accreditation Council for Occupational Therapy Education (ACOTE®) bzw. seinen Vorgängerorganisationen zertifizierte ergotherapeutische Programm absolviert;
- erfolgreich einen Zeit lang Praxiserfahrung unter Begleitung eines erfahrenden Ergotherapeuten gesammelt in einer dafür anerkannten Bildungseinrichtung, die den akademischen Anforderungen an ein Bildungsprogramm für Ergotherapeuten, das durch die ACOTE bzw. Vorgängerorganisationen zertifiziert worden ist, anerkannt wurde;
- hat einen national anerkannten Aufnahmetest für Ergotherapeuten bestanden; und
- erfüllt die staatlichen Anforderungen für die Zulassung, Zertifizierung bzw. Registrierung.

Bildungsprogramme für Ergotherapeuten
Diese beinhalten Folgendes:
- Biologie, Physische-, Sozial- und Verhaltenswissenschaften
- Grundprinzipien der Ergotherapie
- Theoretische Perspektiven der Ergotherapie
- Screening-Erfassung
- Formulierung und Implementierung eines Interventionsplanes
- Kontext von Berufsausübung
- Management der ergotherapeutischen Dienste (Master-Abschluss)
- Mitarbeiterführung und Management (Doktorabschluss)
- Berufsethik, Werte und Verantwortlichkeiten

Die praktische Arbeit als Bestandteil des Programmes wurde dafür entworfen, kompetente und generalistische Berufseinsteiger in der ergotherapeutischen Ausbildung zu entwickeln, indem eine Vielzahl an Erfahrung über Klienten aller Altersgruppen in einer Vielzahl von Behandlungssettings vermittelt wird. Die praktische Arbeit ist ein integraler Bestandteil des Curriculums des Kurses, beinhaltet vertiefte Erfahrung in der Anwendung von ergotherapeutischer Behandlung gegenüber Klienten und fokussiert die Anwendung von zielgerichteter und aussagekräftiger Betätigung beziehungsweise Forschung, Administration und Management von ergotherapeutischen Dienstleistungen. Die Erfahrungen aus der praktischen Arbeit dienen der Förderung des Clinical Reasoning und der reflektierenden Praxis, um die Werte und Vorstellungen, die die ethische Praxis ermöglichen, zu leiten und Professionalismus sowie Kompetenzen in Karrierezuständigkeiten zu entwickeln. Von Doktoranden wird verlangt, eine empirische Untersuchung durchzuführen, die sie in die Lage versetzt, erweiterte Kompetenzen, über das generalistische Niveau hinaus, zu entwickeln.

Wer sind Ergotherapie-Assistenten?
Um als Ergotherapie-Assistent zu arbeiten, hat die Person in den Vereinigten Staaten:
- das vom ACOTE bzw. seinen Vorgängerorganisationen zertifizierte Programm für Ergotherapie-Assistenten absolviert
- erfolgreich eine Zeitlang Praxiserfahrung unter Begleitung eines erfahrenden Ergotherapeuten gesammelt in einer dafür anerkannten Bildungseinrichtung, die den akademischen Anforderungen an ein Bildungsprogramm für Ergotherapeuten, das durch die ACOTE bzw. Vorgängerorganisationen zertifiziert worden ist, anerkannt wurde;
- einen national anerkannten Aufnahmetest für Ergotherapeuten bestanden und

- erfüllt die staatlichen Anforderungen für die Zulassung, Zertifizierung bzw. Registrierung.

Bildungsprogramme für den **Ergotherapie-Assistenten**

Diese beinhalten Folgendes:
- Biologie, Physische-, Sozial- und Verhaltenswissenschaften
- Grundprinzipien der Ergotherapie
- Theoretische Perspektiven der Ergotherapie
- Screening-Erfassung
- Formulierung und Implementierung eines Interventionsplanes
- Kontext von Berufsausübung
- Assistenz im Organisieren von Ergotherapie

Die praktische Arbeit als Bestandteil des Programmes wurde dafür entworfen, kompetente und generalistische Berufseinsteiger in der ergotherapeutischen Ausbildung zu entwickeln, indem eine Vielzahl an Erfahrung über Klienten aller Altersgruppen in einer Vielzahl von Behandlungssettings vermittelt wird. Die praktische Arbeit ist ein integraler Bestandteil des Curriculums des Kurses und beinhaltet vertiefte Erfahrung in der Anwendung von ergotherapeutischer Behandlung gegenüber Klienten und fokussiert die Anwendung von zielgerichteter und aussagekräftiger Betätigung. Die Erfahrungen aus der praktischen Arbeit dienen der Förderung des Clinical Reasoning und der reflektierenden Praxis, um die Werte und Vorstellungen, die die ethische Praxis ermöglichen, zu leiten und Professionalismus sowie Kompetenzen in Karrierezuständigkeiten zu entwickeln.

Regulierung der ergotherapeutischen Praxis

Alle Ergotherapeuten und Ergotherapie-Assistenten müssen nach föderalem und staatlichem Gesetz agieren. Derzeit haben 50 Staaten, der District of Columbia, Puerto Rico und Guam Gesetze zur Regulierung der ergotherapeutischen Praxis beschlossen.

B Selected CPT™ Codes for Occupational Therapy Evaluations and Interventions

The following chart can guide occupational therapy practitioners in making clinically appropriate decisions when selecting the most relevant *CPT®* code to describe occupational therapy evaluation and intervention for adults with cancer. Occupational therapy practitioners should use the most appropriate code from the current *CPT* manual on the basis of specific services provided, individual patient goals, payer coding and billing policy, and common usage.

Examples of Occupational Therapy Evaluation and Intervention	Suggested *CPT®* Code
Evaluation	
An occupational profile and history (medical and therapy) related to the presenting problem. • Develop occupational profile; assess performance deficits causing activity limitations or participation restrictions in cognitive, physical, or psychosocial skills; use standardized and non-standardized assessments. • Use clinical judgment (See Chapter 2, Table 2.1, for examples.)	97165—Occupational therapy evaluation low complexity 97166—Occupational therapy evaluation moderate complexity 97167—Occupational therapy evaluation high complexity
An assessment of changes in patient functional or medical status with revised plan of care and update to occupational profile to reflect changes in condition or environment that affect future interventions and or goals. • Reevaluate using standardized and/or nonstandardized assessments. (See Chapter 2, Table 2.1, for examples.)	97168—Occupational therapy reevaluation
• Administer cognitive test(s) to evaluate changes in neurocognitive functioning secondary to underlying cancer diagnosis or secondary to cancer-related cognitive dysfunction including memory (short term, long term, and organizational), reasoning, sensory processing, visual–perceptual status, orientation, social pragmatics, and elements of decision making and executive functioning.	96125—Standardized cognitive performance testing per hour of a qualified health professional's time, both face-to-face time administering test to the patient and time interpreting these test results and preparing the report. A minimum of 31 minutes must be provided to report any per-hour code.
• Determine extent of memory impairments in everyday activities and need for occupational therapy intervention related to cognitive skills. • Assess neuromuscular and movement-related functions and presence of movement dysfunction (e.g., tremor, spasticity, flaccidity, rigidity, bradykinesia, ataxia, dyskinesia, athetosis) and write report. (See Chapter 2, Table 2.1, for examples.)	97750—Physical performance test or measurement (e.g., musculoskeletal, functional capacity), with written report, each 15 minutes.
• Assess upper-extremity function to determine appropriate assistive device for participation in ADLs or IADLs, including eating, grooming, meal preparation, etc. • Assess client function for use of environmental control unit for work-related activities in home office and recommend an appropriate control unit.	97755—Assistive technology assessment (e.g., to restore, augment, or compensate for existing function; optimize functional tasks; and/or maximize environmental accessibility), direct one-on-one contact, with written report, each 15 minutes.

(Continued)

Examples of Occupational Therapy Evaluation and Intervention	Suggested *CPT*® Code
Intervention	
Intervene to restore client factors (including strength, endurance, and flexibility and active, assistive, and passive range of motion) using exercises such as progressive resistance; prolonged stretch; isokinetic, isotonic, or isometric strengthening; or closed kinetic chain activities in preparation for or using occupation-based activities. • Design and train in an individualized exercise program to improve strength, range of motion, and mobility to enable patient to participate in desired occupations (e.g., gardening). • Develop individualized home exercise program to maintain strength and range of motion gained during skilled therapy. • Assist in correct performance of exercises to increase endurance necessary for returning to work.	97110—Therapeutic procedure, one or more areas, each 15 minutes; therapeutic exercises to develop strength and endurance, range of motion, and flexibility. Direct one-on-one patient contact.
• Intervene using neuromuscular reeducation and neurorehabilitation approaches for clients with decreased motor control in the context of engaging in occupation-based activity. • Implement graded repetitive-task practice to increase coordination and balance.	97112—Therapeutic procedure, one or more areas, each 15 minutes; neuromuscular reeducation of movement, balance, coordination, kinesthetic sense, posture, and/or proprioception for sitting and/or standing activities.
• Intervene to restore client factors (including strength, endurance, and flexibility and active, assistive, and passive range of motion) using exercises such as progressive resistance; prolonged stretch; isokinetic, isotonic, or isometric strengthening; or closed kinetic chain activities in preparation for or using occupation-based activities in water when not contraindicated by immune system limitations.	97113—Aquatic therapy with therapeutic exercise
• Provide joint mobilization to the wrist and fingers to maintain joint integrity and enable grasp of utensils and other items such as pens and toothbrush.	97140—Manual therapy techniques (e.g., mobilization/manipulation, manual lymphatic drainage, manual traction), in one or more regions, each 15 minutes.
Direct group activities for two or more clients to support a common goal, such as learning to manage memory deficits. • Provide training to a small group focusing on disease self-management, coping strategies, and psychological and social well-being. • Provide training in kitchen safety, meal planning and preparation, and home management as part of a cooking group.	97150—Therapeutic procedure(s), group (2 or more individuals). Group therapy procedures involve constant attendance of the physician or therapist, but by definition do not require one-on-one patient contact by the physician or therapist.

Provide skilled intervention in designing and training in compensatory techniques for performing daily self-care activities such as bathing or toileting.
• Design and implement graded ADLs to analyze performance (e.g., coordination needed to complete grooming activities) in order to develop interventions.
• Provide training in use of environmental controls and adaptive equipment to ensure safe, independent living within the home environment.
  – Assess fatigue, shortness of breath, and pain levels outside of evaluation period
  – Assess volition, occupational engagement , environment, habits, and routines
  – Assist patient in incorporating lifestyle redesign, energy conservation, and breathing techniques during ADL/IADL engagement.
	97535—Self-care/home management training (e.g., ADLs and compensatory training, meal preparation, safety procedures, instructions in use of assistive technology devices and adaptive equipment), direct one-on-one contact by the provider, each 15 minutes.

(Continued)

Examples of Occupational Therapy Evaluation and Intervention	Suggested *CPT®* Code
Intervention *(cont.)*	
Assist patient in incorporating cognitive strategies to facilitate participation in all areas of occupational performance. • Promote increased independence in ADLs/ IADLs. • Facilitate performance in work and social interactions. • Improve capacity for self-management including medication management, managing schedules, and performance of home therapy programs.	97532—Development of cognitive skills to improve attention, memory, problem solving (includes compensatory training), direct (one-to-one) patient contact by provider, each 15 minutes.
Assess needs for specialized mobility equipment, such as power wheelchairs or scooters, to enable community and work participation. • Provide recommendations for wheelchair modifications to ensure optimal sitting posture to maintain skin integrity and prevent pressure sores. • Provide instruction in safe mobility and functioning in the wheelchair to facilitate performance of ADLs and IADLs.	97542—Wheelchair management (e.g., assessment, fitting, training), each 15 minutes.
Provide repetitive and dynamic activities resulting in increased functional performance, such as reaching and placing cups into cabinets to improve reach and grasp or transferring laundry items from washer to dryer to improve balance and reach.	97530—Therapeutic activities, direct (one-to-one) patient contact by the provider (use of dynamic activities to improve functional performance), each 15 minutes.
• Teach energy conservation techniques related to shopping to facilitate increased community participation. • Modify daily routines, roles, and habits to reintegrate client into independent shopping, work, or volunteer activities. • Instruct and train in new skills to compensate for visual impairment (e.g. lighthouse scanning or increasing contrast) during driving. • Develop strategies to modify computer use in a work environment. • Teach client to gather information on possible leisure and social activities, and plan and carry out a community outing, considering time and financial needs and engaging in hypothetical problem solving of emergency situations.	97537—Community/work reintegration training (e.g., shopping, transportation, money management, avocation activities, work environment modification analysis, work task analysis, use of assistive technology devices and adaptive equipment), direct one-on-one contact by provider, each 15 minutes.
Assess, fit, and train in the use of a wrist splint to compensate for weak wrist extensors and facilitate hand positioning during functional tasks.	97760—Orthotic(s) management and training (including assessment and fitting when not otherwise reported), upper extremity(ies), lower extremity(ies), and/or trunk, each 15 minutes. 97762— Checkout for orthotic/prosthetic use, established patient, each 15 minutes.
Assess and fabricate a serial cast to stretch a contracted elbow to enable proper hygiene and functional use of the extremity in ADLs such as dressing and feeding.	29105—Application of long arm splint (shoulder to hand) 29125—Application of short arm splint 29126—Application of short arm splint (forearm to hand), dynamic 29130—Application of finger splint, static 29131—Application of splint, dynamic

Note. ADLs = activities of daily living; IADLs = instrumental activities of daily living. Not all payers reimburse for all codes. For example, medical team conferences are not billable to Medicare but may be useful for reporting productivity. Codes shown refer to *CPT 2017* (American Medical Association, 2017) and do not represent all of the possible codes that may be used in occupational therapy evaluation and intervention. Refer to *CPT 2017* or later for the complete list of available codes. *CPT* codes are updated annually and become effective January 1. *CPT* is a trademark of the American Medical Association. *Current Procedural Terminology* five-digit codes, two-digit codes, modifiers, and descriptions are copyright © 2017 by the American Medical Association. All rights reserved.

C Evidenzbasierte Praxis

Seit 1998 hat der amerikanische Ergotherapie-Verband (American Occupational Therapy Association = AOTA) eine Reihe von evidenzbasierten (evidence-based practice = EBP) Projekten durchgeführt. Damit sollen die Mitglieder bei der Herausforderung unterstützt werden, Literatur zu finden und zu prüfen, um Wirksamkeitsnachweise ausfindig zu machen und diese Evidenz (im Gegenzug) für die praktische Tätigkeit zu nutzen (Lieberman & Scheer, 2002). Die Projekte der AOTA, die dem Evidenzverständnis von Sackett, Rosenberg, Gray, Haynes und Richardson (1996) folgen, basieren auf dem Grundsatz, dass die EBP in der Ergotherapie auf dem Zusammenschluss von Informationen aus drei Quellen beruht: (1) Klinische Erfahrungen und Professionelles Reasoning (2) Vorlieben der Klienten und deren Familien und Angehörigen und (3) Ergebnisse der besten verfügbaren Forschungsergebnisse.

Schwerpunkt der EBP-Projekte der AOTA ist das Programm zur fortlaufenden und systematischen Überprüfung multidisziplinärer wissenschaftlicher Literatur. Dazu werden zielgerichtete Fragen und ein standardisiertes Prozedere verwendet, um praxisrelevante Evidenzen zu finden, die dann auf ihre Auswirkungen auf Praxis, Ausbildung und Forschung erörtert werden. Eine evidenzbasierte Perspektive beruht auf der Annahme, dass wissenschaftliche Evidenz für die Wirksamkeit ergotherapeutischer Interventionen als mehr oder weniger aussagekräftig und valide beurteilt werden kann – entsprechend der hierarchischen Einteilung von Forschungsdesigns, einer Bewertung der Studienqualität oder beidem.

Die AOTA nutzt einen an der evidenzbasierten Medizin orientierten Evidenzstandard. Dieses Modell standardisiert und ordnet den Wert wissenschaftlicher Belege aus der Biomedizin nach einem abgestuften Klassifizierungssystem (grading system). In diesem System sind das höchste Level der Evidenz, *Level-I*, systematische Reviews vorhandener Literatur, Metaanalysen und randomisierte kontrollierte Studien (RCT). In RCT werden die Teilnehmer per Randomisierung (Zufallsprinzip) entweder der Interventionsgruppe oder der Kontrollgruppe zugeordnet. Die Ergebnisse beider Gruppen werden (miteinander) verglichen. Andere Evidenzlevel umfassen *Level-II-Studien*, bei denen die Zuordnung zur Behandlungs- oder Kontrollgruppe nicht zufällig erfolgt (Kohortenstudie); *Level-III-Studien*, die keine Kontrollgruppe haben; *Level-IV-Studien* mit experimentellem Einzelfall-Design, was manchmal genutzt wird, um über mehrere Teilnehmer zu berichten, *Level-V-Studien*, die Fallstudien und Expertenmeinungen sind und narrative Literaturreviews sowie Konsensus-Statements beinhalten.

Der systematische Review zu Krebserkrankung bei Erwachsenen wurde von der AOTA als Teil des EBP-Projekts unterstützt. Die AOTA hat sich verpflichtet, die Rolle der Ergotherapie in diesem wichtigen Bereich der Praxis zu fördern. Diese Leitlinie wurde von der AOTA ohne externe Finanzierung in Auftrag gegeben, herausgegeben und empfohlen. Die Leitlinie wurde komplett durch die AOTA finanziert und ohne Einfluss von Wirtschaftszweigen entwickelt.

Der systematische Review deckt den Zeitraum von 1995 bis 2014 ab. Um Interventionen, die zum ergotherapeutischen Aufgabenspektrum gehören, zu unterstützen, brauchen Ergotherapeuten Zugang zur aktuellsten und bestmöglichen Literatur. Die Fragestellung, die Basis für diese Leitlinie ist, wurde von den Review-Autoren entwickelt und von einer beratenden Expertengruppe auf diesem Gebiet (Ergotherapeuten und onkologische Mediziner), den AOTA-Mitarbeitern und dem Berater des AOTA EBP-Projekts überprüft:

- Welche Effektivität gibt es für Interventionen im Rahmen der Ergotherapie bei der Rehabilitation nach einer Krebserkrankung, um Aktivitäts- und Partizipationsanforderungen für Erwachsene hinsichtlich ihrer Aktivitäten des täglichen Lebens, instrumentellen Alltagsaktivitäten, Arbeit, Freizeit, sozialer Teilhabe/Partizipation, Erholung und Schlaf zu verbessern?

Methodik

Die Suchbegriffe für die Reviews wurden vom Methodologie-Berater des EBP-Projekts der AOTA und den Mitarbeitern der AOTA in Absprache mit den Autoren der jeweiligen Frage entwickelt und von der Beratergruppe geprüft. Die Suchbegriffe wurden nicht nur entwickelt, um geeignete Artikel zu finden, sondern auch um sicherzustellen, dass für den spezifischen Wortschatz der jeweiligen Datenbank relevanten Begriffe enthalten sind. **Tabelle C-1** zeigt die Suchbegriffe, die in den systematischen Reviews bezüglich Population (Erwachsene mit einer Krebserkrankung), Art der Intervention, Ergebnissen, Folgeerkrankungen enthalten sind. Ein medizinisch-wissenschaftlicher Bibliothekar, mit Erfahrung in der Durchführung von Recherchen für systematische Reviews, führte alle Recherchen durch und bestätigte und verbesserte die Suchstrategien.

Tabelle C-1: Suchbegriffe des systematischen Reviews zu Krebserkrankungen

Kategorie	Suchbegriffe deutsch	Suchbegriffe englisch
Krebs	Krebs, Neoplasma, Onkologie	cancer, neoplasm, oncology
Intervention	Aktivitäten des täglichen Lebens, Rehabilitation nach einer Krebserkrankung (cancer rehabilitation), Copingstrategien (Bewältigungsstrategien), emotionale Unterstützung, effiziente Energienutzung/Ressourcennutzung, Training, instrumentelle Aktivitäten des täglichen Lebens, Freizeitaktivitäten, Therapie auf den Ebenen Körper und Geist (mind-body therapy), multidisziplinäre Rehabilitation, Ergotherapie, Palliativversorgung, physikalische Rehabilitation, Physiotherapie, Problemlöseverhalten, psychosoziale Interventionen, Freizeittherapie, Rehabilitation, Rückkehr in den Beruf, soziale Unterstützung, spirituelle/geistige Unterstützung, Selbsthilfegruppen, Betreuung Hinterbliebener, Überleben lernen, Symptombehandlung/Symptommanagement, Therapie, berufliche Rehabilitation, berufliche Leistungssteigerung/Wiedereingliederung (work hardening)	activities of daily living, cancer rehabilitation, coping strategies, emotional support, energy conservation, exercise, instrumental activities of daily living, leisure activity, mind–body therapy, multidisciplinary rehabilitation, occupational therapy, palliative care, physical rehabilitation, physical therapy, problem solving, psychosocial intervention, recreational therapy, rehabilitation, return to work, social support, spiritual support, support groups, survivorship care, symptom management, therapy, vocational rehabilitation, work hardening
Outcome	Aktivitätslevel/-niveau, Teilhabe in der Gesellschaft/Gemeinschaft, Behinderung/Beeinträchtigung, Funktion, funktionelle Kapazität, funktionelle Ergebnisse, Ziele, Zielerreichung, Schmerz, Partizipation, Klienten-/Patientenzufriedenheit, physische Funktion, physische Beeinträchtigung, Wiederherstellung der Funktionen, Rückkehr in den Beruf, Selbstwirksamkeit, Behandlungsergebnisse, Wohlbefinden	activity level, community participation, disability, fatigue, function, functional capacity, functional outcomes, goal, goal attainment, pain, participation, patient satisfaction, physical function, physical impairment, recovery of function, return to work, selfefficacy, treatment outcomes, well-being
Folgeerkrankung/ Sekundäre Spätfolgen	Angstzustände, krebsbedingte Müdigkeit/Fatigue, krebsbedingte Schmerzen, Überlebender einer Krebserkrankung, Chemobrain oder Chemofog (eine von Krebspatienten nach einer Chemotherapie empfundene kognitive Beeinträchtigung), durch Chemotherapie verursachte Neuropathien, durch Chemotherapie verursachte periphäre Neuropathien, Konditionierung, Dekonditionierungssyndrom, Depression, Behinderung/Beeinträchtigung, exekutive Dysfunktionen, exekutive Funktionen, Müdigkeit/Fatigue, Lymphödem, leichte kognitive Störungen, Schmerzen, Partizipationsbeeinträchtigung, Fibrose aufgrund der Bestrahlung, Einschränkungen in der Ausübung von Rollen, sexuelle Beeinträchtigung, Stress, operative/chirurgische Komplikationen, Bestrahlung des gesamten Gehirns	anxiety, cancer-related fatigue, cancer-related pain, cancer survivor, chemobrain, chemofog, chemo-induced neuropathy, chemoinduced peripheral neuropathy, conditioning, deconditioning, depression, disability, executive dysfunction, executive function, fatigue, lymphedema, mild cognitive disorder, pain, participation restrictions, radiation fibrosis syndrome, role restriction, sexual disorder, stress, surgical complications, whole brain radiation
Studiendesign	Bewertung/Begutachtung/Einschätzung, Best-Practice/optimales Verfahren, Fall-Kontrolle, Fallbericht, Fallserie, klinische Leitlinien, klinische Studie, Kohorte, Vergleichsstudie, Konsensuskonferenzen (consensus development conferences), klinische Kontrollstudien/kontrollierte klinische Studien, kritische Abhandlung/Besprechung, Cross-Over-Studie (crossover), Querschnittsstudie (cross-sectional), Doppelblindstudie (double blind), Epidemiologie, Evaluierungsstudie,	appraisal, best practices, case control, case report, case series, clinical guidelines, clinical trial, cohort, comparative study, consensus development conferences, controlled clinical trial, critique, crossover, cross-sectional, double blind, epidemiology, evaluation study, evidence-based, evidence synthesis, feasibility study, follow-up, health technology assessment, intervention, longitudinal, main outcome

Kategorie	Suchbegriffe deutsch	Suchbegriffe englisch
	Evidence-Based, Ergebnissynthese (evidence synthesis), Machbarkeitsstudie, Follow-Up/Nachuntersuchung, Gesundheitstechnologiebewertung, Intervention, longitudinal, Hauptergebnis (main outcome measure), Metaanalyse, Multicenterstudie, Beobachtungsstudie, Ergebnis- und Prozessmessungen, Pilotstudie, Praxisleitlinien, zukünftig, randomisierte Zuordnung, randomisierte kontrollierte Studien, rückwirkend/retrospektiv, Stichprobe, wissenschaftliche Integritätsbeurteilung, *single subject design*, Behandlungsstandard, systematischer Literaturreview, systematischer Review, Behandlungsergebnisse (treatment outcome) Validationsstudie	measure, meta-analysis, multicenter study, observational study, outcome and process assessment, pilot, practice guidelines, prospective, random allocation, randomized controlled trials, retrospective, sampling, scientific integrity review, single subject design, standard of care, systematic literature review, systematic review, treatment outcome, validation study

Zu den durchsuchten Datenbanken und Websites gehörten Medline, PsychINFO, CINAHL und OTseeker. Zuätzlich wurden konsolidierte Informationsquellen wie die Cochrane Database of Systematic Reviews in die Suche einbezogen. Diese Datenbanken enthalten begutachtete (peer-reviewte) Zusammenfassungen von Fachartikeln und bieten Klinikern und Wissenschaftlern ein System, um evidenzbasierte Reviews zu ausgewählten klinischen Fragen und Themen durchzuführen. Darüberhinaus wurden die Literaturverzeichnisse von Artikeln, die in den systematischen Reviews enthalten waren und ausgewählte Zeitschriften manuell durchsucht, um sicherzustellen, dass alle passenden Artikel enthalten sind.

Ein- und Ausschlusskriterien sind für den systematischen Reviewprozess von größter Wichtigkeit, weil sie die Struktur für Qualität, Art und Veröffentlichungsjahr der einbezogenen Literatur festlegen. Die eingeschlossenen Artikel bestanden aus begutachteter (peer-reviewter), wissenschaftlicher Literatur, die zwischen 1995 und 2014 in englischer Sprache über Klienten publiziert wurde, die im Rahmen ihrer Krebserkrankung ergotherapeutische Interventionen erhielten. Der Review schloss Daten aus Präsentationen, Tagungsberichten, nicht begutachtete (peer-reviewte) Forschungsliteratur, Dissertationen und Diplomarbeiten aus. Weiterhin wurden Studien ausgeschlossen, die sich mehr auf das Pflegepersonal, Familienmitglieder und Freunde als auf den Überlebenden der Krebserkrankung bezogen sowie Studien aus dem Bereich der Krebserkrankung bei Kindern. Die eingeschlossenen Studien entsprechen dem Level-I, II und III. Level-IV-Studien wurden nur eingeschlossen, wenn zu dem Thema keine Literatur eines höheren Evidenzlevels gefunden werden konnten; Level-V-Studien wurden nicht eingeschlossen.

Auswahl der Artikel

Insgesamt wurden 8436 Quellen und Abstracts durch die Suche in Datenbanken und durch Quellenangaben in Literaturverzeichnissen von Artikeln ermittelt und in den Review eingeschlossen. Nach Ausschluss der Duplikate blieben 6717 Quellen und Abstracts übrig. Ein dreiköpfiges Review-Team komplettierte die Auswahl der Literatur anhand von Quellenangaben und Abstracts, so dass 945 Volltext Artikel übrigblieben und abgerufen wurden. Nach anfänglichem Review des Volltexts wurde die Zahl der Artikel auf 437 reduziert, die eingehend in voller Länge bewertet wurden. Das Review-Team bestimmte 138 Artikel, die sie in die finale Analyse aufnahmen. Die 138 Artikel, die in den finalen Review eingeschlossen wurden, enthielten 129 Level-I, vier Level-II, vier Level-III und eine Level-IV-Studie. Das Team, das die Fragestellung bearbeitete, bewertete die Artikel bezüglich ihrer Qualität (wissenschaftlicher Rigor und Bias) und ihres Evidenzlevels. Zu jedem in den Review eingeschlossenen Artikel wurde dann, unter Verwendung einer Evidenztabelle, ein Auszug über die Methoden und Ergebnisse angefertigt. Das AOTA-Team und der EBP-Projektberater überprüften die Evidenztabellen, um die Qualitätskontrolle zu garantieren. Eine Zusammenfassung aller Studien wird im **Anhang D** aufgeführt.

Das Risiko auftretenden Bias einzelner Studien wurde anhand der Methodik von Higgins, Altman und Sterne (2011) bewertet. Die Methodik der Bewertung eines Bias bei systematischen Reviews basiert auf den Messinstrumenten von Shea et al. (2007). Eine Analyse der Artikel, die in den systematischen Review eingeschlossen wurden und die zu Bias dieser Praxisleitlinien führen können, findet sich in den Tabellen zum Risiko von Bias (siehe Anhang D).

Diese Praxisleitlinien wurde durch eine Expertengruppe für Krebserkrankungen begutachtet, die auch Verbraucherorganisationen und Vertreter aus der Politik einschloss. Auf der Seite „Danksagung" in dieser Veröffentlichung sind Gutachter aufgeführt, die damit einverstanden waren. Die AOTA hat sich zum Ziel gesetzt, die Inhalte alle fünf Jahre zu aktualisieren, um Empfehlungen zu den Themenbereichen gemäß der Kriterien des National Guideline Clearinghouse™ auf den aktuellen Stand zu bringen.

D Übersicht zur Evidenz

Table D.1. Evidence Table for Occupational Therapy and Adult Cancer Rehabilitation

Author/Year	Level of Evidence/Study Design/Participants	Intervention and Control Groups	Outcome Measures	Results
		Multidisciplinary Rehabilitation		
Ahlberg et al. (2011)	Level II RCT $N = 374$ patients with head and neck cancer. Intervention group, $n = 184$. Control group, $n = 190$.	*Intervention* Early preventive rehabilitation by speech–language pathology and PT to reduce swallowing problems, mouth opening, and neck stiffness. *Control* Usual care.	• QOL • Anxiety and depression • Weight loss • 2-yr survival • Self-reported function • Return to work	More intervention group participants had not returned to work 6 mo after treatment. The control group reported significantly less swallowing difficulty, and the intervention group had more speech problems. No difference was found in neck and shoulder stiffness at 6 mo. No positive effect was found on self-care.
Benzo et al. (2011)	Level I RCT $N = 28$ patients who underwent lung cancer resection by open thoracotomy or video-assisted thoracoscopy and who had moderate to severe COPD. Intervention Group 1, $n = 5$. Control Group 1, $n = 4$. Intervention Group 2, $n = 10$. Control Group 2, $n = 9$.	*Intervention* Group 1: 4 wk of guideline-based pulmonary rehabilitation. Group 2: 10 preoperative pulmonary rehab sessions using a customized protocol with nonstandard components (exercise prescription based on self-efficacy, inspiratory muscle training, and slow breathing). *Control* Groups 1 and 2: Usual care.	• Length of stay • Postoperative complications	No differences were found between Intervention Group 1 and its control group. Intervention Group 2 had shorter mean length of hospital stay by 3 days ($p = .058$), fewer prolonged chest tubes (11% vs. 63%, $p = .03$), and fewer days needing a chest tube (8.8 vs. 4.3 days, $p = .04$) than Control Group 2.
Buss et al. (2010)	Level I RCT $N = 49$ participants in hospice for cancer. Intervention group, $n = 30$. Control group, $n = 19$.	*Intervention* Exercises individually supervised by a PT following a carefully worked out plan, 20–30 min 3×/wk for 3–4 wk. *Control* No PT.	• Fatigue • QOL • Rotterdam Symptom Checklist • Brief Fatigue Inventory • VAS fatigue	Intensity of fatigue decreased significantly in the intervention group after 3 wk of PT. Intensity of physical symptoms decreased significantly after 2 wk of PT in the intervention group and increased in the control group after 2 wk of observation.

(Continued)

Table D.1. Evidence Table for Occupational Therapy and Adult Cancer Rehabilitation (cont.)

Author/Year	Level of Evidence/Study Design/Participants	Intervention and Control Groups	Outcome Measures	Results
Cherrier et al. (2013)	Level I RCT $N = 28$ participants (M age = 58 yr) a median of 3 (±6) yr after primary or adjuvant treatment for various cancers (breast, bladder, prostate, colon, uterine). Intervention group, $n = 14$. Control group, $n = 14$.	*Intervention* Group cognitive rehabilitation workshop, 7 1-hr sessions over 7 consecutive wk. Content included memory aids (e.g., calendar, reminders, note taking, study aids), memory skills (e.g., habit formation, method of loci, chunking, learning names), and 1 session on mindfulness meditation. Participants were also assigned homework. *Control* Standard care.	• Symptom questionnaires • Neurocognitive tests (e.g., FACT–Cog)	Compared with baseline, the intervention group demonstrated improvements in perceived cognitive impairments ($p = .01$), cognitive abilities ($p = .01$), overall QOL with regard to cognitive symptoms ($p = .01$), and objective measures of attention ($p = .05$) and showed a trend toward improvement on verbal memory. Not all cognitive tests indicated significant improvement.
Cinar et al. (2008)	Level I RCT $N = 57$ women after mastectomy. Intervention group, $n = 27$. Control group, $n = 30$.	*Intervention* 15 sessions of individual rehabilitation and home-based physical activity program. *Control* Home exercise.	• ROM of shoulder joint • Upper-extremity circumferential differences • Functional status	The intervention group experienced greater improvement in measures of flexion, abduction, and adduction of the shoulder joint and functional questionnaire scores compared with the control group. Neither group experienced significant differences in lymphedema and postoperative complications.
Cuesta-Vargas, Buchan, & Arroyo-Morales (2014)	Level I RCT pilot $N = 42$ primary breast cancer survivors (age range = 25–65 yr) ≤1 yr after cancer diagnosis who had completed postcancer treatment within the past 6 mo and were cancer-free at the time of study enrollment. Intervention group, $n = 22$. Control group, $n = 20$.	*Intervention* Multimodal PT program incorporating deep water running and education based on cognitive–behavioral principles, 1-hr sessions 3×/wk for 8 wk. *Control* Leaflet containing instructions to continue with normal activities.	• PFS–R • Physical and mental general health • QOL	Significant differences between groups were found in PFS–R total score ($d = 0.7$, $p = .001$) and in the behavioral/severity ($d = 0.6$, $p = .05$), affective/meaning ($d = 1.0$, $p = .001$), and sensory ($d = 0.3$, $p = .03$) domains. Significant differences between groups were also found for general health ($d = 0.5$, $p < .05$) and QOL ($d = 1.3$, $p < .05$). Multimodal PT incorporating deep water running decreased cancer-related fatigue and improved general health and QOL in breast cancer survivors. The high level of adherence and lack of adverse events indicate such a program is safe and feasible.

(Continued)

Table D.1. Evidence Table for Occupational Therapy and Adult Cancer Rehabilitation (cont.)

Author/Year	Level of Evidence/Study Design/Participants	Intervention and Control Groups	Outcome Measures	Results
Gordon, Battistutta, Scuffham, Tweeddale, & Newman (2005)	Level II Nonrandomized clinical trial $N = 275$ women (age range = 25–74 yr) with primary unilateral breast cancer who had no cognitive problems. Group 1, $n = 36$. Group 2, $n = 31$. Control group, $n = 208$.	*Intervention* Group 1: Early home-based physiotherapy intervention. Group 2: Group-based exercise and psychosocial intervention. *Control* No intervention.	• FACT–B HRQOL • FACT–B Arm Morbidity	Group 1 experienced benefits in functional well-being, including reductions in arm morbidity and upper-body disability, at 1–2 mo after diagnosis. Group 2 showed minimal changes at 4 mo after diagnosis. Mean HRQOL scores (adjusted for age, chemotherapy, hormone therapy, high blood pressure, and occupation type) improved gradually in all groups at 6 and 12 mo after diagnosis, and no prominent differences were found.
Hanssens et al. (2011)	Level III One-group pre–post $N = 36$ patients who had completed cancer treatment with a curative potential.	*Intervention* 12-wk program combining physical exercise, psychoeducation, and individual counseling. *Control* No control group.	• EORTC QLQ–C30 • FACT–F • HADS • SF–36 • Tampa Scale for Kinesiophobia • Distress Barometer • Tecumseh Step Test	Significant improvement was observed in QOL ($p < .001$), physical condition ($p = .007$), fatigue ($p = .01$), and depression ($p = .012$). Kinesiophobia ($p = .229$), distress ($p = .344$), and anxiety ($p = .101$) did not change significantly. Multidisciplinary rehabilitation should be part of the total care plan for patients with cancer.
Hegel et al. (2011)	Level I RCT pilot $N = 31$ rural breast cancer patients (Stages I–III) undergoing chemotherapy. Intervention group, $n = 15$. Control group, $n = 16$.	*Intervention* OT telephone problem-solving intervention in 6 weekly sessions. A patient manual contained a lay description of the problem-solving process, worksheets to be used during treatment sessions, guidelines for energy conservation to address fatigue, and a compact disc with a progressive muscle relaxation exercise personally recorded by the OT. *Control* Usual care.	• Satisfaction • Completion rate for homework • Function • QOL • Emotional state	OT intervention was found to be feasible and beneficial, and an efficacy RCT should be conducted.

(Continued)

Table D.1. Evidence Table for Occupational Therapy and Adult Cancer Rehabilitation (cont.)

Author/Year	Level of Evidence/Study Design/Participants	Intervention and Control Groups	Outcome Measures	Results
Jones, Fitzgerald, et al. (2013)	Level I RCT $N = 41$ patients with advanced, recurrent hematological and breast malignancies. Intervention group, $n = 21$. Control group, $n = 20$.	*Intervention* Complex rehabilitation intervention delivered by a hospice-based multidisciplinary team. *Control* Usual care.	• Psychological, Physical, and Patient Care subscales of the Supportive Care Needs Survey • Psychological status • Continuity of care • QOL • Resource use	Psychological, physical, and patient care measures and self-reported health state improved significantly in the intervention group. The incremental cost-effectiveness ratio was £19,390 per quality-adjusted life year.
Khan, Amatya, Pallant, Rajapaksa, & Brand (2012)	Level I RCT $N = 85$ women who had completed definitive breast cancer treatment in an Australian community cohort. Intervention group, $n = 43$. Control group, $n = 42$.	*Intervention* Individualized high-intensity rehabilitation program. *Control* Usual activity.	• Depression Anxiety Stress Scale • Restriction in participation • Perceived Impact Problem Profile • CARES–SF • FIM® Motor subscale	Significant differences favoring the intervention group were found in depression, mobility, and participation and in CARES-SF Global score. No difference between groups was noted in FIM scores.
Lemoignan, Chasen, & Bhargava (2010)	Level IV Retrospective review $N = 62$ patients with cancer who had received interventions by an OT.	*Intervention* OT sessions addressing self-care, productivity, and leisure. *Control* No control group.	Checklist measuring intervention use	36% of the OT's time was spent assessing patients' functional capacity and 64% providing interventions. The OT's interventions addressed leisure and exercise (54%), productive activities such as housework and paid employment (32%), and basic ADLs (14%).
Ruff, Adamson, Ruff, & Wang (2007)	Level II Nonrandomized $N = 42$ veterans who were nonambulatory after spinal epidural metastasis treatment. Intervention group, $n = 12$. Control group, $n = 30$.	*Intervention* Directed rehabilitation for 2 wk. *Control* Historical control group of paraplegic veterans who did not receive rehabilitation.	• Pain level • Depression • Satisfaction with life • Consumption of pain medication	The intervention group had less pain, consumed less pain medication, were less depressed, and had higher satisfaction with life. These benefits persisted until participants' death.

(Continued)

Table D.1. Evidence Table for Occupational Therapy and Adult Cancer Rehabilitation (cont.)

Author/Year	Level of Evidence/Study Design/Participants	Intervention and Control Groups	Outcome Measures	Results
Schofield & Payne (2003)	Level I RCT pilot N = 26 palliative day care patients with advanced cancer. Intervention group, n = 13. Control group, n = 13.	*Intervention* Snoezelen room (lights, music, aromas, tactile stimulation, taste). *Control* Quiet room.	• Anxiety • Depression	The intervention group experienced a significant reduction in anxiety but no difference in QOL. Results should be viewed with caution because of differences between the groups.
Scott et al. (2013)	Level I Systematic review N = 12 RCTs. N = 1,669 adult cancer survivors.	*Intervention* Multidisciplinary rehabilitation programs to maintain or improve physical and psychosocial well-being.	• Physical health • Psychosocial health	The most effective mode of service delivery was face-to-face contact supplemented with at least 1 follow-up telephone call. No evidence indicated that multidisciplinary rehabilitation programs lasting >6 mo improved outcomes beyond the level attained at 6 mo. No evidence suggested that services were more effective if delivered by a particular type of health professional.
Smeenk, van Haastregt, de Witte, & Crebolder (1998)	Level I Systematic review N = 9 prospective controlled studies. N = 4,249 participants with incurable cancer.	*Intervention* Comprehensive home care programs to maintain QOL and reduce readmission time. *Control* Standard care.	QOL	None of the studies showed a negative influence of home care interventions on QOL. A significantly positive influence on the outcome measures was seen in 2 of 5 studies measuring patients' satisfaction with care, in 3 of 7 studies measuring physical dimensions of QOL, in 1 of 6 studies measuring psychosocial dimensions, and in 2 of 5 studies measuring readmission time. Incorporation of team members' visits to patients at home or regular multidisciplinary team meetings into the intervention program were related to positive results.

(Continued)

Table D.1. Evidence Table for Occupational Therapy and Adult Cancer Rehabilitation *(cont.)*

Author/Year	Level of Evidence/Study Design/Participants	Intervention and Control Groups	Outcome Measures	Results
Stigt et al. (2013)	Level I RCT $N = 49$ patients who had undergone a thoracotomy for lung cancer. Intervention group, $n = 23$. Control group, $n = 26$.	*Intervention* Rehabilitation consisting of training 2×/wk for 12 wk starting 1 mo after hospital discharge, scheduled visits to pain specialists, and medical social work. *Control* Usual care.	• QOL • Pain • Exercise tolerance	Rehabilitation did not result in better QOL. Exercise tolerance improved at the cost of more pain and more limitations because of physical problems. The authors suggested that rehabilitation is better postponed for 3–4 mo after hospital discharge. This study closed prematurely because of the introduction of video-assisted thoracoscopic surgery.
Yang, Lim, Rah, & Kim (2012)	Level I RCT $N = 24$ patients with gynecological cancers. Intervention group, $n = 12$. Control group, $n = 12$.	*Intervention* Pelvic Floor Rehabilitation Program consisting of a 45-min exercise session (biofeedback and core exercise) and a 30-min counseling session 1×/wk for 4 wk. *Control* Usual care.	• Pelvic floor strength • MEPs elicited by sacral and transcranial magnetic stimulation • Pelvic Floor Questionnaire • EORTC QLQ–C30 and QLQ–CX24	The intervention group experienced significantly improved pelvic floor strength and sexual functioning. The intervention group experienced significantly improved physical and sexual function compared with the control group.
Symptom Management				
Armes, Chalder, Addington-Hall, Richardson, & Hotopf (2007)	Level I RCT $N = 60$ participants with cancer receiving chemotherapy. Intervention group, $n = 30$. Control group, $n = 30$.	*Intervention* Brief behaviorally oriented intervention to alter fatigue-related thoughts and behavior, delivered individually 3× from 9 wk to 12 wk. *Control* Usual care.	• CRF (VAS global fatigue) • Physical functioning (EORTC QLQ–C30)	Physical functioning improved significantly ($p = .009$), and this effect remained once the confounding effects of mood disturbance and comorbid disorders were controlled. No decrease in fatigue-related distress was detected.
Barsevick et al. (2004)	Level I RCT $N = 396$ patients beginning treatment of breast, lung, colorectal, advanced prostate, gynecological, or testicular cancer or lymphoma. Intervention group, $n = 200$. Control group, $n = 196$.	*Intervention* Energy conservation management intervention, 3 telephone sessions with an oncology nurse during the 1st 5 wk of treatment. *Control* Nutrition information in 3 telephone sessions with an oncology nurse during the 1st 5 wk of treatment.	• Perception of fatigue • Functional performance	The intervention resulted in a modest but significant benefit.

(Continued)

Table D.1. Evidence Table for Occupational Therapy and Adult Cancer Rehabilitation (cont.)

Author/Year	Level of Evidence/Study Design/Participants	Intervention and Control Groups	Outcome Measures	Results
Berger et al. (2009)	Level I RCT $N = 219$ participants from 12 oncology clinics. Intervention group, $n = 113$. Control group, $n = 106$.	*Intervention* Before chemotherapy, coaching by research nurses to develop a behavioral therapy plan including stimulus control, modified sleep restriction, relaxation therapy, and sleep hygiene. *Control* Healthy eating intervention (nutritional information and equal attention).	• PSQI • Daily diary • Wrist actigraph • PFS	The night awakenings (actigraph) pattern was significantly different between groups over time ($p = .046$), with no differences between groups at 90 days or 1 yr.
Björneklett et al. (2012)	Level I RCT $N = 382$ patients with newly diagnosed breast cancer. Intervention group, $n = 191$. Control group, $n = 191$.	*Intervention* Support group providing education and relaxation, mental visualization, and nonverbal communication training lasting 1 wk on an inpatient basis with 4 days of follow-up 2 mo later. *Control* Usual care.	• HRQOL (EORTC QLQ-C30 and QLQ-BR23) • Fatigue (Norwegian version of the Fatigue Scale)	No between-groups differences were found at any time point.
Bredin et al. (1999)	Level I Multicenter RCT $N = 103$ patients with small cell or NSCLC or mesothelioma who had completed first-line treatment and reported breathlessness. Intervention group, $n = 51$. Control group, $n = 52$.	*Intervention* Strategies combining breathing control, activity pacing, relaxation techniques, and psychosocial support. *Control* Standard management and treatment available for breathlessness and breathing assessments.	• VASs measuring distress from breathlessness and best and worst breathlessness levels • WHO Performance Status Scale • HADS • Rotterdam Symptom Checklist	The intervention group improved significantly at 8 wk on 5 of the 11 items assessed: breathlessness at best, WHO performance status, levels of depression, and two Rotterdam Symptom Checklist measures (physical symptom distress and breathlessness) and showed slight improvement in 3 of the remaining 6 items.
Corner, Plant, A'Hern, & Bailey (1996)	Level I RCT pilot $N = 20$ patients with advanced small cell and NSCLC. Intervention group, $n = 11$. Control group, $n = 9$.	*Intervention* Counseling, breathing retraining, relaxation, and coping and adaptation strategies provided weekly by a nurse research practitioner over 3–6 wk. *Control* Standard care.	• VAS for breathlessness • Distress caused by breathlessness • Functional capacity • Ability to perform ADLs • HADS	Significant improvements compared with the control group were observed in breathlessness at best ($p < .02$), breathlessness at worst ($p < .05$), distress caused by breathlessness ($p < .01$), functional capacity ($p < .02$), and ability to perform ADLs ($p < .03$) but not in anxiety or depression.

(Continued)

Table D.1. Evidence Table for Occupational Therapy and Adult Cancer Rehabilitation (cont.)

Author/Year	Level of Evidence/Study Design/Participants	Intervention and Control Groups	Outcome Measures	Results
Ducloux, Guisado, & Pautex (2013)	Level I RCT $N = 18$ patients (M age 66 ± 10.7 yr) hospitalized with advanced cancer with sleep disorder. Immediate group, $n = 9$. Delayed group, $n = 9$.	*Intervention* Relaxation therapy in 1-hr training session addressing breathing exercises, somatic tension release, muscle relaxation training, and ways to maintain a state of somatic relaxation. Participants were given a recording of the training program to listen to at night before falling asleep or as needed during the night. *Immediate group:* Intervention provided Days 3–6. *Delayed group:* Intervention provided Days 6–9.	• Satisfaction with sleep (Numerical Rating Scale of Satisfaction of Sleep, 0–10) • Sleep diary	No evidence was found of the effectiveness of relaxation therapy in improving sleep satisfaction. No significant improvement was found between Day 2 and Day 5 in either group ($p > .05$). No change was found in benzodiazepine treatment during the 9-day study.
Fillion et al. (2008)	Level I RCT $N = 87$ French-speaking women who had completed treatments for nonmetastatic breast cancer. Intervention group, $n = 44$. Control group, $n = 43$.	*Intervention* Walking training (1 hr) supervised by a kinesiologist or trained research nurse and fatigue management psychoeducational group (1.5 hr) codirected by 2 oncology nurses in 4 2.5-hr group meetings 1×/wk and 1 short telephone booster session (5–15 min). *Control* Usual care.	• Fatigue • Energy level • QOL • Fitness • Emotional distress	The intervention group showed greater improvement in fatigue, energy level, and emotional distress at 3-mo follow-up and in physical QOL at postintervention compared with the control group.
Gielissen, Verhagen, Witjes, & Bleijenberg (2006)	Level I RCT $N = 98$ cancer survivors with somatically unexplained fatigue. Intervention group, $n = 50$. Control group, $n = 48$.	*Intervention* CBT in 6 modules: insufficient coping with the experience of cancer, fear of disease recurrence, dysfunctional cognitions concerning fatigue, dysregulation of sleep, dysregulation of activity, and low social support and negative social interactions. *Control* Wait list.	• Fatigue severity (Checklist Individual Strength) • Functional impairment (Sickness Impact Profile)	The intervention group reported a significantly greater decrease in fatigue severity and functional impairment compared with the control group. Clinically significant improvement favoring the intervention group was seen in fatigue severity and functional impairment.

(Continued)

Table D.1. Evidence Table for Occupational Therapy and Adult Cancer Rehabilitation (cont.)

Author/Year	Level of Evidence/Study Design/Participants	Intervention and Control Groups	Outcome Measures	Results
Given et al. (2002)	Level I RCT $N = 113$ patients undergoing an initial course of chemotherapy who reported pain and fatigue at baseline. Intervention group, $n = 53$. Control group, $n = 60$.	*Intervention* Problem-solving approaches to symptom management, physical functioning, and emotional health, delivered by nurses in 10 contacts over 18 wk. *Control* Usual care.	• Pain and fatigue • No. of other symptoms • SF-36 Physical Role Impact and Social Functioning subscales	The intervention group reported a significant reduction in no. of symptoms and improved physical and social functioning. Fewer intervention participants reported both pain and fatigue at 20 wk.
Jacobsen, Donovan, Vadaparampil, & Small (2007)	Level I Systematic review $N = 30$ studies. $N = 3,270$ adult cancer patients.	*Intervention* Psychological and activity-based interventions that addressed CRF.	Fatigue	50% of psychological trials and 44% of activity-based trials rated fair or better in quality yielded significant findings favoring the intervention condition. Meta-analysis yielded an overall effect size of 0.09 (95% CI [0.02, 0.16]) favoring nonpharmacological conditions. Further analysis indicated that effect sizes were significant for psychological interventions but not for activity-based interventions. Findings provide limited support for use of nonpharmacological interventions to manage CRF.
Kravitz et al. (2011)	Level I RCT $N = 258$. Cognitively intact, English-speaking adults (age 18–80 yr) with 1 of 8 cancer types (lung, breast, prostate, head and neck, esophageal, colorectal, bladder, gynecologic) who reported a score of 4 or greater (on a scale of 0–10) for "worst pain during the past 2 weeks" Intervention group, $n = 126$. Control group, $n = 132$.	*Intervention* Lay-administered tailored education and coaching aimed at reducing pain misconceptions and enhancing self-efficacy for communicating with physicians. *Control* Enhanced usual care consisting of nonspecific, empathetic attention but no coaching.	• Cancer pain severity • Pain-related impairment • QOL	Tailored education and coaching were associated with increased pain communication self-efficacy after the intervention ($p < .001$) compared with the control condition. Both groups showed significant ($p < .0001$) similar reductions in pain misconceptions.

(Continued)

Table D.1. Evidence Table for Occupational Therapy and Adult Cancer Rehabilitation (cont.)

Author/Year	Level of Evidence/Study Design/Participants	Intervention and Control Groups	Outcome Measures	Results
Ling, Lui, & So (2012)	Level I Systematic review $N = 4$ studies. $N = 647$ cancer patients.	*Intervention* Educational interventions to improve QOL and reduce pain intensity and pain interference.	• Pain intensity • Pain interference	Pain intensity and pain interference were significantly reduced after education, but no study found significant change in QOL.
Luctkar-Flude, Groll, Tranmer, & Woodend (2007)	Level I Systematic review $N = 9$ experimental and 10 observational studies. $N = 663$ adults age ≥65 yr with cancer.	*Intervention* Physical activity to address fatigue.	• Physical activity • Physical function • QOL	Evidence was found that physical activity may be an effective intervention for cancer fatigue in older adults. The generalizability of the findings to older adults was limited by the poor representation of this age group in the studies. Few studies provided an analysis of age-related effects of physical activity on fatigue, physical function, and QOL.
Oldenmenger, Sillevis Smitt, van Montfort, de Raaf, & van der Rijt (2011)	Level I RCT $N = 72$ oncology outpatients age ≥18 yr with pain related to cancer or cancer therapy. Intervention group, $n = 35$. Control group, $n = 37$.	*Intervention* Pain consultation combined with patient-tailored pain education and weekly monitoring of pain and side effects. *Control* Standard care.	• Pain intensity and daily interference • Adequacy of pain treatment and adherence	Reduction in pain intensity and daily interference was significantly greater in the intervention group than in the control group. Adequacy of pain management did not differ between groups. The intervention improved pain, daily interference, and patient adherence.
Oliver, Kravitz, Kaplan, & Meyers (2001)	Level I RCT $N = 67$ English-speaking cancer patients (ages 18–75 yr) with moderate pain over past 2 wk. Intervention group, $n = 34$. Control group, $n = 33$.	*Intervention* 20-min individualized education and coaching session to increase knowledge of pain self-management, redress personal misconceptions about pain treatment, and rehearse an individually scripted patient–physician dialogue about pain control. *Control* Standardized instruction on controlling pain.	• Average pain • Functional impairment as a result of pain • Pain frequency • Pain-related knowledge	At follow-up, average pain severity improved significantly more among the intervention group compared with the control group ($p > .014$). The intervention had no significant impact on functional impairment as a result of pain, pain frequency, or pain-related knowledge.

(Continued)

Table D.1. Evidence Table for Occupational Therapy and Adult Cancer Rehabilitation (cont.)

Author/Year	Level of Evidence/Study Design/Participants	Intervention and Control Groups	Outcome Measures	Results
Wanchai, Armer, & Stewart (2011)	Level I Systematic review $N = 28$ studies. $N = 2{,}386$ participants with breast cancer experiencing CRF.	*Intervention* Nonpharmacological supportive strategies to enhance QOL.	• QOL • CRF	Exercise, education and counseling, sleep therapy, and complementary therapy appeared to be helpful in improving QOL.
Yuen, Mitcham, & Morgan (2006)	Level I RCT pilot study $N = 12$ posttherapy cancer survivors. Intervention group, $n = 6$. Control group, $n = 6$.	*Intervention* 1–2 hr of individual, face-to-face energy conservation training by an occupational therapist and telephone monitoring sessions 1×/wk for 3 wk. *Control* Usual care (oncologist).	PFS	The intervention group showed significant reduction only in scores on the Sensory subscale of the PFS; the control group showed no significant reduction in PFS scores. Findings demonstrate partial support for the effectiveness of energy conservation training in helping posttherapy cancer survivors manage their fatigue.
Zhao & Yates (2008)	Level I Systematic review $N = 5$ studies. $N = 570$ participants with lung cancer.	*Intervention* Nonpharmacological interventions for breathlessness management.	Breathlessness	All studies reported benefits from nonpharmacological interventions to improve breathlessness regardless of clinical context, program components, and delivery methods. The results support nonpharmacological interventions as effective adjunctive strategies in managing breathlessness for patients with lung cancer.
Psychosocial Needs				
Allen et al. (2002)	Level I RCT $N = 164$ women (age ≤50 yr) with no history of breast carcinoma diagnosed with Stage I–IIIA tumors who had recently initiated a first course of chemotherapy. Intervention group, $n = 87$. Control group, $n = 77$.	*Intervention* 2 in-person and 4 telephone sessions with an oncology nurse who provided problem-solving skills training and informational materials over a 12-wk period. *Control* Standard care.	• CARES • Unmet need for assistance • Mental Health Inventory • Impact of Event Scale • Social Problem-Solving Inventory	The intervention group experienced improvements in a range of problems related to cancer and its treatment, including physical side effects, marital and sexual difficulties, and psychological problems. Intervention group participants with poor problem-solving skills before the intervention were less likely than the control group to resolve cancer-related problems.

(Continued)

Table D.1. Evidence Table for Occupational Therapy and Adult Cancer Rehabilitation (cont.)

Author/Year	Level of Evidence/Study Design/Participants	Intervention and Control Groups	Outcome Measures	Results
Ando, Morita, Akechi, & Okamoto (2010)	Level I RCT $N = 68$ terminally ill cancer patients. Intervention group, $n = 34$. Control group, $n = 34$.	*Intervention* Short-term life-review interview group. *Control* Usual care.	• FACIT–Sp Meaning of Life domain • HADS • Numeric scale for psychological suffering • Hope, Burden, Life Completion, and Preparation items from the Good Death Inventory	The intervention group showed significantly greater improvement than the control group in Meaning of Life, Hope, Life Completion, and Preparation scores ($p < .001$). HADS ($p < .001$), Burden ($p < .007$), and Suffering ($p < .001$) scores suggested greater alleviation of suffering in the intervention group compared with the control group. The authors concluded that the intervention was effective in improving spiritual well-being, alleviating psychosocial distress, and promoting a good death in terminally ill cancer patients.
Antoni et al. (2006)	Level I RCT $N = 199$ women with nonmetastatic breast cancer (Stage I–III) who had surgery for primary breast cancer in the 8 wk before initial assessment. Intervention group, $n = 92$. Control group, $n = 107$.	*Intervention* Closed, structured, manualized group intervention using cognitive–behavioral stress management techniques with didactics, including in-session experiential exercises and out-of-session assignments (e.g., practicing relaxation) in 2-hr sessions 1×/wk for 10 wk. *Control* 1-day seminar with a condensed, educational version of the information from the intervention lasting 5–6 hr.	• Illness-related interpersonal disruption • State of mind • Perceived stress management skills	The intervention group experienced substantial and durable improvements in diverse aspects of psychosocial adjustment. Effects emerged across diverse domains; many were sustained 9 mo after the intervention.
Carmack et al. (2011)	Level I RCT $N = 40$ posttreatment patients with colorectal cancer (Stages I–III) identified as psychologically distressed by the BSI. Intervention group, $n = 25$. Control group, $n = 15$.	*Intervention* Healthy Expressions intervention consisting of journal writing and discussion facilitated by 2 master's-level interventionists in 12 1-hr sessions over 4 mo. *Control* Standard care.	• BSI Global Severity Index • CES-D • EORTC QLQ–C30	The intervention group demonstrated significantly greater changes in distress compared with the control group at 2 mo. Outcome measures showed significant ($p < .05$) improvements at 4 mo.

(Continued)

Table D.1. Evidence Table for Occupational Therapy and Adult Cancer Rehabilitation (cont.)

Author/Year	Level of Evidence/Study Design/Participants	Intervention and Control Groups	Outcome Measures	Results
Chien, Liu, Chien, & Liu (2014)	Level I Systematic review $N = 14$ studies. $N = 1,363$ participants with prostate cancer.	*Intervention* Psychosocial strategies to address anxiety and depression.	• Depression • Anxiety	Only 5 studies were regarded as high quality. 12 studies delivered informational and educational or cognitive–behavioral interventions. The results show that psychosocial strategies substantially reduced anxiety 3 mo after intervention ($p < .0001$) and had a short-term effect on depression (immediately after intervention, $p < .001$; 3 mo after intervention, $p = .04$).
Cimprich et al. (2005)	Level I RCT $N = 49$ participants (age ≥25 yr) who had completed primary treatment of newly diagnosed early Stage I or II breast cancer and had no history of cognitive impairment, no affective disorder within the previous year, no previous history of cancer, and no terminal or debilitating illness. Intervention group, $n = 25$. Control group, $n = 24$.	*Intervention* Taking CHARGE, a self-management intervention consisting of 2 small-group sessions and 2 individual telephone sessions at 2-wk intervals over 7 wk. *Control* Usual care.	Process evaluation questionnaire including program content and materials (e.g., usefulness of the self-regulation approach, session content, and workbook), program format and delivery (e.g., usefulness of group sessions and telephone sessions), and suggestions for additional topics.	100% of the intervention group reported working on a personal problem or management concern. The most frequently selected areas were physical activity (50%), stress (27%), and fatigue (18%). 20 of the 22 women who completed the program developed a specific plan to reach a goal and felt confident that they could reach their goal; more than half ($n = 13$) were very confident.
Craft, Davis, & Paulson (2013)	Level I RCT $N = 120$ early (diagnosis <2 yr) survivors of breast cancer, either invasive or noninvasive, who had completed definitive treatment (surgery, chemotherapy, and/or radiation therapy). Group 1, $n = 30$. Group 2, $n = 30$. Group 3, $n = 30$. Control group, $n = 30$.	*Intervention* Group 1: Writing about cancer as a traumatic event for 20 min on 4 consecutive days. Group 2: Writing about a self-selected traumatic event for 20 min on 4 consecutive days. Group 3: Writing about a neutral topic (facts, no feelings) for 20 min on 4 consecutive days. *Control* No writing.	FACT–B	Group 1 experienced significantly improved QOL.

(Continued)

Table D.1. Evidence Table for Occupational Therapy and Adult Cancer Rehabilitation (cont.)

Author/Year	Level of Evidence/Study Design/Participants	Intervention and Control Groups	Outcome Measures	Results
Dale, Adair, & Humphris (2010)	Level I Systematic review *N* = 11 studies. *N* = 1,037 men with cancer.	*Intervention* Posttreatment psychosocial and behavior change interventions.	• Depression • Anxiety • Global health	All studies had some positive results; however, lack of reporting of intervention content and methodological issues limit the findings. No studies intervened with single men, and none provided comparative outcomes for marital status.
Doorenbos, Given, Given, & Verbitsky (2006)	Level I RCT *N* = 237 participants newly diagnosed with solid tumor cancers undergoing chemotherapy. Intervention group, *n* = 118. Control group, *n* = 119.	*Intervention* Cognitive–behavioral symptom management intervention delivered in 10 contacts. *Control* Usual care.	SF–36 Physical Functioning subscale	Women with breast cancer had significantly better physical functioning than women with lung cancer. Chronic health conditions, symptom limitation, and depressive symptoms at baseline were found to moderate the effect of intervention on physical function. No overall (direct or indirect) effect of the intervention on physical functioning was detected.
Doorenbos et al. (2005)	Level I RCT *N* = 237 participants (age range = 31–87 yr) newly diagnosed with solid tumor cancers. Intervention group, *n* = 118. Control group, *n* = 119.	*Intervention* Cognitive–behavioral intervention focused on cancer- and chemotherapy-related symptoms in 10 contacts over 18 wk. *Control* Usual care.	• Physical Symptom Experience Tool • Comorbidity Questionnaire • CES–D	The intervention group significantly reduced symptom limitations compared with the control group after 10 wk and maintained this advantage over the course of treatment.
Faller et al. (2013)	Level I Systematic review *N* = 198 studies. *N* = 22,238 adults with cancer.	*Intervention* Psycho-oncologic interventions for emotional distress and QOL.	• Emotional distress • Anxiety • Depression • QOL	Significant small to medium effects were observed for individual and group psychotherapy and psychoeducation. These effects were sustained, in part, in the medium (≤6 mo) and long term (>6 mo). Short-term effects were observed for relaxation training.

(Continued)

Table D.1. Evidence Table for Occupational Therapy and Adult Cancer Rehabilitation (cont.)

Author/Year	Level of Evidence/Study Design/Participants	Intervention and Control Groups	Outcome Measures	Results
Guo et al. (2013)	Level I RCT $N = 178$ patients with cancer undergoing radiation therapy. Intervention group, $n = 89$. Control group, $n = 89$.	*Intervention* Psychosocial care during radiation therapy. *Control* Radiation therapy only.	• Zung Self-Rating Depression Scale • Zung Self-Rating Anxiety Scale • EORTC QLQ-C30	The intervention group showed significant improvements in symptoms of depression ($p < .05$), anxiety ($p < .05$), and HRQOL ($p < .05$; i.e., better global health status and physical and emotional functioning, less insomnia) compared with the control group. Psychosocial intervention is cost-effective and can improve patients' mood and QOL during and after radiation therapy.
Hayama & Inoue (2012)	Level I RCT $N = 23$ Japanese women with gynecological cancer undergoing adjuvant chemotherapy. Intervention group, $n = 11$. Control group, $n = 12$.	*Intervention* 10-min deep breathing program comprising abdominal breathing, thoracic breathing, and breathing with arms raised. *Control* Usual care.	• Japanese POMS–SF • Cancer Fatigue Scale	Both groups showed a significant reduction in "tension–anxiety" ($p = .00$). In the intervention group, the median score for fatigue decreased from 1.00 to 0.00 after chemotherapy ($p = .06$); this score did not change significantly in the control group ($p = .76$). Tension–anxiety and fatigue were more reduced in the intervention group than in the control group.
Henderson et al. (2012)	Level I RCT $N = 163$ women (age range = 20–65 yr) with Stage I or II breast cancer. Group 1, $n = 53$. Group 2, $n = 52$. Control group, $n = 58$.	*Intervention* Group 1: 8-wk MBSR program Group 2: Nutrition education program. *Control* Usual care.	• Beck Depression Inventory • Beck Anxiety Inventory • Symptom Checklist–90–Revised • Rosenberg Self-Esteem Scale • UCLA Loneliness Scale • Mini-MAC • FACT–B	Group 1 experienced a significant improvement in QOL, active behavioral coping, and active cognitive coping compared with the other groups. Significant between-groups differences favoring Group 1 at 4 mo included measures of meaningfulness, depression, paranoid ideation, hostility, anxiety, unhappiness, and emotional control.

(Continued)

Table D.1. Evidence Table for Occupational Therapy and Adult Cancer Rehabilitation (cont.)

Author/Year	Level of Evidence/Study Design/Participants	Intervention and Control Groups	Outcome Measures	Results
Hopko et al. (2011)	Level I RCT N = 80 patients with breast cancer and major depression. Intervention group, n = 40. Control group, n = 40.	*Intervention* 8 sessions of behavioral activation treatment for depression. *Control* Problem-solving therapy.	• Depression • Environmental reward • Anxiety • QOL • Social support • Medical outcomes	Results revealed strong treatment integrity, excellent patient satisfaction with treatment protocols, and low patient attrition (19%). Across both treatments, gains were associated with strong effect sizes, and on the basis of response and remission criteria, a reliable change index, and numbers-needed-to-treat analyses, approximately three-quarters of patients exhibited clinically significant improvement. No significant group differences were found at posttreatment.
Jones, Cheng, et al. (2013)	Level I RCT N = 442 patients with breast cancer who were completing adjuvant radiotherapy. Intervention group, n = 216. Control group, n = 226.	*Intervention* Single-session group psychoeducational intervention. *Control* Standard print material (usual care).	• Content questionnaire developed by researchers • Perceived Preparedness for Re-entry Scale • Self-Efficacy for Managing Chronic Disease Scale • POMS–SF • Medical Outcomes Study Health Distress Scale	The intervention group showed significant improvement in knowledge regarding the reentry transition period ($d = 0.31$) and their feelings of preparedness for reentry ($d = 0.37$). No differences between groups over time were found in health-related distress or mood.
Kangas, Milross, Taylor, & Bryant (2013)	Level I RCT N = 35 patients with head and neck cancer and elevated levels of PTSD, depression, or anxiety. Intervention group, n = 18. Control group, n = 17.	*Intervention* Multimodal CBT, 7 sessions. *Control* Nondirective supportive counseling.	• PTSD • Anxiety • Depressive symptoms • Cancer-related appraisals • QOL	No between-groups differences were found in PTSD and anxiety symptoms in the short and longer term. Up to 67% of the intervention group no longer met clinical or subclinical criteria for PTSD, anxiety, or depression by 12 mo posttreatment, compared with 25% of the control group.

(Continued)

Table D.1. Evidence Table for Occupational Therapy and Adult Cancer Rehabilitation (cont.)

Author/Year	Level of Evidence/Study Design/Participants	Intervention and Control Groups	Outcome Measures	Results
Korstjens et al. (2008)	Level I RCT $N = 209$ participants with all cancer types who had completed medical treatment ≥3 mo previously. Group 1, $n = 76$. Group 2, $n = 71$. Control group, $n = 62$.	*Intervention* *Group 1*: 12-wk group-based multidisciplinary self-management rehabilitation program combining physical training (2×/wk) and cognitive–behavioral training (1×/wk). *Group 2*: 12-wk group-based physical training (2×/wk). *Control* Wait list.	QOL (SF–36)	Multidisciplinary rehabilitation did not outperform physical training in role limitations because of emotional problems (primary outcome) or any other domains of QOL ($p > .05$). Compared with the control group, both intervention groups showed significant and clinically relevant improvements in role limitations because of physical problems and in physical functioning, vitality, and health change ($p < .01$).
Korstjens, Mesters, van der Peet, Gijsen, & van den Borne (2006)	Level III Pre-post, longitudinal cohort $N = 658$ cancer patients (all cancer types).	*Intervention* 12-wk rehabilitation group program combining physical exercise and psychoeducation. *Control* No control group.	EORTC QLQ–C30	Halfway through the intervention, significant improvements were found in all domains except cognitive functioning. At the end of rehabilitation, participants had significant improvements in global QOL, emotional functioning, cognitive functioning, and fatigue level. Non–breast cancer patients showed clinically relevant improvement in physical and social functioning, and nonworking patients showed a clinically relevant improvement in role functioning.
Lapid et al. (2007)	Level I RCT $N = 103$ newly diagnosed cancer patients with an estimated 5-yr survival rate of 0%–50% who required radiation therapy. Intervention group, $n = 49$. Control group, $n = 54$.	*Intervention* Structured, multidisciplinary program addressing the QOL domains of cognitive, physical, emotional, spiritual, and social functioning, 8 90-min sessions. *Control* Standard care.	QOL (Spitzer Uniscale and linear analog self-assessment)	The intervention group had consistently higher overall QOL scores throughout the study and significantly higher scores at 4 wk than the control group ($p = .0461$). The older adults in the intervention group demonstrated clinically significant improvement in QOL scores at 4 and 8 wk compared with older adults in the control group.

(Continued)

Table D.1. Evidence Table for Occupational Therapy and Adult Cancer Rehabilitation *(cont.)*

Author/Year	Level of Evidence/Study Design/Participants	Intervention and Control Groups	Outcome Measures	Results
Lloyd-Williams, Cobb, O'Connor, Dunn, & Shiels (2013)	Level I RCT pilot $N = 100$ patients with advanced metastatic cancer. Intervention group, $n = 49$. Control group, $n = 51$.	*Intervention* Focused narrative interview intervention addressing patients' sense of meaning; psychological, physical, social, and spiritual well-being; and sense of suffering, with an emphasis on allowing patients to tell their story. *Control* Usual care.	• Numerical scale for suffering • Brief Edinburgh Depression Scale • Edmonton Symptom Assessment Scale • FACIT–Sp	Results suggest that the focused narrative interview can improve anxiety and depression scores. The intervention group demonstrated a significant improvement in pain at 8 wk ($p < .01$) but no significant change in depression.
Luckett, Britton, Clover, & Rankin (2011)	Level I Systematic review $N = 9$ studies. $N = 630$ participants with head and neck cancer.	*Intervention* Psychological interventions.	• Recruitment • Anxiety • Depression • Distress	Results suggest it is feasible to recruit people with head and neck cancer to psychological interventions and to evaluate their progress through repeated outcome measures. The evidence is limited by the small number of studies, methodological problems, and poor comparability.
Manos, Sebastián, Mateos, & Bueno (2009)	Level II Controlled trial $N = 188$ women (age range = 25–70 yr) who had undergone nonmetastatic breast cancer surgery; were diagnosed with breast cancer for the first time; and were treated with chemotherapy, radiation therapy, and/or hormonal therapy. Intervention group, $n = 94$. Control group, $n = 94$.	*Intervention* Psychosocial intervention program combining educational and cognitive–behavioral interventions and social support in 14 weekly 2-hr sessions. The sessions were organized around preparation for chemotherapy, health education, body image, stress management and coping skills, communication skills, and goal setting. *Control* No intervention (chose not to participate).	• EORTC QLQ-C30 • MAC	Both groups experienced significant ($p = .000$) improvement in functional level over time, but there was no significant difference between groups at any time. Physical symptoms diminished over time for both groups, but they diminished more for the intervention group than the control group from posttreatment to follow-up ($p = .000$). The intervention group had significantly less depression from one measure to the next ($p = .005$) and significantly less than the control group at both posttreatment and follow-up ($p = .000$).

(Continued)

Table D.1. Evidence Table for Occupational Therapy and Adult Cancer Rehabilitation (cont.)

Author/Year	Level of Evidence/Study Design/Participants	Intervention and Control Groups	Outcome Measures	Results
Pitceathly et al. (2009)	Level I RCT $N = 465$ cancer patients free of anxiety or depressive disorder. Group 1, $n = 156$. Group 1, $n = 155$. Control group, $n = 154$.	*Intervention* *Group 1*: CBT at the start of cancer treatment in 3 structured sessions over 6 wk. The first 90-min session was conducted face-to-face with the therapist; the subsequent sessions, 2 and 6 wk later, lasted 45 min and were conducted by telephone. *Group 2*: CBT begun 8 wk after starting treatment in 3 structured sessions over 6 wk. The first 90-min session was conducted face to face with the therapist; the subsequent sessions, 2 and 6 wk later, lasted 45 min and were conducted by telephone. *Control* Usual care.	Standardized psychiatric interview to detect anxiety and depression	No between-groups difference was found at 12 mo. High-risk patients who received the intervention were less likely to develop an anxiety or depressive disorder compared with those who received usual care. In low-risk patients, there was no difference.
Pool, Nadrian, & Pasha (2012)	Level I RCT $N = 105$ patients with esophageal cancer under chemotherapy and with a history of surgery. Intervention group, $n = 55$. Control group, $n = 50$.	*Intervention* Group educational program consisting of group discussion, lectures, and pamphlets. *Control* Pamphlet about self-care before and after surgery for esophageal cancer and during chemotherapy.	• EORTC QLQ–C30 • EORTC QLQ–OES18	The intervention group experienced significantly improved QOL ($p = .001$), whereas QOL decreased in the control group. The authors concluded that self-care education programs have positive effects on the QOL of patients with esophageal cancer.
Schofield et al. (2013)	Level I RCT $N = 108$ patients with inoperable lung or pleural cancer (including mesothelioma). Intervention group, $n = 55$. Control group, $n = 53$.	*Intervention* Tailored intervention comprising 2 sessions, at treatment commencement and completion, that included a self-completed needs assessment, active listening, self-care education, and communication of unmet psychosocial and symptom needs to the multidisciplinary team for management and referral. *Control* Usual care.	• Needs Assessment for Advanced Lung Cancer Patients • HADS • Distress Thermometer • EORTC QLQ–C30	None of the primary differences of interest were significant (all $ps > .10$), although change score analysis indicated a relative benefit from the intervention for unmet symptom needs at 8 and 12 wk postassessment (effect sizes = .55 and .40, respectively).

(Continued)

Table D.1. Evidence Table for Occupational Therapy and Adult Cancer Rehabilitation (cont.)

Author/Year	Level of Evidence/Study Design/Participants	Intervention and Control Groups	Outcome Measures	Results
Semple et al. (2013)	Level I Systematic review $N = 7$ studies. $N = 542$ participants with head and neck cancer.	*Intervention* Psychosocial interventions to improve QOL and psychosocial well-being.	• Anxiety • QOL • Depression	No evidence suggests that psychosocial intervention promotes global QOL or reduces anxiety or depression for patients with head and neck cancer. At present, the evidence is insufficient to refute or support the effectiveness of psychosocial intervention for patients with head and neck cancer.
Sherwood et al. (2005)	Level I RCT $N = 124$ patients age ≥21 yr newly diagnosed with Stage III, Stage IV, or recurrent cancer (solid tumor or non-Hodgkin lymphoma) undergoing chemotherapy. Intervention group, $n = 62$. Control group, $n = 62$.	*Intervention* CBT nursing intervention aimed at teaching patients problem-solving techniques to affect symptom severity, 5 contacts over 8 wk. *Control* Usual care.	• Symptom severity • CES-D	The intervention group and participants with lower symptom severity at baseline had significantly lower symptom severity at 10 and 20 wk; the difference at 20 wk occurred primarily in intervention participants age ≤60 yr.
Uitterhoeve et al. (2004)	Level I Systematic review $N = 10$ RCTs involving 13 trials. $N = 812$ participants with advanced cancer.	*Intervention* Psychosocial interventions to improve QOL.	QOL	12 of the trials evaluated behavior therapy and found positive effects on one or more indicators of QOL. The results of the review support use of behavior therapy in the care of patients with advanced cancer.
Physical Activity				
Adamsen et al. (2009)	Level I RCT $N = 269$ patients with 21 cancer diagnoses (M age = 47 yr [range 20–65], 196 women). Intervention group, $n = 135$. Control group, $n = 134$.	*Intervention* Supervised exercise comprising high-intensity cardiovascular and resistance training, relaxation and body awareness training, and massage, 9 hr/wk for 6 wk plus usual care. *Control* Usual care.	• EORTC QLQ–C30 • SF-36 • Leisure Time Physical Activity Questionnaire • Muscular strength (1 repetition maximum) • VO_2 max	The intervention was feasible and safely used by patients with various cancers who were receiving adjuvant chemotherapy or treatment of advanced disease. The intervention reduced fatigue and improved vitality, aerobic capacity, muscular strength, physical and functional activity, and emotional well-being but not QOL.

(Continued)

Table D.1. Evidence Table for Occupational Therapy and Adult Cancer Rehabilitation (cont.)

Author/Year	Level of Evidence/Study Design/Participants	Intervention and Control Groups	Outcome Measures	Results
Albrecht & Taylor (2012)	Level I Systematic review N = 16 qualitative or quantitative studies. N = 504 participants with advanced-stage cancer.	*Intervention* Physical activity.	• Function • QOL • Symptom management	Evidence supports the use of physical activity not only as a safe and feasible intervention in patients with advanced-stage cancer but also as a potential method to manage functional decline, manage symptoms, and improve HRQOL.
Andersen et al. (2013)	Level I RCT N = 213 cancer patients with different diagnoses undergoing chemotherapy. Intervention group, n = 106. Control group, n = 107.	*Intervention* Supervised exercise comprising high-intensity cardiovascular and heavy resistance training, relaxation and body awareness training, and massage, 9 hr/wk for 6 wk. *Control* Wait list.	• CRF (FACT–An and FACT–G)	CRF was significantly reduced in the intervention group. No significant effect was found for FACT–G overall scores or physical, emotional, social, or functional well-being scores.
Basen-Engquist et al. (2006)	Level I RCT N = 60 breast cancer survivors. Intervention group, n = 35. Control group, n = 25.	*Intervention* Group lifestyle intervention teaching cognitive–behavioral skills related to exercise and providing brief opportunities (2–10 min) to practice moderately intensive activity such as walking, plus education and written materials on breast cancer–related topics. *Control* Usual care.	• Physical performance • QOL (SF–36) • Physical activity (7-day recall and motivation readiness) • 6MWT	The intervention group had significantly better performance in the 6MWT than the control group at 6 mo ($p = .005$). The intervention had positive effects on the Bodily Pain and General Health subscales of the SF–36. The intervention group had greater motivational readiness for physical activity at 6 mo than the control group, but no significant between-groups differences were seen in no. of min of moderate or more intense physical activity or no. of days they engaged in 30 min of moderate or more intense activity.
Baumann, Zopf, & Bloch (2012)	Level I Systematic review N = 25 RCTs. N = 1,878 participants undergoing prostate cancer treatment.	*Intervention* Exercise during and after treatment.	• Incontinence • Fatigue • Fitness • QOL	Evidence suggests that incontinence, fitness, fatigue, body constitution, and QOL for patients with prostate cancer can be improved by clinical exercise. Supervised exercise may be more effective than nonsupervised exercise.

(Continued)

Table D.1. Evidence Table for Occupational Therapy and Adult Cancer Rehabilitation (cont.)

Author/Year	Level of Evidence/Study Design/Participants	Intervention and Control Groups	Outcome Measures	Results
Beaton et al. (2009)	Level I Systematic review $N = 8$ (3 RCTs and 5 case studies). $N = 285$ participants with metastatic cancer.	*Intervention* Exercise.	• Fitness level • QOL	Exercise may be beneficial for people with metastatic cancer. Future research should clarify optimal exercise dose parameters.
Chipperfield, Brooker, Fletcher, & Burney (2013)	Level I Systematic review $N = 7$ studies (4 clinical interventions, 2 pilot studies, and 1 cross-sectional survey). $N = 558$ participants receiving androgen deprivation therapy for prostate cancer.	*Intervention* Physical activity to improve depression and anxiety symptoms, cognitive function, and QOL.	• Depression • Anxiety • QOL	Physical activity improved QOL. The evidence is not sufficiently robust to determine the adequacy of physical activity to improve depression, anxiety, and cognitive function.
Cormie, Pumpa, et al. (2013)	Level I RCT $N = 62$ women with BCRL. Group 1, $n = 22$. Group 2, $n = 21$. Control group, $n = 19$.	*Intervention* *Group 1:* High-load resistance exercise manipulated from 10–6 repetition maximum (75%–85% of 1-repetition maximum) for 3 mo. *Group 2:* Low-load resistance exercise manipulated from 20–15 repetition maximum (55%–65% 1-repetition maximum) for 3 mo. *Control* Usual care.	• Swelling in affected arm • Symptom severity • Physical function • QOL	No between-groups differences were found in extent of affected arm swelling or severity of symptoms. The change in muscle strength, muscle endurance, QOL, and physical function was significantly greater in both intervention groups compared with the control group ($p < .040$). Change in QOL and physical function was significantly associated with change in symptom severity and muscle strength.
Daley et al. (2007)	Level I RCT $N = 108$ women who had been treated for breast cancer 12–36 mo previously. Group 1, $n = 34$. Group 2, $n = 36$. Control group, $n = 38$.	*Intervention* *Group 1:* Supervised aerobic exercise therapy 3×/wk for 8 wk. *Group 2:* Exercise placebo (body conditioning) 3×/wk for 8 wk. *Control* Usual care.	• FACT–B • FACT–G • QOL • Depression • Exercise behavior • Aerobic fitness	A significant mean difference of 9.8 units in FACT–G scores favoring aerobic exercise therapy was found at 8 wk relative to usual care. Significant differences favoring aerobic exercise therapy relative to usual care were found for FACT–B scores, social and family well-being, and functional well-being scores at 8-wk follow-up. Psychological health outcomes improved modestly for both intervention groups; improvements were sustained for several end points.

(Continued)

Table D.1. Evidence Table for Occupational Therapy and Adult Cancer Rehabilitation (cont.)

Author/Year	Level of Evidence/Study Design/Participants	Intervention and Control Groups	Outcome Measures	Results
Demark-Wahnefried et al. (2006)	Level I RCT $N = 182$ breast and prostate cancer survivors (age ≥65 yr). Intervention group, $n = 89$. Control group, $n = 93$.	*Intervention* 6-mo home-based diet and exercise intervention to improve physical function. *Control* Attention control: general health information.	• SF–36 Physical Function subscale • Physical activity (CHAMPS) • Diet quality (index from 3-day recalls)	No differences between groups were found except in diet quality; differences between groups diminished during the postintervention period. Home-based diet and exercise interventions hold promise in improving lifestyle behaviors among older cancer survivors that may improve physical function. Not enough participants were recruited for analysis of statistical significance.
Duijts et al. (2012)	Level I RCT $N = 422$ women with breast cancer reporting treatment-induced menopausal symptoms. Group 1, $n = 109$. Group 2, $n = 104$. Group 3, $n = 106$. Control group, $n = 103$.	*Intervention* *Group 1:* CBT. *Group 2:* Physical exercise. *Group 3:* CBT and physical exercise. *Control* Wait list.	• FACT–ES • Bristol Female Lower Urinary Tract Symptoms questionnaire • SF–36 Physical Function subscale • Perceived burden of hot flashes and night sweats • Level of sexual activity	The intervention groups had a significant decrease in levels of endocrine symptoms and urinary symptoms and an improvement in physical functioning compared with the control group. The groups that included CBT showed a significant decrease in the perceived burden of hot flashes and night sweats and an increase in sexual activity. Most of these effects were observed at both the 12-wk and the 6-mo follow-ups. CBT and physical exercise can have beneficial effects on endocrine symptoms and, to a lesser degree, on sexuality and physical functioning of patients with breast cancer experiencing treatment-induced menopause.
Granger, McDonald, Berney, Chao, & Denehy (2011)	Level I Systematic review $N = 16$ studies (including 9 case series and 2 RCTs). $N = 675$ participants with NSCLC.	*Intervention* Exercise interventions to address exercise capacity, HRQOL, physical activity levels, cancer symptoms, and mortality	• Activity level • HRQOL • Fitness • Symptoms • Safety	Interventions involving preoperative exercise resulted in improvements in exercise capacity but no change in HRQOL immediately postintervention. Interventions involving posttreatment (surgery, chemotherapy, or radiotherapy) exercise resulted in improvements in exercise capacity but conflicting results on HRQOL immediately postintervention.

(Continued)

Table D.1. Evidence Table for Occupational Therapy and Adult Cancer Rehabilitation (cont.)

Author/Year	Level of Evidence/Study Design/Participants	Intervention and Control Groups	Outcome Measures	Results
Henke et al. (2014)	Level I RCT N = 46 lung cancer patients in Stages IIIA, IIIB, or IV during palliative chemotherapy. Intervention group, n = 23. Control group, n = 23.	*Intervention* Specialized PT training consisting of endurance training and breathing techniques 5 days/wk and strength training on other days during 3 cycles of chemotherapy. *Control* Conventional physical therapy.	• Barthel Index • EORTC QLQ–C30 and QLQ–LC13 • 6MWT • Stair walking • Modified Borg Scale • Muscle strength	Significant differences favoring the intervention group were found in Barthel Index scores; in single scores on the EORTC QLQ–C30 and QLQ–LC13 (physical functioning, hemoptysis, pain in arms or shoulders, peripheral neuropathy, and cognitive functioning); in the 6MWT, stair walking, and strength capacity; and in patients' dyspnea perception during submaximal walking activities. Lung cancer patients should receive enhanced physical activity intervention during palliative chemotherapy.
Hwang et al. (2008)	Level I RCT N = 40 women randomized before radiotherapy after various operations for breast cancer. Intervention group, n = 17. Control group, n = 23.	*Intervention* Supervised moderate-intensity exercise therapy, 50 min 3×/wk for 5 wk. *Control* Shoulder self-stretching exercise.	• WHOQOL–BREF • BFI • ROM of the shoulder • Pain score	The intervention group experienced increased WHOQOL–BREF scores and shoulder ROM and decreased BFI and pain scores after radiotherapy. The control group experienced decreased WHOQOL–BREF scores and shoulder ROM and increased BFI and pain scores after radiotherapy.
Keogh & MacLeod (2012)	Level I Systematic review N = 12 studies. N = 344 participants with prostate cancer.	*Intervention* Exercise to reduce symptoms and improve QOL.	• QOL • Depression • Anxiety • Cognitive function	High-quality evidence was found for benefits of exercise in improving muscular strength, aerobic endurance, and overall QOL and reducing fatigue. Moderate-quality evidence suggests that exercise may improve muscle mass, muscular strength, functional performance (walking and sit-to-stand speed), and health-related, social, and physical QOL. These effects appeared greater for group rather than home-based exercise, especially with resistance training included.

(Continued)

Table D.1. Evidence Table for Occupational Therapy and Adult Cancer Rehabilitation (cont.)

Author/Year	Level of Evidence/Study Design/Participants	Intervention and Control Groups	Outcome Measures	Results
Knols, de Bruin, Shirato, Uebelhart, & Aaronson (2010)	Level I Systematic review $N = 5$ RCTs. $N = 660$ cancer survivors (M age = 53.6 ± 4.2 yr).	*Intervention* Physical activity interventions to enhance daily walking.	Amount of activity	The RCTs reviewed were of good methodological quality and together indicate that combined physical activity and counseling improve daily walking activity.
Korstjens et al. (2008)	Level I RCT $N = 209$ cancer survivors. Group 1, $n = 76$. Group 2, $n = 71$. Control group, $n = 62$.	*Intervention* Group 1: 12-wk group-based multidisciplinary self-management rehabilitation program combining physical training 2×/wk and cognitive–behavioral training 1×/wk. Group 2: Group-based physical training (2×/wk). *Control* Wait list.	QOL (SF–36)	Multidisciplinary rehabilitation did not outperform physical training in improving any domain of QOL. Both intervention groups showed significant and clinically relevant improvements in role limitations because of physical problems and in physical functioning, vitality, and health change. Adding cognitive–behavioral training to group-based self-management physical training did not provide additional benefits for QOL.
Kuchinski, Reading, & Lash (2009)	Level I Systematic review $N = 10$ studies. $N = 523$ participants receiving cancer treatment.	*Intervention* Regular exercise regimen to reduce treatment-related fatigue. *Control* No regular exercise.	Fatigue	8 studies showed that regular committed exercise resulted in less fatigue among the intervention groups. A common limitation among the studies was the lack of a universal definition for fatigue and of a universal instrument to evaluate the effectiveness of interventions.
McMillan & Newhouse (2011)	Level I Meta-analysis using a fixed-effects model $N = 16$ studies. $N = 1,426$ cancer patients and survivors.	*Intervention* Exercise to reduce CRF and improve physical capacity.	• CRF • Aerobic capacity • Muscle strength	A small but significant effect size was found in favor of exercise interventions to reduce CRF. Aerobic exercise programs caused a significant reduction in CRF. Overall, exercise intervention groups experienced significantly improved aerobic and musculoskeletal fitness compared with control groups.

(Continued)

Table D.1. Evidence Table for Occupational Therapy and Adult Cancer Rehabilitation (cont.)

Author/Year	Level of Evidence/Study Design/Participants	Intervention and Control Groups	Outcome Measures	Results
McNeely et al. (2006)	Level I Systematic review $N = 14$ studies. $N = 314$ breast cancer patients and survivors.	*Intervention* Exercise.	• QOL • Cardiorespiratory fitness • Physical function	Exercise led to significant improvements in QOL, physical functioning, and peak oxygen consumption and reductions in fatigue symptoms.
Morey et al. (2009)	Level I RCT $N = 641$ overweight (BMI = 25–39), long-term (≥5 yr) survivors (ages 65–91 yr) of colorectal, breast, and prostate cancer. Intervention group, $n = 319$. Control group, $n = 322$.	*Intervention* 12-mo, home-based tailored program of telephone counseling and mailed materials promoting exercise, improved diet quality, and modest weight loss. *Control* Delayed intervention; wait listed for 12 mo.	• SF–36 Physical Function subscale • Changes in function (Basic and Advanced Lower Extremity Function subscales of the Late-Life Function and Disability Index) • Physical activity • BMI • Overall HRQOL	The intervention resulted in a significantly reduced rate of self-reported functional decline compared with no intervention.
Rogers et al. (2009)	Level I RCT $N = 41$ sedentary women with Stage I, II, or IIIA breast cancer currently receiving hormonal therapy. Intervention group, $n = 21$. Control group, $n = 20$.	*Intervention* 12-wk physical activity behavior change intervention. *Control* Usual care.	• Physical activity measured by accelerometer • FACT–G	Weekly minutes of at least moderate-intensity physical activity showed a significant Group × Time interaction from baseline to 3 mo postintervention. Significant Group × Time interactions also showed sustained improvements from baseline to 3 mo postintervention in strength, waist-to-hip ratio, and social well-being. No Group × Time effect was noted for fitness, BMI, % fat, bone density, total QOL, fatigue, endocrine symptoms, cognitive function, or sleep.

(Continued)

Table D.1. Evidence Table for Occupational Therapy and Adult Cancer Rehabilitation (cont.)

Author/Year	Level of Evidence/Study Design/Participants	Intervention and Control Groups	Outcome Measures	Results
Spence, Heesch, & Brown (2010)	Level I Systematic review N = 10 studies. N = 461 participants receiving cancer rehabilitation.	*Intervention* Exercise.	• Physical function • Strength • Activity levels • QOL • Fatigue • Immune function	Most interventions were aerobic or resistance-training exercise programs, and exercise type, frequency, duration, and intensity varied across studies. Improvements in physical functioning, strength, physical activity levels, QOL, fatigue, immune function, hemoglobin concentrations, potential markers of recurrence, and body composition were reported. Breast cancer patients were the predominant patient group represented. All studies were limited by incomplete reporting and methodological limitations.
Sprod et al. (2010)	Level I RCT N = 38 breast and prostate cancer patients beginning radiation therapy. Intervention group, n = 19. Control group, n = 19.	*Intervention* 4-wk exercise program to improve sleep quality. *Control* No exercise.	• PSQI • IL-6, TNF-α, and sTNF-R	No significant between-groups differences were found in sleep quality. Associations between IL-6 and sleep efficiency and duration suggest that regulation of sleep-mediating cytokines by exercise may mediate improvements in sleep quality components.
Tang, Liou, & Lin (2010)	Level I RCT N = 71 cancer survivors with sleep disturbances. Intervention group, n = 36. Control group, n = 35.	*Intervention* Home-based walking intervention for 8 wk. *Control* Usual care.	• PSQI • SF–36 • Taiwanese version of the Rated Perceived Exertion Scale • Walking exercise log	The exercise group reported significant improvements in sleep quality and the mental health dimension of QOL. Enhanced sleep quality corresponded with reduced bodily pain and improvements over time in QOL.
		Lymphedema Management		
Chan, Lui, & So (2010)	Level I Systematic review N = 6 studies. N = 494 postoperative patients with breast cancer after axillary lymph node dissection.	*Intervention* Exercise programs for shoulder mobility and lymphedema.	• ROM • Pain • Muscle weakness • Postoperative complications • Numbness	Early rather than delayed onset of training did not affect the incidence of postoperative lymphedema, but early introduction of exercises was valuable in avoiding deterioration in shoulder ROM. Further studies are required to investigate the optimal time for starting arm exercises after this surgery.

(Continued)

Table D.1. Evidence Table for Occupational Therapy and Adult Cancer Rehabilitation (cont.)

Author/Year	Level of Evidence/Study Design/Participants	Intervention and Control Groups	Outcome Measures	Results
Devoogdt, Van Kampen, Geraerts, Coremans, & Christiaens (2010)	Level I Systematic review $N = 10$ RCTs, 1 pseudo-RCT, and 4 nonrandomized experimental trials. $N = 656$ participants with lymphedema after axillary dissection for breast cancer.	*Intervention* Combined physical therapy, intermittent pneumatic compression, and arm elevation.	• Physical function • Arm measurements • ROM	Combined physical therapy is an effective treatment modality for lymphedema. Bandaging the arm is effective for patients with upper- and lower-limb lymphedema from different causes. No consensus was found on the effectiveness of manual lymphatic drainage. Intermittent pneumatic compression is effective, but once treatment is interrupted, lymphedema volume increases.
Gurdal et al. (2012)	Level I RCT $N = 30$ women with lymphedema as a result of breast cancer surgery. Group 1, $n = 15$. Group 2, $n = 15$.	*Intervention* *Group 1*: Manual lymphatic drainage plus compression bandaging (complex decongestive therapy). *Group 2*: Intermittent pneumatic compression plus self-lymphatic drainage. *Control* No control group.	• Arm circumference • QOL (EORTC QLQ–C30) • ASES	Both interventions resulted in significant decreases in total arm volume ($p < .001$), with no significant difference ($p = .582$) between groups. ASES scores improved significantly ($p = .001$) in both intervention groups, with no significant difference between groups.
Kim, Sim, Jeong, & Kim (2010)	Level I RCT $N = 40$ patients with BCRL. Intervention group, $n = 20$. Control group, $n = 20$.	*Intervention* Complex decongestive therapy followed by active resistive exercise 15 min/day, 5 days/wk for 8 wk. *Control* Complex decongestive therapy only.	• Volume changes • QOL (SF–36)	Volume of the proximal arm was significantly more reduced in the intervention group than in the control group ($p < .05$). The intervention group experienced significantly more improvement in physical health and general health compared with the control group ($p < .05$).
Kim & Park (2008)	Level III Pre-post $N = 57$ gynecological cancer patients with BCRL.	*Intervention* *Decongestive phase*: Complex decongestive physiotherapy consisting of daily manual lymphatic drainage, compression bandaging, remedial exercise, and skin care for 2–4 wk; patients were instructed to perform exercises 2×/day while wearing bandages. *Maintenance phase*: Self-care for the rest of their lives.	• Arm volume • QOL	% excess volume was significantly decreased after the decongestive phase ($p < .05$). The decrease was associated with benefits for physical functioning, social functioning, role–physical, bodily pain, and general health at baseline and 1 mo ($p < .05$). QOL scores were significantly higher than at baseline ($p < .05$).

(Continued)

Table D.1. Evidence Table for Occupational Therapy and Adult Cancer Rehabilitation (cont.)

Author/Year	Level of Evidence/Study Design/Participants	Intervention and Control Groups	Outcome Measures	Results
King, Deveaux, White, & Rayson (2012)	Level I RCT $N = 21$ women with mild to moderate lymphedema (10%–40% volume difference) as a result of curative breast cancer surgery. Group 1, $n = 10$. Group 2, $n = 11$.	*Intervention* *Group 1:* Compression bandaging within the initial treatment phase of a decongestive lymphatic drainage protocol. *Group 2:* Compression garments within the initial treatment phase of a decongestive lymphatic drainage protocol. *Control* Not specified.	• Limb volume • Symptom control • VASs for upper-extremity function • DASH	No significant differences were found between the intervention groups.
Kligman, Wong, Johnston, & Laetsch (2004)	Level I Systematic review $N = 10$ RCTs. $N = 538$ women with lymphedema after breast cancer treatment.	*Intervention* Treatment options after breast cancer treatment.	• Physical function • Arm measurements • ROM	Some evidence suggests that compression therapy and manual lymphatic drainage may improve established lymphedema. Compression garments should be worn from morning to night and be removed at bedtime. Patients should be advised that lymphedema is a lifelong condition and that compression garments must be worn on a daily basis. No evidence supports the use of medical therapies, including diuretics.
McClure, McClure, Day, & Brufsky (2010)	Level I RCT $N = 32$ patients with BCRL. Intervention group, $n = 16$. Control group, $n = 16$.	*Intervention* Breast Cancer Recovery Program, an exercise and relaxation program designed to achieve synergistic improvements in physical and emotional BCRL symptoms. Participants completed the exercise program daily either at home or during required 1-hr biweekly group sessions for 5 wk followed by 3 mo continuation of the daily exercise and relaxation program. *Control* Usual care.	• Arm swelling • Weight change • AROM • Mood (BDI) • QOL (SF–36) • Program adherence	Significant treatment effects were found for improved bioimpedance z, arm flexibility, QOL, mood at 3 mo, and weight loss. Adherence was high for this safe and effective program, which improved physical and emotional symptoms of lymphedema.

(Continued)

Table D.1. Evidence Table for Occupational Therapy and Adult Cancer Rehabilitation (cont.)

Author/Year	Level of Evidence/Study Design/Participants	Intervention and Control Groups	Outcome Measures	Results
Moseley, Carati, & Piller (2007)	Level I Systematic review N = 39 studies. N = 1,258 participants.	*Intervention* Conservative therapies for secondary arm lymphedema, including complex physical therapy, manual lymphatic drainage, pneumatic pumps, oral pharmaceuticals, low-level laser therapy, compression bandaging and garments, limb exercises, and limb elevation.	• Arm volume • Symptoms (pain, numbness) • QOL	More intensive and health professional–based therapies, such as complex physical therapy, manual lymphatic drainage, pneumatic pump, and laser therapy, generally yielded the greater volume reductions, whereas self-instigated therapies such as compression garment wear, exercises, and limb elevation yielded smaller reductions. All conservative therapies produced improvements in subjective arm symptoms and QOL in studies that measured these outcomes.
Oremus, Dayes, Walker, & Raina (2012)	Level I Systematic review N = 44 studies. N = 1,547 participants.	*Intervention* Conservative treatments for secondary lymphedema.	• Physical function • Arm measurements • ROM	No evidence was found for any specific treatment of secondary lymphedema as most effective. The evidence indicates that harms are few and unlikely to cause major clinical problems.
Preston, Seers, & Mortimer (2004)	Level I Systematic review N = 3 studies of women with unilateral lymphedema N = 150 participants.	*Intervention* Physical treatment programs to address volume, shape, condition, and long-term control of edema in lymphedematous limbs, with psychosocial outcomes measured.	• Volume • Control • Psychosocial outcomes	A crossover study of manual lymph drainage followed by self-administered massage vs. no treatment concluded that improvements seen in both groups were attributable to the use of compression sleeves and that manual lymph drainage provided no extra benefit at any point during the trial. Another trial looked at hosiery versus no treatment and had a very high dropout rate, with only 3 out of 14 participants in the intervention group finishing the trial and only 1 out of 11 in the control group. The authors concluded that wearing a compression sleeve is beneficial. A bandage plus hosiery vs. hosiery alone trial demonstrated that bandage plus hosiery resulted in a greater reduction in excess limb volume than hosiery alone; this difference was maintained long-term.

(Continued)

Table D.1. Evidence Table for Occupational Therapy and Adult Cancer Rehabilitation (cont.)

Author/Year	Level of Evidence/Study Design/Participants	Intervention and Control Groups	Outcome Measures	Results
Tidhar & Katz-Leurer (2010)	Level I RCT $N = 48$ women (age 56 ± 10 yr) with a 12.8% lymphedema relative volume. Intervention group, $n = 24$. Control group, $n = 24$.	*Intervention* Weekly session of ALT for 3 mo in addition to self-management therapy. *Control* Self-management therapy only.	• Adherence • Limb volume • QOL (Upper Limb Lymphedema Questionnaire)	ALT had a positive, statistically and clinically significant, immediate effect on limb volume but no long-term effect. The adherence rate for ALT was significantly higher than for self-management therapy. QOL improved in the intervention group.
Complementary Health Approaches and Integrative Health				
Bradt, Goodill, & Dileo (2011)	Level I Systematic review $N = 2$ studies. $N = 68$ women with breast cancer.	*Intervention* Dance or movement therapy and standard care. *Control* Standard care alone or in combination with other interventions.	• Body image • Distress • ROM • QOL • Arm circumference	No evidence indicated that dance or movement therapy improved body image, mood, distress, mental health, ROM, or arm circumference. Some benefit was found for QOL and fatigue.
Carlson et al. (2013)	Level I RCT $N = 271$ women with Stage I, II, or III breast cancer who had completed treatments (with the exception of hormonal or trastuzumab therapy) ≥3 mo previously, were age ≥18 yr, and scored 4 or higher on the Distress Thermometer. Group 1, $n = 113$. Group 2, $n = 104$. Control group, $n = 54$.	*Intervention* Group 1: MBCR, 18 hr of contact. Group 2: SET, 18 hr of contact. Control group: Didactic SMS, 1 day (6 hr)	• Cortisol • Mood (POMS) • Stress (Calgary Symptoms of Stress Inventory) • QOL (FACT–B) • Social support (MOS Social Support Survey)	MBCR improved stress levels, QOL, and social support. Cortisol profiles were significantly altered after program completion for the MBCR and SET groups compared with the SMS control group. The MBCR group demonstrated improved stress levels, QOL, and social support compared with the other 2 groups.

(Continued)

Table D.1. Evidence Table for Occupational Therapy and Adult Cancer Rehabilitation (cont.)

Author/Year	Level of Evidence/Study Design/Participants	Intervention and Control Groups	Outcome Measures	Results
Chan et al. (2012)	Level I Systematic review N = 8 RCTs and 15 CCTs published 1988–2010. N range = 20–229 participants with cancer.	*Intervention* Qigong exercise.	• Physical outcomes • Psychosocial outcomes	Evidence related to the efficacy of Qigong was inconclusive because of methodological problems and high risk of bias.
Cramer, Lange, Klose, Paul, & Dobos (2012)	Level I Systematic review and meta-analysis N = 12 RCTs. N = 742 breast cancer patients and survivors.	*Intervention* Yoga.	HRQOL	Evidence was found for short-term effects of yoga in improving psychological health. The short-term effects on HRQOL could not be clearly distinguished from bias. Yoga can be recommended as an intervention to improve psychological health during breast cancer treatment.
Cramer, Lauche, Paul, & Dobos (2012)	Level I Systematic review and meta-analysis N = 3 studies. N = 327 participants with breast cancer.	*Intervention* MBSR and MBCT.	• HRQOL • Depression • Anxiety	Some evidence was found for the effectiveness of MBSR and MBCT in improving psychological health.
Geue et al. (2010)	Level I Systematic review N = 17 (of 56 total) studies on art-related activities for cancer patients published 1999–2009. N = 203 participants.	*Intervention* Art therapy, art programs, painting, and drawing.	• Fatigue • Anxiety • Depression • Mental adjustment • QOL • Self-perception • Psychological distress • Mood • Social behavior • Spirituality • Coping	Several studies found that engaging in art therapy and analyzing paintings improved participants' ability to express their feelings, develop constructive coping strategies, and realize personal growth. Other studies found mixed results for coping, with more positive results if art activities were done in a group with socialization. QOL improved in all studies.

(Continued)

Table D.1. Evidence Table for Occupational Therapy and Adult Cancer Rehabilitation (cont.)

Author/Year	Level of Evidence/Study Design/Participants	Intervention and Control Groups	Outcome Measures	Results
Geue et al. (2013)	Level I RCT N = 108 outpatient cancer patients posttreatment. Intervention group, n = 54. Control group, n = 54.	*Intervention* Structured group art therapy, 22 weekly sessions. *Control* Wait list.	• Freiburg Questionnaire on Coping With Illness • Perceived Adjustment to Chronic Illness Scale • HADS	No significant between-groups differences were found. Multivariate analyses including confounders showed that neither group had predictors for changes over time on the HADS, and no significant differences were found in coping and problem-solving behaviors.
Harder, Parlour, & Jenkins (2012)	Level I Systematic review N = 18 RCTs. N range = 18–164 women with breast cancer.	*Intervention* Yoga.	• QOL • Depression • Anxiety	All 18 RCTs reported positive effects for treatment-related side effects in favor of yoga interventions, with moderate to good evidence demonstrating the greatest impact on global QOL scores and emotional well-being.
Jensen-Johansen et al. (2013)	Level I RCT N = 507 women treated for early-stage breast cancer. Intervention group, n = 253. Control group, n = 254.	*Intervention* 3 20-min home-based writing exercises, 1 wk apart, focusing on emotional disclosure. *Control* 3 20-min home-based writing exercises, 1 wk apart, focusing on a nonemotional topic.	• Distress IES • Depression (BDI–Short Form) • Mood (POMS, Passive Positive Mood Scale) • Social Constraint Scale • Toronto Alexithymia Scale	No main effects were found for cancer-related distress, depressive symptoms, and mood. Moderator analyses suggest that choice of writing topic and ability to process emotional experiences should be studied further.
Kim, Lee, Kang, Choi, & Ernst (2010)	Level I Systematic review N = 1 RCT and 3 CCTs. N range = 40–245 participants with breast cancer.	*Intervention* Reflexology.	• Pain • Nausea • Vomiting • QOL • Mood	Inconclusive evidence was found for favorable effects of reflexology on pain, nausea, and vomiting; however, all studies had a risk of bias.
Ledesma & Kumano (2009)	Level I Meta-analysis N = 10 studies. N = 583 participants with cancer.	*Intervention* MBSR.	• Depression • Anxiety	MBSR may improve mental health and psychosocial adjustment to the disease.

(Continued)

Table D.1. Evidence Table for Occupational Therapy and Adult Cancer Rehabilitation (cont.)

Author/Year	Level of Evidence/Study Design/Participants	Intervention and Control Groups	Outcome Measures	Results
Lee, Choi, & Ernst (2010)	Level I Systematic review N = 3 RCTs and 4 CCTs. N = 201 participants with breast cancer.	*Intervention* Tai Chi. *Control* Walking exercise, psychological support therapy, or spiritual growth or standard health care.	• Physical outcomes • Mental health outcomes	The 3 RCTs showed no significant differences between Tai Chi and control conditions in QOL and physical and mental health outcome measures. 1 RCT showed a positive effect of Tai Chi on self-esteem, total distance walked, and handgrip strength compared with psychosocial support. The meta-analysis of the studies failed to demonstrate significant effects of Tai Chi compared with control interventions.
Milbury et al. (2014)	Level I RCT N = 277 newly diagnosed patients with Stage I to IV renal cell carcinoma. Treatment group, n = 138. Control group, n = 139.	*Intervention* Expressive writing about one's deepest thoughts and feelings regarding diagnosis, 4 sessions. *Control* Writing about neutral topics, 4 sessions.	• CES–D • MDASI • BFI • PSQI • SF–36 • IES	At 10-mo follow-up, the intervention group demonstrated significantly lower MDASI scores and higher physical component summary scores on the SF–36. No significant between-groups differences were observed on the BFI, CES–D, PSQI, and mental component summary of the SF–36. Expressive writing may reduce cancer-related symptoms and improve physical function in patients with renal cell carcinoma; however, the evidence suggests that this effect may occur through short-term improvements in cognitive processing.
Mustian et al. (2013)	Level I RCT N = 410 cancer survivors experiencing moderate or greater sleep disruption 2–24 mo after surgery, chemotherapy, and/or radiation therapy. Intervention group, n = 206. Control group, n = 204.	*Intervention* Standard care plus Yoga for Cancer Survivors program consisting of pranayama (breathing exercises), gentle hatha and restorative yoga asanas (postures), and meditation, 75-min sessions 2×/wk for 4 wk. *Control* Standard care.	• PSQI • Actigraphy	Yoga participants demonstrated significant improvements in global sleep quality and, secondarily, subjective sleep quality, daytime dysfunction, waking after sleep onset, sleep efficiency, and medication use compared with standard care participants. Yoga, specifically the Yoga for Cancer Survivors program, is a useful treatment for improving sleep quality and reducing sleep medication use among cancer survivors.

(Continued)

Table D.1. Evidence Table for Occupational Therapy and Adult Cancer Rehabilitation (cont.)

Author/Year	Level of Evidence/Study Design/Participants	Intervention and Control Groups	Outcome Measures	Results
Nightingale, Rodriguez, & Carnaby (2013)	Level I Systematic review and meta-analysis $N = 13$ RCTs. $N = 709$ adult cancer patients undergoing medical treatment (range = 20–98).	*Intervention* Music interventions to reduce anxiety.	• Anxiety	Studies varied in intervention methodology and anxiety measures used. Almost all studies reported either a significant difference in anxiety between groups postintervention or a significant decrease in anxiety over time in the music intervention group. Meta-analysis results of 4 studies demonstrated no significant differences in anxiety between intervention and control groups in the main analysis or subgroup analysis.
Oh et al. (2012)	Level I Systematic review $N = 10$ studies. N range = 18–211 participants with cancer.	*Intervention* Medical Qigong in supportive cancer care.	• Depression • Anxiety • Fatigue	Although many studies had methodological limitations and small samples, encouraging evidence was found for the effects of medical Qigong on anxiety, depression, fatigue, and QOL. More robust evidence from RCTs with larger sample sizes also reflected positive results for the role of medical Qigong in improving QOL, mood, and fatigue and reducing inflammation.
Ott, Norris, & Bauer-Wu (2006)	Level I Systematic review $N = 9$ studies (3 RCTs and 6 pre-post intervention studies) and 5 conference abstracts. $N = 592$ participants with cancer.	*Intervention* Mindfulness meditation.	• Physical outcomes • Psychological outcomes	Consistent benefits of mindfulness meditation were found, including improved psychological functioning, reduced stress symptoms, and enhanced coping and well-being. Mindfulness meditation has clinically relevant implications in alleviating psychological and physical suffering in people living with cancer.

(Continued)

Table D.1. Evidence Table for Occupational Therapy and Adult Cancer Rehabilitation (cont.)

Author/Year	Level of Evidence/Study Design/Participants	Intervention and Control Groups	Outcome Measures	Results
Piet, Würtzen, & Zachariae (2012)	Level I Systematic review and meta-analysis N = 22 studies. N = 1,403 adult cancer patients and survivors.	*Intervention* Mindfulness-based therapy for anxiety and depression.	• Depression • Anxiety	In the aggregated sample of nonrandomized studies, mindfulness-based therapy was associated with significantly reduced anxiety and depression from pre- to posttreatment corresponding to moderate effect sizes. The pooled controlled effect sizes of RCTs for anxiety and depression appeared robust. Furthermore, in the RCTs, mindfulness-based therapy significantly improved mindfulness skills.
Puetz, Morley, & Herring (2013)	Level I Systematic review N = 27 studies. N = 1,576 participants with cancer.	*Intervention* Creative arts therapies for psychological symptoms and QOL.	• QOL • Anxiety • Depression • Pain	During treatment, creative art therapies significantly reduced anxiety, depression, and pain and increased QOL. Anxiety reductions were strongest for studies in which a non–creative arts therapist administered the intervention compared with studies that used a creative arts therapist and studies that used a wait-list or usual-care control group. Pain was significantly reduced at follow-up. Pain reductions were largest during inpatient treatment and for homogeneous cancer groups in outpatient settings.
Roffe, Schmidt, & Ernst (2005)	Level I Systematic review N = 6 RCTs. N range = 30–75 participants with cancer.	*Intervention* Guided imagery as a sole adjuvant therapy.	• Anxiety • Comfort • Nausea • Vomiting	Methodological quality was low on average. 3 studies reported significant differences in measures of anxiety, comfort, or emotional response to chemotherapy for patients who received guided imagery compared with control groups.

(Continued)

Table D.1. Evidence Table for Occupational Therapy and Adult Cancer Rehabilitation (cont.)

Author/Year	Level of Evidence/Study Design/Participants	Intervention and Control Groups	Outcome Measures	Results
				2 studies showed no differences between guided imagery and other interventions in any of the outcome measures.
				Guided imagery, as a sole adjuvant cancer therapy, may be psychosupportive and increase comfort.
				No compelling evidence suggests positive effects on physical symptoms such as nausea and vomiting.
Shennan, Payne, & Fenlon (2011)	Level I Systematic review N = 13 studies and 4 conference abstracts. N range = 17–265 participants with cancer.	*Intervention* Mindfulness-based interventions in cancer care.	• Depression • Stress • Sexual function • Immune function	Significant improvements in anxiety, depression, stress, sexual difficulties, physiological arousal, and immune function and subjective benefits were found across all interventions.
Shneerson, Taskila, Gale, Greenfield, & Chen (2013)	Level I Systematic review N = 13 studies. N = 1,228 cancer survivors.	*Intervention* Complementary and alternative medicine, such as yoga, meditation, mindfulness, energy healing, and Qigong, to improve QOL.	QOL	Risk of bias was high in 9 studies, low in 1, and unclear in 3. Mixed evidence was found for a significantly greater improvement in QOL in intervention groups compared with control groups or no significant difference between groups. However, 12 studies were of low to moderate quality, limiting the robustness of findings. Yoga appears to improve overall and mental QOL but not physical QOL.
Smith, Richardson, Hoffman, & Pilkington (2005)	Level I Systematic review N = 3 RCTs and 7 uncontrolled clinical trials. N range = 10–109 participants with cancer.	*Intervention* MBSR in cancer supportive care.	• Mood • Sleep • Stress	Studies reported positive results, including improvements in mood and sleep quality and reductions in stress. Methodological limitations were identified.

(Continued)

Table D.1. Evidence Table for Occupational Therapy and Adult Cancer Rehabilitation (cont.)

Author/Year	Level of Evidence/Study Design/Participants	Intervention and Control Groups	Outcome Measures	Results
Tsai et al. (2014)	Level I Meta-analysis $N = 21$ studies. $N = 1,663$ participants with cancer.	*Intervention* Music interventions to address symptoms.	• Anxiety • Depression • Pain	Music interventions significantly ameliorated anxiety, depression, pain, and fatigue in cancer patients, especially adults.
Zainal, Booth, & Huppert (2013)	Level I Meta-analysis $N = 9$ studies (2 RCTs, 1 quasi-experimental case control study, and 6 1-group pre–post studies). $N = 324$ participants with breast cancer.	*Intervention* MBSR to reduce stress, depression, and anxiety.	• Stress • Depression • Anxiety	MBSR showed a moderate to large positive effect on mental health (improved stress, anxiety, depression).
Zeng, Luo, Xie, Huang, & Cheng (2014)	Level I Systematic review and meta-analysis $N = 13$ RCTs. $N = 592$ participants with cancer.	*Intervention* Qigong and Tai Chi.	• QOL • Physical outcomes • Psychological outcomes	Qigong and Tai Chi had positive effects on cancer-specific QOL, fatigue, immune function, and cortisol level. Findings must be interpreted with caution because of the limited number of studies identified and high risk of bias in included trials.
Physical Agent Modalities				
Belmonte et al. (2012)	Level I RCT $N = 36$ women with chronic upper-limb BCRL.	*Intervention* Group 1: 10 sessions of manual lymphatic drainage followed by 10 sessions of low-frequency low-intensity electrotherapy with 1-mo washout time between treatments. Group 2: 10 sessions of low-frequency low-intensity electrotherapy followed by 10 sessions of manual lymphatic drainage with 1-mo washout time between treatments. *Control* No control group.	• Lymphedema volume • Pain, heaviness, and tightness • HRQOL (FACT–B Version 4)	No significant differences in lymphedema volume were observed between groups. Significant reductions were observed in pain, heaviness, and tightness, and FACT–B summaries improved significantly. Manual lymphatic drainage resulted in no significant change in any of the outcomes.

(Continued)

Table D.1. Evidence Table for Occupational Therapy and Adult Cancer Rehabilitation (cont.)

Author/Year	Level of Evidence/Study Design/Participants	Intervention and Control Groups	Outcome Measures	Results
Harlow et al. (2012)	Level I Systematic review $N = 3$ studies. $N = 88$ participants.	*Intervention* Determine the effectiveness of TENS for cancer-related pain in adults	Pain	In 1 RCT, there were no significant differences between TENS and placebo in women with chronic pain secondary to breast cancer treatment. In the other RCT, there were no significant differences between acupuncture-type TENS and sham in palliative care patients; this study was underpowered.
Jahr, Schoppe, & Reisshauer (2008)	Level I RCT $N = 21$ patients with lymphedema after breast cancer treatment. Intervention group, $n = 11$. Control group, $n = 10$.	*Intervention* 12 sessions of manual lymphatic drainage supplemented by deep oscillation. *Control* Manual lymphatic drainage alone.	• Subjective pain • Swelling evaluation • ROM of shoulder and cervical spine • Analysis of breast volume using a 3D measuring system	Deep oscillation resulted in significant pain reduction in the intervention group. Both groups reported subjective reduction in swelling, which was confirmed objectively by 3D measurement only in the intervention group.
Ryu et al. (2009)	Level I RCT $N = 26$ patients with dysphagia after treatment of head and neck cancer. Intervention group, $n = 14$. Control group, $n = 12$.	*Intervention* 30 min of NMES and 30 min of traditional swallowing training, 5 days/wk for 2 wk. *Control* Sham stimulation plus traditional swallowing training.	• Clinical Dysphagia Scale • FDS • American Speech–Language–Hearing Association National Outcome Measurement System • MD Anderson Dysphagia Inventory	Significant changes in FDS scores favored the intervention group ($p = .039$). The other outcome measures showed some improvement after treatment, but the changes were not significant ($p > .05$). Findings indicate that NMES combined with traditional swallowing training is superior to traditional swallowing training alone in patients with dysphagia after treatment of head and neck cancer.
		Sexuality		
Cormie et al. (2013)	Level I RCT $N = 57$ prostate cancer patients undergoing androgen suppression therapy. Intervention group, $n = 29$. Control group, $n = 28$.	*Intervention* Exercise program consisting of moderate- to high-intensity resistance and aerobic exercise conducted in small groups and supervised by an exercise physiologist, 2×/wk for 12 wk. *Control* Usual care.	Sexual activity (EORTC QLQ–PR25)	No baseline differences in sexual activity were found between groups. A significant ($p = .045$) adjusted group difference in sexual activity was found after the 12-wk intervention; sexual activity decreased in the control group and was maintained in the intervention group. After the intervention, a higher percentage of the intervention group (17.2%) than the control group (0%) reported a major interest in sex ($p = .024$).

(Continued)

Table D.1. Evidence Table for Occupational Therapy and Adult Cancer Rehabilitation *(cont.)*

Author/Year	Level of Evidence/Study Design/Participants	Intervention and Control Groups	Outcome Measures	Results
Taylor, Harley, Ziegler, Brown, & Velikova (2011)	Level I Systematic review *N* = 21 studies. *N* = 2,876 participants who completed breast cancer treatment.	*Intervention* Interventions for sexual problems.	• Sexual function	3 types of interventions were identified: exercise (*n* = 2), medical (*n* = 2), and psychoeducational (*n* = 17). Many of the interventions used more than 1 of these components. Methodological variability prevents conclusions about which interventions work for whom. Tentative findings suggest that the most effective interventions are couple-based psychoeducational interventions that include an element of sexual counseling.
Return to Work				
de Boer et al. (2011)	Level I Systematic review *N* = 14 articles reporting 14 RCTs and 4 controlled pre–post studies. *N* = 1,652 participants with cancer.	*Intervention* Interventions aimed at enhancing return to work. *Control* Usual care.	• Return-to-work rate or sick leave duration • QOL	Moderate-quality evidence showed that employed patients with cancer experienced return-to-work benefits from multidisciplinary interventions compared with care as usual.
Désiron (2010)	Level III One group, pre–post *N* = 13 participants (age range = 16–65 yr) with breast cancer who were no longer receiving treatment and were employed part time or full time.	*Intervention* 3-step intervention including job analysis, establishment of work tolerance baseline (Worker Role Inventory), and individual work hardening plan (developed on a case-by-case basis). *Control* No control group.	• Qualitative questionnaire • EORTC QLQ–C30	By the end of the project, 7 participants had returned to work, 1 quit because of medical problems, 3 used OT support to develop a focused return-to-work program with the employer involved, and 2 used the results of the first session to evaluate for themselves whether return to work fit their QOL. Participants provided unanimously positive evaluations of the program.

(Continued)

Table D.1. Evidence Table for Occupational Therapy and Adult Cancer Rehabilitation (cont.)

Author/Year	Level of Evidence/Study Design/Participants	Intervention and Control Groups	Outcome Measures	Results
Thijs et al. (2012)	Level I RCT $N = 110$ cancer survivors from 1 hospital. Intervention group, $n = 72$ (64 women, M age = 49 yr). Control group, $n = 38$ (29 women, age matched).	*Intervention* 18-wk rehabilitation program including strength and interval training and home-based activities. *Control* Standard medical care only.	• Change in work hr/wk • Time until return to work	The intervention group showed significantly less reduction in working hours per week. No significant difference was found in time until return to work

Note. ADLs = activities of daily living; ALT = aquatic lymphedema therapy; AROM = active range of motion; ASES = American Shoulder and Elbow Surgeons Standardized Shoulder Assessment Form; BCRL = breast cancer-related lymphedema; BDI = Beck Depression Inventory–II; BFI = Brief Fatigue Inventory; BMI = body mass index; BSI = Brief Symptom Inventory; CARES = Cancer Rehabilitation Evaluation System; CARES–SF = Cancer Rehabilitation Evaluation System–Short Form; CBT = cognitive–behavioral therapy; CCT = controlled clinical trial; CES–D = Center for Epidemiologic Studies Depression Scale; CHAMPS = Community Healthy Activities Model Program for Seniors; COPD = chronic obstructive pulmonary disease; CRF = cancer-related fatigue; DASH = Disabilities of the Arm, Shoulder and Hand; EORTC = European Organization for Research and Treatment of Cancer; FACIT-Sp = Functional Assessment of Chronic Illness Therapy–Spiritual Well-Being; FACT–An = Functional Assessment of Cancer Therapy–Anemia; FACT–B = Functional Assessment of Cancer Therapy–Breast; FACT–Cog = Functional Assessment of Cancer Therapy–Cognitive Function; FACT–ES = Functional Assessment of Cancer Therapy–Endocrine System; FACT–F = Functional Assessment of Cancer Therapy–Fatigue; FACT–G = Functional Assessment of Cancer Therapy–General; FDS = Functional Dysphagia Scale; HADS = Hospital Anxiety and Depression Scale; HRQOL = health-related quality of life; IES = Impact of Event Scale; IL-6 = interleukin 6; M = mean; MAC = Mental Adjustment to Cancer Scale; MBCR = mindfulness-based cancer recovery; MBCT = mindfulness-based cognitive therapy; MBSR = mindfulness-based stress reduction; MDASI = MD Anderson Symptom Inventory; MEPs = motor evoked potentials; Mini-MAC = Mini–Mental Adjustment to Cancer Scale; MOS = Medical Outcomes Study; NMES = neuromuscular electrical stimulation; NSCLC = non-small cell lung cancer; OT = occupational therapy/occupational therapist; PFS = Piper Fatigue Scale; PFS–R = Piper Fatigue Scale–Revised; POMS = Profile of Mood States; POMS–SF = Profile of Mood States–Short Form; PSQI = Pittsburgh Sleep Quality Index; PT = physical therapy/physical therapist; PTSD = posttraumatic stress disorder; QLQ–BR23 = Quality of Life Breast Cancer–Specific Questionnaire; QLQ–C30 = Quality of Life Core 30 Questionnaire; QLQ–CX24 = Quality of Life Cervical Questionnaire; QLQ–LC13 = Quality of Life Lung Cancer–Specific Questionnaire; QLQ–OES18 = Quality of Life Oesophageal Questionnaire; QLQ–PR25 = Quality of Life Prostate Questionnaire; QOL = quality of life; RCT = randomized controlled trial; ROM = range of motion; SET = supportive-expressive group therapy; SF–36 = Medical Outcomes Study Short Form–36; 6MWT = 6-Minute Walk Test; SMS = stress management seminar; sTNF-R = soluble form of TNF receptor 1; 3D = three-dimensional; TENS = transcutaneous electrical stimulation; TNF-α = tumor necrosis factor alpha; UCLA = University of California, Los Angeles; VAS = visual analog scale; VO$_2$ max = maximum oxygen consumption; WHO = World Health Organization; WHOQOL–BREF = World Health Organization Quality of Life–Short Version.

This table is a product of AOTA's Evidence-Based Practice Project and AOTA Press and is copyright © 2017 by the American Occupational Therapy Association. It may be freely reproduced for personal use in clinical or educational settings as long as the source is cited. All other uses require written permission from the American Occupational Therapy Association. To apply, visit http://www.copyright.com.

Suggested citation: Braveman, B., & Hunter, E. G. (2017). *Occupational therapy practice guidelines for cancer rehabilitation with adults* (Table E.1). Bethesda, MD: AOTA Press.

Literatur

Accreditation Council for Occupational Therapy Education. (2012). 2011 Accreditation Council for Occupational Therapy Education (ACOTE®) standards. *American Journal of Occupational Therapy, 66,* S6–S74. https://doi.org/10.5014/ajot.2012.66S6

Adamsen, L., Quist, M., Andersen, C., Møller, T., Herrstedt, J., Kronborg, D., ... Rørth, M. (2009). Effect of a multimodal high intensity exercise intervention in cancer patients undergoing chemotherapy: Randomized controlled trial. *BMJ, 339,* b3410. https://doi.org/10.1136/bmj.b3410

Ahlberg, A., Engstrom, T., Nikolaidis, P., Gunnarsson, K., Johansson, H., Sharp, L. & Laurell, G. (2011). Early self-care rehabilitation of head and neck cancer patients. *Acta Oto-Laryngologica, 131,* 552–561. https://doi.org/10.3109/00016489.2010.532157

Ahmed, R. L., Prizment, A., Lazovich, D., Schmitz, K. H. & Folsom, A. R. (2008). Lymphedema and quality of life in breast cancer survivors: The Iowa Women's Health Study. *Journal of Clinical Oncology, 26,* 5689–5696. https://doi.org/10.1200/JCO.2008.16.4731

Albrecht, T. A. & Taylor, A. G. (2012). Physical activity in patients with advanced-stage cancer: A systematic review of the literature. *Clinical Journal of Oncology Nursing, 16,* 293–300. https://doi.org/10.1188/12.CJON.293-300

Allen, S. M., Shah, A. C., Nezu, A. M., Nezu, C. M., Ciambrone, D., Hogan, J. & Mor, V. (2002). A problem-solving approach to stress reduction among younger women with breast carcinoma: A randomized controlled trial. *Cancer, 94,* 3089–3100. https://doi.org/10.1002/cncr.10586

American Cancer Society. (2015a). *Facts about cancer pain.* Retrieved from http://www.cancer.org/treatment/treatmentsandsideeffects/physicalsideeffects/pain/facts-about-cancer-pain

American Cancer Society. (2015b). *Lymphedema: What every woman with cancer should know.* Retrieved from http://www.cancer.org/treatment/treatmentsandsideeffects/physicalsideeffects/lymphedema/whateverywomanwithbreastcancershouldknow/lymphedema-with-breast-cancerwhat-is-lymphedema

American Cancer Society. (2016a). *Anxiety, fear, and depression.* Retrieved from http://www.cancer.org/treatment/treatmentsandsideeffects/emotionalsideeffects/anxiety-fear-depression-and-cancer

American Cancer Society. (2016b). *Cancer facts and fgures 2016.* Retrieved from http://www.cancer.org/acs/groups/content/@research/documents/document/acspc-047079.pdf

American Cancer Society. (2016c). *Risks of cancer surgery.* Retrieved from http://www.cancer.org/treatment/treatmentsandsideeffects/treatmenttypes/surgery/risks-of-cancer-surgery

American Medical Association. (2017). *Current procedural terminology (CPT) 2017 professional edition.* Chicago: Author.

American Occupational Therapy Association. (1989). Uniform terminology for occupational therapy (2nd ed.). *American Journal of Occupational Therapy, 43,* 808–815. https://doi.org/10.5014/ajot.43.12.808

American Occupational Therapy Association. (1994). Uniform terminology for occupational therapy (3rd ed.). *American Journal of Occupational Therapy, 48,* 1047–1054. https://doi.org/10.5014/ajot.48.11.1047

American Occupational Therapy Association. (2002). Occupational therapy practice framework: Domain and process. *American Journal of Occupational Therapy, 56,* 609–639. https://doi.org/10.5014/ajot.56.6.609

American Occupational Therapy Association. (2008). Occupational therapy practice framework: Domain and process (2nd ed.). *American Journal of Occupational Therapy, 62,* 625–683. https://doi.org/10.5014/ajot.62.6.625

American Occupational Therapy Association. (2012). Physical agent modalities. *American Journal of Occupational Therapy, 66,* S78–S80. https://doi.org/10.5014/ajot.2012.66S78

American Occupational Therapy Association. (2013). AOTA's societal statement on health disparities. *American Journal of Occupational Therapy, 67,* S7–S8. https://doi.org/10.5014/ajot.2013.67S7

American Occupational Therapy Association. (2014). Occupational therapy practice framework: Domain and process (3rd ed.). *American Journal of Occupational Therapy, 68,* S1–S48. https://doi.org/10.5014/ajot.2014.682006

American Occupational Therapy Association. (2015a). Policy A.23: Categories of occupational therapy personnel and students. *Policy manual* (2015 ed., pp. 25-26). Bethesda, MD: Author.

American Occupational Therapy Association. (2015b). Standards of practice for occupational therapy. *American Journal of Occupational Therapy, 69,* 6913410057. https://doi.org/10.5014/ajot.2015.696S06

American Occupational Therapy Association. (2016). The role of occupational therapy in end-of-life care. *American Journal of Occupational Therapy, 70*(2), 7012410075. https://doi.org/10.5014/ajot.2016.706S17

American Occupational Therapy Association. (in press). Occupational therapy and complementary health approaches and integrative health. *American Journal of Occupational Therapy, 71.* Retrieved from http://www.aota.org/practice/manage/offcial.aspx

Andersen, C., Rørth, M., Ejlertsen, B., Stage, M., Møller, T., Midtgaard, J., ... Adamsen, L. (2013). The effects of a six-week supervised multimodal exercise intervention during chemotherapy on cancer-related fatigue. *European Journal of Oncology Nursing, 17,* 331-339. https://doi.org/10.1016/j.ejon.2012.09.003

Ando, M., Morita, T., Akechi, T. & Okamoto, T.; Japanese Task Force for Spiritual Care. (2010). Effcacy of short-term life-review interviews on the spiritual well-being of terminally ill cancer patients. *Journal of Pain and Symptom Management, 39,* 993-1002. https://doi.org/10.1016/j.jpainsymman.2009.11.320

Antoni, M. H., Lechner, S. C., Kazi, A., Wimberly, S. R., Sifre, T., Urcuyo, K. R., ... Carver, C. S. (2006). How stress management improves quality of life after treatment for breast cancer. *Journal of Consulting and Clinical Psychology, 74,* 1143-1152. https://doi.org/10.1037/0022-006X.74.6.1143

Armes, J., Chalder, T., Addington-Hall, J., Richardson, A. & Hotopf, M. (2007). A randomized controlled trial to evaluate the effectiveness of a brief, behaviorally oriented intervention for cancerrelated fatigue. *Cancer, 110,* 1385-1395. https://doi.org/10.1002/cncr.22923

Árnadóttir, G. (2011). Impact of neurobehavioral defcits on activities of daily living. In G. Gillen (Ed.), *Stroke rehabilitation: A function-based approach* (3rd ed., pp. 456-500). St. Louis, MO: Mosby/Elsevier.

Asher, A. (2014). Chemotherapy: Chemobrain. In K. Y. Shin (Ed.), *Rehabilitation medicine quick reference: Cancer* (pp. 53-54). New York: Demos Medical.

Asher, A., Roberts, P. S., Bresee, C., Zabel, G., Riggs, R. V. & Rogatko, A. (2014). Transferring inpatient rehabilitation facility cancer patients back to acute care (TRIPBAC). *PM&R, 6,* 808-813. https://doi.org/10.1016/j.pmrj.2014.01.009

Azoulay, E., Soares, M., Darmon, M., Benoit, D., Pastores, S. & Afessa, B. (2011). Intensive care of the cancer patient: Recent achievements and remaining challenges. *Annals of Intensive Care, 1,* 5. https://doi.org/10.1186/2110-5820-1-5

Baron, K., Kielhofner, G., Iyenger, A., Goldhammer, V. & Wolenski, J. (2006). *Occupational SelfAssessment, Version 2.2.* Chicago: Model of Human Occupation Clearinghouse.

Barsevick, A. M., Dudley, W., Beck, S., Sweeney, C., Whitmer, K. & Nail, L. (2004). A randomized clinical trial of energy conservation for patients with cancer-related fatigue. *Cancer, 100,* 1302-1310. https://doi.org/10.1002/cncr.20111

Basen-Engquist, K., Taylor, C. L., Rosenblum, C., Smith, M. A., Shinn, E. H., Greisinger, A., ... Rivera, E. (2006). Randomized pilot test of a lifestyle physical activity intervention for breast cancer survivors. *Patient Education and Counseling, 64,* 225-234. https://doi.org/10.1016/j.pec.2006.02.006

Baum, C. M., Connor, L. T., Morrison, T., Hahn, M., Dromerick, A. W. & Edwards, D. F. (2008). Reliability, validity, and clinical utility of the Executive Function Performance Test: A measure of executive function in a sample of people with stroke. *American Journal of Occupational Therapy, 62,* 446-455. https://doi.org/10.5014/ajot.62.4.446

Baum, C. & Edwards, D. (2008). *Activity Card Sort* (2nd ed.). Bethesda, MD: AOTA Press.

Baumann, F. T., Zopf, E. M. & Bloch, W. (2012). Clinical exercise interventions in prostate cancer patients – A systematic review of randomized controlled trials. *Supportive Care in Cancer, 20,* 221-233. https://doi.org/10.1007/s00520-011-1271-0

Beaton, R., Pagdin-Friesen, W., Robertson, C., Vigar, C., Watson, H. & Harris, S. R. (2009). Effects of exercise intervention on persons with metastatic cancer: A systematic review. *Physiotherapy Canada, 61,* 141-153. https://doi.org/10.3138/physio.61.3.141

Bee, P. E., Barnes, P. & Luker, K. A. (2009). A systematic review of informal caregivers' needs in providing home-based end-of-life care to people with cancer. *Journal of Clinical Nursing, 18,* 1379-1393. https://doi.org/10.1111/j.1365-2702.2008.02405.x

Belmonte, R., Tejero, M., Ferrer, M., Muniesa, J. M., Duarte, E., Cunillera, O. & Escalada, F. (2012). Effcacy of low-frequency low-intensity electrotherapy in the treatment of breast cancer-related lymphoedema: A crossover randomized trial. *Clinical Rehabilitation, 26,* 607-618. https://doi.org/10.1177/0269215511427414

Benzo, R., Wigle, D., Novotny, P., Wetzstein, M., Nichols, F., Shen, R. K., ... Deschamps, C. (2011). Preoperative pulmonary rehabilitation before lung cancer resection: Results from two randomized studies. *Lung Cancer, 74,* 441-445. https://doi.org/10.1016/j.lungcan.2011.05.011

Berg, K. O., Maki, B. E., Williams, J. I., Holliday, P. J. & Wood-Dauphinee, S. L. (1992). Clinical and laboratory measures of postural balance in an elderly population. *Archives of Physical Medicine and Rehabilitation, 73,* 1073-1080.

Berger, A. M., Kuhn, B. R., Farr, L. A., Von Essen, S. G., Chamberlain, J., Lynch, J. C. & Agrawal, S. (2009). One-year outcomes of a behavioral therapy intervention trial on sleep quality and cancer-related fatigue. *Journal of Clinical Oncology, 27,* 6033–6040. https://doi.org/10.1200/JCO.2008.20.8306

Binkley, J. M., Stratford, P. W., Lott, S. A., Riddle, D. L. & North American Orthopaedic Rehabilitation Research Network. (1999). The Lower Extremity Functional Scale (LEFS): Scale development, measurement properties, and clinical application. *Physical Therapy, 79,* 371–383.

Björneklett, H., Lindemalm, C., Ojutkangas, M., Berglund, A., Letocha, H., Strang, P. & Bergkvist, L. (2012). A randomized controlled trial of a support group intervention on the quality of life and fatigue in women after primary treatment for early breast cancer. *Supportive Care in Cancer, 20,* 3325–3334. https://doi.org/10.1007/s00520-012-1480-1

Bloch, R. (2004). Rehabilitation medicine approach to cancer pain. *Cancer Investigation, 22,* 944–948. https://doi.org/10.1081/cnv-200039684

Boyt Schell, B. A. (2014). Professional reasoning in practice. In B. A. Boyt Schell, G. Gillen & M. E. Scaffa (Eds.), *Willard and Spackman's occupational therapy* (12th ed., pp. 384–397). Philadelphia: Lippincott Williams & Wilkins.

Bradt, J., Goodill, S. W. & Dileo, C. (2011). Dance/movement therapy for improving psychological and physical outcomes in cancer patients. *Cochrane Database of Systematic Reviews, 2011,* CD007103. https://doi.org/10.1002/14651858.CD007103.pub2

Braveman, B., Robson, M., Velozo, C., Kielhofner, G., Fisher, G., Forsyth, K. & Kerschbaum, J. (2005). *Worker Role Interview (Version 10.0).* Chicago: Model of Human Occupation Clearinghouse.

Bredin, M., Corner, J., Krishnasamy, M., Plant, H., Bailey, C. & A'Hern, R. (1999). Multicentre randomised controlled trial of nursing intervention for breathlessness in patients with lung cancer. *BMJ, 318,* 901–904. https://doi.org/10.1136/bmj.318.7188.901

Broeckel, J. A., Thors, C. L., Jacobsen, P. B., Small, M. & Cox, C. E. (2002). Sexual functioning in long-term breast cancer survivors treated with adjuvant chemotherapy. *Breast Cancer Research and Treatment, 75,* 241–248. https://doi.org/10.1023/A:1019953027596

Brown, C., Rempfer, M. & Hamera, E. (2009). *The Test of Grocery Shopping Skills.* Bethesda, MD: AOTA Press.

Buss, T., de Walden-Gałuszko, K., Modlińska, A., Osowicka, M., Lichodziejewska-Niemierko, M. & Janiszewska, J. (2010). Kinesitherapy alleviates fatigue in terminal hospice cancer patients – An experimental, controlled study. *Supportive Care in Cancer, 18,* 743–749. https://doi.org/10.1007/s00520-009-0709-0

Camp, J. (2014). Lymphedema: Upper extremity. In K. Y. Shin (Ed.), *Rehabilitation medicine quick reference: Cancer* (pp. 84–86). New York: Demos Medical.

Campbell, C., Hughes, J. & Munoz, L. (2012). *Occupational therapy's unique contributions to cancer rehabilitation.* Bethesda, MD: AOTA Press.

Carlson, L. E., Angen, M., Cullum, J., Goodey, E., Koopmans, J., Lamont, L., … Bultz, B. D. (2004). High levels of untreated distress and fatigue in cancer patients. *British Journal of Cancer, 90,* 2297–2304. https://doi.org/10.1038/sj.bjc.6601887

Carlson, L., Doll, R., Stephen, J., Faris, P., Tamagawa, R., Drysdale, E. & Speca, M. (2013). Randomized controlled trial of mindfulness-based cancer recovery versus supportive expressive group therapy for distressed survivors of breast cancer (MINDSET). *Journal of Clinical Oncology, 31,* 3119–3687. https://doi.org/10.1200/JCO.2014.59.6338

Carmack, C. L., Basen-Engquist, K., Yuan, Y., Greisinger, A., Rodriguez-Bigas, M., Wolff, R. A., … Pennebaker, J. W. (2011). Feasibility of an expressive-disclosure group intervention for posttreatment colorectal cancer patients: Results of the Healthy Expressions study. *Cancer, 117,* 4993–5002. https://doi.org/10.1002/cncr.26110

Cavaletti, G., Cornblath, D. R., Merkies, I. S. J., Postma, T. J., Rossi, E., Frigeni, B., Valsecchi, M. G. & CI-PeriNomS Group. (2013). The Chemotherapy-Induced Peripheral Neuropathy Outcome Measures Standardization Study: From consensus to the first validity and reliability findings. *Annals of Oncology, 24,* 454–462. https://doi.org/10.1093/annonc/mds329

Cella, D. F., Tulsky, D. S., Gray, G., Sarafan, B., Linn, E., Bonomi, A., … Brannon, J. (1993). The Functional Assessment of Cancer Therapy scale: Development and validation of the general measure. *Journal of Clinical Oncology, 11,* 570–579.

Cella, D., Yount, S., Rothrock, N., Gershon, R., Cook, K., Reeve, B., Rose, M. & PROMIS Cooperative Group. (2007). The Patient-Reported Outcomes Measurement Information System (PROMIS): Progress of an NIH Roadmap cooperative group during its first two years. *Medical Care, 45*(1), S3–S11. https://doi.org/10.1097/01.mlr.0000258615.42478.55

Centers for Medicare and Medicaid Services. (2016). *What's home health care and what should I expect?* Retrieved from https://www.medicare.gov/what-medicare-covers/home-health-care/homehealth-care-what-is-it-what-to-expect.html

Chan, C. L., Wang, C. W., Ho, R. T., Ng, S. M., Chan, J. S., Ziea, E. T. & Wong, V. C. (2012). A systematic review of the effectiveness of Qigong exercise in supportive cancer care. *Supportive Care in Cancer, 20,* 1121–1133. https://doi.org/10.1007/s00520-011-1378-3

Chan, D. N. S., Lui, L. Y. Y. & So, W. K. W. (2010). Effectiveness of exercise programmes on shoulder mobility and lymphoedema after axillary lymph node dissection for breast cancer: Systematic review. *Journal of Advanced Nursing, 66,* 1902–1914. https://doi.org/10.1111/j.1365-2648.2010.05374.x

Chen, C. C. & Bode, R. K. (2010). Psychometric validation of the Manual Ability Measure-36 (MAM-36) in patients with neurologic and musculoskeletal disorders. *Archives of Physical Medicine and Rehabilitation, 91,* 414–420. https://doi.org/10.1016/j.apmr.2009.11.012

Cherrier, M. M., Anderson, K., David, D., Higano, C. S., Gray, H., Church, A. & Willis, S. L. (2013). A randomized trial of cognitive rehabilitation in cancer survivors. *Life Sciences, 93,* 617–622. https://doi.org/10.1016/j.lfs.2013.08.011

Chien, C. H., Liu, K. L., Chien, H. T. & Liu, H. E. (2014). The effects of psychosocial strategies on anxiety and depression of patients diagnosed with prostate cancer: A systematic review. *International Journal of Nursing Studies, 51,* 28–38. https://doi.org/10.1016/j.ijnurstu.2012.12.019

Chipperfield, K., Brooker, J., Fletcher, J. & Burney, S. (2013). The impact of physical activity on psychosocial outcomes in men receiving androgen deprivation therapy for prostate cancer: A systematic review. *Health Psychology, 33,* 2206–2212. https://doi.org/10.1037/hea0000006

Cimprich, B., Janz, N. K., Northouse, L., Wren, P. A., Given, B. & Given, C. W. (2005). Taking CHARGE: A self-management program for women following breast cancer treatment. *PsychoOncology, 14,* 704–717. https://doi.org/10.1002/pon.891

Cinar, N., Seckin, U., Keskin, D., Bodur, H., Bozkurt, B. & Cengiz, O. (2008). The effectiveness of early rehabilitation in patients with modifed radical mastectomy. *Cancer Nursing, 31,* 160–165. https://doi.org/10.1097/01.NCC.0000305696.12873.0e

Clare, L., Crawford, J., Wilson, B. A., Cockburn, J., Baddeley, A., Watson, P. & Greenfeld, E. (2008). *Rivermead Behavioural Memory Test.* Bury St. Edmunds, England: Thames Valley Test Company.

Cleeland, C. S., Mendoza, T. R., Wang, X. S., Chou, C., Harle, M. T., Morrissey, M. & Engstrom, M. C. (2000). Assessing symptom distress in cancer patients. *Cancer, 89,* 1634–1646. https://doi.org/10.1002/1097-0142(20001001)89:7<1634:AID-CNCR29>3.0.CO;2-V

Cleveland Clinic. (2014). *Graft versus host disease: An overview in bone marrow transplant.* Retrieved from https://my.clevelandclinic.org/health/treatments_and_procedures/hic_Bone_Marrow_and_Transplantation/hic-graft-vs-host-disease-an-overview-in-bone-marrow-transplant

Cormie, P., Newton, R. U., Taaffe, D. R., Spry, N., Joseph, D., Akhlil Hamid, M. & Galvão, D. A. (2013). Exercise maintains sexual activity in men undergoing androgen suppression for prostate cancer: A randomized controlled trial. *Prostate Cancer and Prostatic Diseases, 16,* 170–175. https://doi.org/10.1038/pcan.2012.52

Cormie, P., Pumpa, K., Galvão, D. A., Turner, E., Spry, N., Saunders, C., ... Newton, R. U. (2013). Is it safe and effcacious for women with lymphedema secondary to breast cancer to lift heavy weights during exercise? A randomised controlled trial. *Journal of Cancer Survivorship: Research and Practice, 7,* 413–424. https://doi.org/10.1007/s11764-013-0284-8

Corner, J., Plant, H., A'Hern, R. & Bailey, C. (1996). Non-pharmacological intervention for breathlessness in lung cancer. *Palliative Medicine, 10,* 299–305. https://doi.org/10.1177/026921639601000405

Craft, M. A., Davis, G. C. & Paulson, R. M. (2013). Expressive writing in early breast cancer survivors. *Journal of Advanced Nursing, 69,* 305–315. https://doi.org/10.1111/j.1365-2648.2012.06008.x

Cramer, H., Lange, S., Klose, P., Paul, A. & Dobos, G. (2012). Yoga for breast cancer patients and survivors: A systematic review and meta-analysis. *BMC Cancer, 12,* 412–425. https://doi.org/10.1186/1471-2407-12-412

Cramer, H., Lauche, R., Paul, A. & Dobos, G. (2012). Mindfulness-based stress reduction for breast cancer – A systematic review and meta-analysis. *Current Oncology 19,* e343–e352. https://doi.org/10.3747/co.19.1016

Cuesta-Vargas, A. I., Buchan, J. & Arroyo-Morales, M. (2014). A multimodal physiotherapy programme plus deep water running for improving cancer-related fatigue and quality of life in breast cancer survivors. *European Journal of Cancer Care, 23,* 15–21. https://doi.org/10.1111/ecc.12114

Dale, H. L., Adair, P. M. & Humphris, G. M. (2010). Systematic review of post-treatment psychosocial and behaviour change interventions for men with cancer. *Psycho-Oncology, 19,* 227–237. https://doi.org/10.1002/pon.1598

Daley, A. J., Crank, H., Saxton, J. M., Mutrie, N., Coleman, R. & Roalfe, A. (2007). Randomized trial of exercise therapy in women treated for breast cancer. *Journal of Clinical Oncology, 25,* 1713–1721. https://doi.org/10.1200/JCO.2006.09.5083

de Boer, G., Taskila, T., Tamminga, S. J., Fings-Dresen, M. H., Feuerstein, M. & Verbeek, J. H. (2011). Interventions to enhance return-to-work for cancer patients. *Cochrane Database of Systematic Reviews, 2011,* CD007569. https://doi.org/10.1002/14651858.CD007569.pub2

Decker, C. L., Pais, S., Miller, K. D., Goulet, R. & Fifea, B. L. (2012). A brief intervention to minimize psychosexual morbidity in dyads coping with breast cancer. *Oncology Nursing Forum, 39,* 176–185. https://doi.org/10.1188/12.ONF.176-185

Degner, L. F. & Sloan, J. A. (1995). Symptom distress in newly diagnosed ambulatory cancer patients and as a predictor of survival in lung cancer. *Journal of Pain and Symptom Management, 10,* 423–431. https://doi.org/10.1016/0885-3924(95)00056-5

Demark-Wahnefried, W., Clipp, E. C., Morey, M. C., Pieper, C. F., Sloane, R., Snyder, D. C. & Cohen, H. J. (2006). Lifestyle intervention development study to improve physical function in older adults with cancer: Outcomes from Project LEAD. *Journal of Clinical Oncology, 24,* 3465–3473. https://doi.org/10.1200/JCO.2006.05.7224

Deng, G., Cassileth, B. R. & Yeung, K. S. (2004). Complementary therapies for cancer-related symptoms. *Journal of Supportive Oncology, 2,* 419–429.

Désiron, H. A. M. (2010). Occupational therapy and return to work for breast cancer survivors. *WFOT Bulletin, 61,* 45–51. https://doi.org/10.1179/otb.2010.61.1.013

Devoogdt, N., Van Kampen, M., Geraerts, I., Coremans, T. & Christiaens, M. R. (2010). Different physical treatment modalities for lymphoedema developing after axillary lymph node dissection for breast cancer: A review. *European Journal of Obstetrics, Gynecology, and Reproductive Biology, 149,* 3–9. https://doi.org/10.1016/j.ejogrb.2009.11.016

Doorenbos, A., Given, B., Given, C. & Verbitsky, N. (2006). Physical functioning: Effect of behavioral intervention for symptoms among individuals with cancer. *Nursing Research, 55,* 161–171. https://doi.org/10.1097/00006199-200605000-00002

Doorenbos, A., Given, B., Given, C., Verbitsky, N., Cimprich, B. & McCorkle, R. (2005). Reducing symptom limitations: A cognitive behavioral intervention randomized trial. *Psycho-Oncology, 14,* 574–584. https://doi.org/10.1002/pon.874

Ducloux, D., Guisado, H. & Pautex, S. (2013). Promoting sleep for hospitalized patients with advanced cancer with relaxation therapy: Experience of a randomized study. *American Journal of Hospice and Palliative Care, 30,* 536–540. https://doi.org/10.1177/1049909112459367

Duijts, S. F., van Beurden, M., Oldenburg, H. S., Hunter, M. S., Kieffer, J. M., Stuiver, M. M., ... Aaronson, N. K. (2012). Effcacy of cognitive behavioral therapy and physical exercise in alleviating treatment-induced menopausal symptoms in patients with breast cancer: Results of a randomized, controlled, multicenter trial. *Journal of Clinical Oncology, 30,* 4124–4133. https://doi.org/10.1200/JCO.2012.41.8525

Eakin, E. G., Resnikoff, P. M., Prewitt, L. M., Ries, A. L. & Kaplan, R. M. (1998). Validation of a new dyspnea measure: The UCSD Shortness of Breath Questionnaire. *Chest, 113,* 619–624. https://doi.org/10.1378/chest.113.3.619

Engel, H. J., Needham, D. M., Morris, P. E. & Gropper, M. A. (2013). ICU early mobilization: From recommendation to implementation at three medical centers. *Critical Care Medicine, 41*(1), S69–S80. https://doi.org/10.1097/CCM.0b013e3182a240d5

Faller, H., Schuler, M., Richard, M., Heckl, U., Weis, J. & Küffner, R. (2013). Effects of psychooncologic interventions on emotional distress and quality of life in adult patients with cancer: Systematic review and meta-analysis. *Journal of Clinical Oncology, 31,* 782–793. https://doi.org/10.1200/JCO.2011.40.8922

Fialka-Moser, V., Crevenna, R., Korpan, M. & Quittan, M. (2003). Cancer rehabilitation: Particularly with aspects on physical impairments. *Journal of Rehabilitation Medicine, 35,* 153–162. https://doi.org/10.1080/16501970306129

Fillion, L., Gagnon, P., Leblond, F., Gélinas, C., Savard, J., Dupuis, R., ... Larochelle, M. (2008). A brief intervention for fatigue management in breast cancer survivors. *Cancer Nursing, 31,* 145–159. https://doi.org/10.1097/01.NCC.0000305698.97625.95

Fingeret, M. C., Nipomnick, S., Guindani, M., Baumann, D., Hanasono, M. & Crosby, M. (2014). Body image screening for cancer patients undergoing reconstructive surgery. *Psycho-Oncology, 23,* 898–905. https://doi.org/10.1002/pon.3491

Fisher, A. G. & Jones, K. B. (2012). *Assessment of Motor and Process Skills: Development, standardizations, and administration manual* (7th ed.). Fort Collins, CO: Three Star Press.

Forsyth, K., Deshpande, S., Kielhofner, G., Henriksson, C., Haglund, L., Olson, L., ... Kulkarni, S. (2005). *The Occupational Circumstances Assessment Interview and Rating Scale, Version 4.0.* Chicago: Model of Human Occupation Clearinghouse.

Forsyth, K., Salamy, M., Simon, S. & Kielhofner, G. (1998). *The Assessment of Communication and Interaction Skills, Version 4.* Chicago: Model of Human Occupation Clearinghouse.

Fouladbakhsh, J. M. & Stommel, M. (2010). Gender, symptom experience, and use of complementary and alternative medicine practices among cancer survivors in the U.S. cancer population. *Oncology Nursing Forum, 37,* E7–E15. https://doi.org/10.1188/10.ONF.E7-E15

Gamble, G. L., Gerber, L. H., Spill, G. R. & Paul, K. L. (2011). The future of cancer rehabilitation: Emerging subspecialty. *American Journal of Physical Medicine and Rehabilitation, 90*(1), S76–S87. https://doi.org/10.1097/PHM.0b013e31820be0d1

Ganz, P. A., Rowland, J. H., Desmond, K., Meyerowitz, B. E. & Wyatt, G. E. (1998). Life after breast cancer: Understanding women's health-related quality of life and sexual functioning. *Journal of Clinical Oncology, 16,* 501–514.

Geue, K., Goetze, H., Buttstaedt, M., Kleinert, E., Richter, D. & Singer, S. (2010). An overview of art therapy interventions for cancer patients and the results of research. *Complementary Therapies in Medicine, 18,* 160–170. https://doi.org/10.1016/j.ctim.2010.04.001

Geue, K., Goetze, H., Buttstaedt, M., Kleinert, E., Richter, D. & Singer, S. (2013). An art therapy intervention for cancer patients in the ambulant aftercare: Results from a non-randomised controlled study. *European Journal of Cancer Care, 22,* 345–352. https://doi.org/10.1111/ecc.12037

Gielissen, M. F., Verhagen, S., Witjes, F. & Bleijenberg, G. (2006). Effects of cognitive behavior therapy in severely fatigued disease-free cancer patients compared with patients waiting for cognitive behavior therapy: A randomized controlled trial. *Journal of Clinical Oncology, 24,* 4882–4887. https://doi.org/10.1200/JCO.2006.06.8270

Given, B., Given, C. W., McCorkle, R., Kozachik, S., Cimprich, B., Rahbar, M. H. & Wojcik, C. (2002). Pain and fatigue management: Results of a nursing randomized clinical trial. *Oncology Nursing Forum, 29,* 949–956. https://doi.org/10.1188/02.ONF.949-956

Goldstein, M. S., Brown, E. R., Ballard-Barbash, R., Morgenstern, H., Bastani, R., Lee, J., ... Ambs, A. (2005). The use of complementary and alternative medicine among California adults with and without cancer. *Evidence-Based Complementary and Alternative Medicine, 2,* 557–565. https://doi.org/10.1093/ecam/neh138

Gordon, L. G., Battistutta, D., Scuffham, P., Tweeddale, M. & Newman, B. (2005). The impact of rehabilitation support services on health-related quality of life for women with breast cancer. *Breast Cancer Research and Treatment, 93,* 217–226. https://doi.org/10.1007/s10549-005-5151-5

Goudas, L. C., Bloch, R., Gialeli-Goudas, M., Lau, J. & Carr, D. B. (2005). The epidemiology of cancer pain. *Cancer Investigation, 23,* 182–190. https://doi.org/10.1081/CNV-50482

Granger, C. L., McDonald, C. F., Berney, S., Chao, C. & Denehy, L. (2011). Exercise intervention to improve exercise capacity and health related quality of life for patients with non-small cell lung cancer: A systematic review. *Lung Cancer, 72,* 139–153. https://doi.org/10.1016/j.lungcan.2011.01.006

Grov, E. K., Fosså, S. D. & Dahl, A. A. (2010). Activity of daily living problems in older cancer survivors: A population-based controlled study. *Health and Social Care in the Community, 18,* 396–406. https://doi.org/10.1111/j.1365-2524.2010.00912.x

Gummesson, C., Atroshi, I. & Ekdahl, C. (2003). The Disabilities of the Arm, Shoulder and Hand (DASH) outcome questionnaire: Longitudinal construct validity and measuring self-rated health change after surgery. *BMC Musculoskeletal Disorders, 4,* 11. https://doi.org/10.1186/1471-2474-4-11

Guo, Z., Tang, H. Y., Li, H., Tan, S. K., Feng, K. H., Huang, Y. C., ... Jiang, W. (2013). The benefits of psychosocial interventions for cancer patients undergoing radiotherapy. *Health and Quality of Life Outcomes, 11,* 121. https://doi.org/10.1186/1477-7525-11-121

Gurdal, S. O., Kostanoglu, A., Cavdar, I., Ozbas, A., Cabioglu, N., Ozcinar, B., ... Ozmen, V. (2012). Comparison of intermittent pneumatic compression with manual lymphatic drainage for treatment of breast cancer-related lymphedema. *Lymphatic Research and Biology, 10,* 129–135. https://doi.org/10.1089/lrb.2012.0002

Hanssens, S., Luyten, R., Watthy, C., Fontaine, C., Decoster, L., Baillon, C., ... De Grève, J. (2011). Evaluation of a comprehensive rehabilitation program for post-treatment patients with cancer. *Oncology Nursing Forum, 38,* E418–E424. https://doi.org/10.1188/11.ONF.E418-E424

Harder, H., Parlour, L. & Jenkins, V. (2012). Randomised controlled trials of yoga interventions for women with breast cancer: A systematic literature review. *Supportive Care in Cancer, 20,* 3055–3064. https://doi.org/10.1007/s00520-012-1611-8

Hartman-Maeir, A., Harel, H. & Katz, N. (2009). Kettle Test—A brief measure of cognitive functional performance: Reliability and validity in stroke rehabilitation. *American Journal of Occupational Therapy, 63,* 592–599. https://doi.org/10.5014/ajot.63.5.592

Hayama, Y. & Inoue, T. (2012). The effects of deep breathing on „tension-anxiety" and fatigue in cancer patients undergoing adjuvant chemotherapy. *Complementary Therapies in Clinical Practice, 18,* 94–98. https://doi.org/10.1016/j.ctcp.2011.10.001

Hegel, M. T., Lyons, K. D., Hull, J. G., Kaufman, P., Urquhart, L., Li, Z. & Ahles, T. A. (2011). Feasibility study of a randomized controlled trial of a telephone-delivered problem-solving occupational therapy intervention to reduce participation restrictions in rural breast cancer survivors undergoing chemotherapy. *Psycho-Oncology, 20,* 1092–1101. https://doi.org/10.1002/pon.1830

Henderson, V. P., Clemow, L., Massion, A. O., Hurley, T. G., Druker, S. & Hébert, J. R. (2012). The effects of mindfulness-based stress reduction on psychosocial outcomes and quality of life in earlystage breast cancer patients: A randomized trial. *Breast Cancer Research and Treatment, 131,* 99–109. https://doi.org/10.1007/s10549-011-1738-1

Henke, C. C., Cabri, J., Fricke, L., Pankow, W., Kandilakis, G., Feyer, P. C. & de Wit, M. (2014). Strength and endurance training in the treatment of lung cancer patients in stages IIIA/IIIB/IV. *Supportive Care in Cancer, 22,* 95–101. https://doi.org/10.1007/s00520-013-1925-1

Hershman, D. L., Lacchetti, C., Dworkin, R. H., Smith, E. M. L., Bleeker, J., Cavaletti, G., ... Paice, J. (2014). Prevention and management of chemotherapy-induced peripheral neuropathy in survivors of adult cancers: American Society of Clinical Oncology clinical practice guideline. *Journal of Clinical Oncology, 32,* 1941–1967. https://doi.org/10.1200/JCO.2013.54.0914

Hewitt, M., Greenfeld, S. & Stovall, E. (Eds.). (2006). *From cancer patient to cancer survivor: Lost in transition.* Washington, DC: National Academies Press.

Hewitt, M., Rowland, J. H. & Yancik, R. (2003). Cancer survivors in the United States: Age, health, and disability. *Journals of Gerontology, Series A: Biological Sciences and Medical Sciences, 58,* 82–91. https://doi.org/10.1093/gerona/58.1.M82

Hewitt, M. & Simone, J. (Eds.). (1999). *Ensuring quality cancer care.* Washington, DC: National Academy Press.

Higgins, J. P. T., Altman, D. G. & Sterne, J. A. C. (2011). Assessing risk of bias in included studies. In J. P. T. Higgins & S. Green (Eds.), *Cochrane handbook for systematic reviews of interventions* (Version 5.1.0). London: Cochrane Collection. Retrieved from http://handbook.cochrane.org

Holmes, M. D., Chen, W. Y., Feskanich, D., Kroenke, C. H. & Colditz, G. A. (2005). Physical activity and survival after breast cancer diagnosis. *JAMA, 293,* 2479-2486. https://doi.org/10.1001/jama.293.20.2479

Hopko, D.R., Armento, M.E., Robertson, S.M., Ryba, M.M., Carvalho, J.P., Colman, L.K., ... Lejuez, C.W. (2011). Brief behavioral activation and problem-solving therapy for depressed breast cancer patients: Randomized trial. *Journal of Consulting and Clinical Psychology, 79,* 834-849. https://doi.org/10.1037/a0025450

Hunter, E.G., Gibson, R., Arbesman, M. & D'Amico, M. (2017a). Systematic review of occupational therapy and adult cancer rehabilitation: Part 1. Impact of physical activity and symptom management interventions. *American Journal of Occupational Therapy, 71,* 7102100030. https://doi.org/10.5014/ajot.2017.023564

Hunter, E.G., Gibson, R., Arbesman, M. & D'Amico, M. (2017b). Systematic review of occupational therapy and adult cancer rehabilitation: Part 2. Impact of multidisciplinary rehabilitation and psychosocial, sexuality, and return to work interventions. *American Journal of Occupational Therapy, 71,* 7102100040. https://doi.org/10.5014/ajot.2017.023572

Hurlow, A., Bennett, M.I., Robb, K.A., Johnson, M.I., Simpson, K.H. & Oxberry, S.G. (2012). Transcutaneous electric nerve stimulation (TENS) for cancer pain in adults. *Cochrane Database of Systematic Reviews, 2012,* CD006276. https://doi.org/10.1002/14651858.CD006276.pub3

Hwang, E.J., Lokietz, N.C., Lozano, R.L. & Parke, M.A. (2015). Functional defcits and quality of life among cancer survivors: Implications for occupational therapy in cancer survivorship care. *American Journal of Occupational Therapy, 69,* 6906290010. https://doi.org/10.5014/ajot.2015.015974

Hwang, J.H., Chang, H.J., Shim, Y.H., Park, W.H., Park, W., Huh, S.J. & Yang, J.H. (2008). Effects of supervised exercise therapy in patients receiving radiotherapy for breast cancer. *Yonsei Medical Journal, 49,* 443-450. https://doi.org/10.3349/ymj.2008.49.3.443

Jacobsen, P.B., Donovan, K.A., Vadaparampil, S.T. & Small, B.J. (2007). Systematic review and meta-analysis of psychological and activity-based interventions for cancer-related fatigue. *Health Psychology, 26,* 660-667. https://doi.org/10.1037/0278-6133.26.6.660

Jahr, S., Schoppe, B. & Reisshauer, A. (2008). Effect of treatment with low-intensity and extremely low-frequency electrostatic felds (DEEP OSCILLATION®) on breast tissue and pain in patients with secondary breast lymphoedema. *Journal of Rehabilitation Medicine, 40,* 645-650. https://doi.org/10.2340/16501977-0225

Janelsins, M.C., Kohli, S., Mohile, S.G., Usuki, K., Ahles, T.A. & Morrow, G.R. (2011). An update on cancer- and chemotherapy-related cognitive dysfunction: Current status. *Seminars in Oncology, 38,* 431-438. https://doi.org/10.1053/j.seminoncol.2011.03.014

Jensen-Johansen, M.B., Christensen, S., Valdimarsdottir, H., Zakowski, S., Jensen, A.B., Bovbjerg, D.H. & Zachariae, R. (2013). Effects of an expressive writing intervention on cancer-related distress in Danish breast cancer survivors - Results from a nationwide randomized clinical trial. *Psycho-Oncology, 22,* 1492-1500. https://doi.org/10.1002/pon.3193

Jette, A., Haley, S.M., Coster, W. & Ni, P.S. (2015). *AM-PAC short forms for inpatient and outpatient settings: Instruction manual.* Boston: Boston University.

Jones, F., Gage, H., Drummond, A., Bhalla, A., Grant, R., Lennon, S., ... Liston, M. (2016). Feasibility study of an integrated stroke self-management programme: A cluster-randomised controlled trial. *BMJ Open, 6,* e008900. https://doi.org/10.1136/bmjopen-2015-008900

Jones, J.M., Cheng, T., Jackman, M., Walton, T., Haines, S., Rodin, G. & Catton, P. (2013). Getting back on track: Evaluation of a brief group psychoeducation intervention for women completing primary treatment for breast cancer. *Psycho-Oncology, 22,* 117-124. https://doi.org/10.1002/pon.2060

Jones, L., Fitzgerald, G., Leurent, B., Round, J., Eades, J., Davis, S., ... Tookman, A. (2013). Rehabilitation in advanced, progressive, recurrent cancer: A randomized controlled trial. *Journal of Pain and Symptom Management, 46,* 315-325.e3. https://doi.org/10.1016/j.jpainsymman.2012.08.017

Juraskova, I., Butow, P., Robertson, R., Sharpe, L., McLeod, C. & Hacker, N. (2003). Post-treatment sexual adjustment following cervical and endometrial cancer: A qualitative insight. *PsychoOncology, 12,* 267-279. https://doi.org/10.1002/pon.639

Kangas, M., Milross, C., Taylor, A. & Bryant, R. (2013). A pilot randomized controlled trial of a brief early intervention for reducing posttraumatic stress disorder, anxiety and depressive symptoms in newly diagnosed head and neck cancer patients. *Psychooncology, 22,* 1665-1673. https://doi.org/10.1002/pon.3208

Katz, S., Ford, A.B., Moskowitz, R.W., Jackson, B.A. & Jaffe, M.W. (1963). Studies of illness in the aged: The Index of ADL: A standardized measure of biological and psychosocial function. *JAMA, 185,* 914-919. https://doi.org/10.1001/jama.1963.03060120024016

Keogh, J.W.L. & MacLeod, R.D. (2012). Body composition, physical ftness, functional performance, quality of life, and fatigue benefts of exercise for prostate cancer patients: A systematic review. *Journal of Pain and Symptom Management, 43,* 96-110. https://doi.org/10.1016/j.jpainsymman.2011.03.006

Khan, F., Amatya, B., Pallant, J.F., Rajapaksa, I. & Brand, C. (2012). Multidisciplinary rehabilitation in women following breast cancer treatment: A randomized controlled trial. *Journal of Rehabilitation Medicine, 44,* 788-794. https://doi.org/10.2340/16501977-1020

Kielhofner, G., Mallinson, T., Crawford, C., Nowak, M., Rigby, M., Henry, A. & Walens, D. (2004). *Occupational Performance History Interview-II (Version 2.1).* Chicago: Model of Human Occupation Clearinghouse.

Kim, D. S., Sim, Y. J., Jeong, H. J. & Kim, G. C. (2010). Effect of active resistive exercise on breast cancer-related lymphedema: A randomized controlled trial. *Archives of Physical Medicine and Rehabilitation, 91,* 1844–1848. https://doi.org/10.1016/j.apmr.2010.09.008

Kim, J. I., Lee, M. S., Kang, J. W., Choi, D. Y. & Ernst, E. (2010). Reflexology for the symptomatic treatment of breast cancer: A systematic review. *Integrative Cancer Therapies, 9,* 326–330. https://doi.org/10.1177/1534735410387423

Kim, S. J. & Park, Y. D. (2008). Effects of complex decongestive physiotherapy on the oedema and the quality of life of lower unilateral lymphoedema following treatment for gynecological cancer. *European Journal of Cancer Care, 17,* 463–468. https://doi.org/10.1111/j.1365-2354.2007.00877.x

King, M., Deveaux, A., White, H. & Rayson, D. (2012). Compression garments versus compression bandaging in decongestive lymphatic therapy for breast cancer-related lymphedema: A randomized controlled trial. *Supportive Care in Cancer, 20,* 1031–1036. https://doi.org/10.1007/s00520-011-1178-9

Kligman, L., Wong, R. K. S., Johnston, M. & Laetsch, N. S. (2004). The treatment of lymphedema related to breast cancer: A systematic review and evidence summary. *Supportive Care in Cancer, 12,* 421–431. https://doi.org/10.1007/s00520-004-0627-0

Knols, R. H., de Bruin, E. D., Shirato, K., Uebelhart, D. & Aaronson, N. K. (2010). Physical activity interventions to improve daily walking activity in cancer survivors. *BMC Cancer, 10,* 406. https://doi.org/10.1186/1471-2407-10-406

Kohlman-Thomson, L. & Robnett, R. (2016). *Kohlman Evaluation of Living Skills* (4th ed.). Bethesda, MD: American Occupational Therapy Association.

Korstjens, I., May, A. M., van Weert, E., Mesters, I., Tan, F., Ros, W. J., … van den Borne, B. (2008). Quality of life after self-management cancer rehabilitation: A randomized controlled trial comparing physical and cognitive-behavioral training versus physical training. *Psychosomatic Medicine, 70,* 422–429. https://doi.org/10.1097/PSY.0b013e31816e038f

Korstjens, I., Mesters, I., van der Peet, E., Gijsen, B. & van den Borne, B. (2006). Quality of life of cancer survivors after physical and psychosocial rehabilitation. *European Journal of Cancer Prevention, 15,* 541–547. https://doi.org/10.1097/01.cej.0000220625.77857.95

Kravitz, R. L., Tancredi, D. J., Grennan, T., Kalauokalani, D., Street, R. L., Jr., Slee, C. K., … Franks, P. (2011). Cancer Health Empowerment for Living without Pain (Ca-HELP): Effects of a tailored education and coaching intervention on pain and impairment. *Pain, 152,* 1572–1582. https://doi.org/10.1016/j.pain.2011.02.047

Kuchinski, A. M., Reading, M. & Lash, A. A. (2009). Treatment-related fatigue and exercise in patients with cancer: A systematic review. *Medsurg Nursing, 18,* 174–180.

Lapid, M. I., Rummans, T. A., Brown, P. D., Frost, M. H., Johnson, M. E., Huschka, M. M., … Clark, M. M. (2007). Improving the quality of life of geriatric cancer patients with a structured multidisciplinary intervention: A randomized controlled trial. *Palliative and Supportive Care, 5,* 107–114. https://doi.org/10.1017/S1478951507070174

Law, M., Baptiste, S., Carswell, A., McColl, M. A., Polatajko, H. & Pollock, N. (2014). *Canadian Occupational Performance Measure* (5th ed.). Ottawa, Ontario: CAOT Publications.

Lawton, M. P. & Brody, E. M. (1969). Assessment of older people: Self-maintaining and instrumental activities of daily living. *Gerontologist, 9,* 179–186. https://doi.org/10.1093/geront/9.3_Part_1.179

Ledesma, D. & Kumano, H. (2009). Mindfulness-based stress reduction and cancer: A meta-analysis. *Psycho-Oncology, 18,* 571–579. https://doi.org/10.1002/pon.1400

Lee, M. S., Choi, T. Y. & Ernst, E. (2010). Tai Chi for breast cancer patients: A systematic review. *Breast Cancer Research and Treatment, 120,* 309–316. https://doi.org/10.1007/s10549-010-0741-2

Lemoignan, J., Chasen, M. & Bhargava, R. (2010). A retrospective study of the role of an occupational therapist in the cancer nutrition rehabilitation program. *Supportive Care in Cancer, 18,* 1589–1596. https://doi.org/10.1007/s00520-009-0782-4

Lieberman, D. & Scheer, J. (2002). AOTA's Evidence-Based Literature Review Project: An overview. *American Journal of Occupational Therapy, 56,* 344–349. https://doi.org/10.5014/ajot.56.3.344

Ling, C. C., Lui, L. Y. & So, W. K. (2012). Do educational interventions improve cancer patients' quality of life and reduce pain intensity? Quantitative systematic review. *Journal of Advanced Nursing, 68,* 511–520. https://doi.org/10.1111/j.1365-2648.2011.05841.x

Litterini, A. J. & Lee, J. (2013). Exercise for individuals with metastatic cancer. *Rehabilitation Oncology, 31,* 47–48.

Lloyd-Williams, M., Cobb, M., O'Connor, C., Dunn, L. & Shiels, C. (2013). A pilot randomised controlled trial to reduce suffering and emotional distress in patients with advanced cancer. *Journal of Affective Disorders, 148,* 141–145. https://doi.org/10.1016/j.jad.2012.11.013

Longpre, S. & Newman, R. (2011). *The role of occupational therapy in oncology.* Bethesda, MD: American Occupational Therapy Association. Retrieved from https://www.aota.org/-/media/Corporate/Files/AboutOT/Professionals/WhatIsOT/RDP/Facts/Oncology%20fact%20sheet.pdf

Luckett, T., Britton, B., Clover, K. & Rankin, N. M. (2011). Evidence for interventions to improve psychological outcomes in people with head and neck cancer: A systematic review of the literature. *Supportive Care in Cancer, 19,* 871–881. https://doi.org/10.1007/s00520-011-1119-7

Luctkar-Flude, M. F., Groll, D. L., Tranmer, J. E. & Woodend, K. (2007). Fatigue and physical activity in older adults with cancer: A systematic review of the literature.

Cancer Nursing, 30, E35–E45. https://doi.org/10.1097/01.NCC.0000290815.99323.75

Lymphology Association of North America. (2016). *LANA Certifed Lymphedema Therapist® candidate information brochure.* Retrieved November 11, 2016, from https://www.clt-lana.org/

Lyons, K. D. (2006). Occupation as a vehicle to surmount the psychosocial challenges of cancer. *Occupational Therapy in Health Care, 20,* 1–16. https://doi.org/10.1080/J003v20n02_01

Manne, S., Ostroff, J. S. & Winkel, G. (2007). Social-cognitive processes as moderators of a couplefocused group intervention for women with early stage breast cancer. *Health Psychology, 26,* 735–744. https://doi.org/10.1037/0278-6133.26.6.735

Manos, D., Sebastián, J., Mateos, N. & Bueno, M. J. (2009). Results of a multi-componential psychosocial intervention programme for women with early-stage breast cancer in Spain: Quality of life and mental adjustment. *European Journal of Cancer Care, 18,* 295–305. https://doi.org/10.1111/j.1365-2354.2008.00978.x

McClure, M. K., McClure, R. J., Day, R. & Brufsky, A. M. (2010). Randomized controlled trial of the Breast Cancer Recovery Program for women with breast cancer-related lymphedema. *American Journal of Occupational Therapy, 64,* 59–72. https://doi.org/10.5014/ajot.64.1.59

McMillan, E. M. & Newhouse, I. J. (2011). Exercise is an effective treatment modality for reducing cancer-related fatigue and improving physical capacity in cancer patients and survivors: A metaanalysis. *Applied Physiology, Nutrition, and Metabolism, 36,* 892–903. https://doi.org/10.1139/h11-082

McNeely, M. L., Campbell, K. L., Rowe, B. H., Klassen, T. P., Mackey, J. R. & Courneya, K. S. (2006). Effects of exercise on breast cancer patients and survivors: A systematic review and metaanalysis. *Canadian Medical Association Journal, 175,* 34–41. https://doi.org/10.1503/cmaj.051073

MD Anderson Cancer Center. (2016). *Treatment options.* Retrieved from https://www.mdanderson.org/treatment-options.html

Medline Plus. (2016). *Skin flaps and grafts—Self-care.* Retrieved from https://www.nlm.nih.gov/medlineplus/ency/patientinstructions/000743.htm

Mendoza, T. R., Wang, X. S., Cleeland, C. S., Morrissey, M., Johnson, B. A., Wendt, J. K. & Huber, S. L. (1999). The rapid assessment of fatigue severity in cancer patients: Use of the Brief Fatigue Inventory. *Cancer, 85,* 1186–1196. https://doi.org/10.1002/(SICI)1097-0142(19990301)85:5<1186::AIDCNCR24>3.0.CO;2-N

Meneses, K. D. & McNees, M. P. (2007). Upper extremity lymphedema after treatment for breast cancer: A review of the literature. *Ostomy/Wound Management, 53,* 16–29.

Meyer, T. J. & Mark, M. M. (1995). Effects of psychosocial interventions with adult cancer patients: A meta-analysis of randomized experiments. *Health Psychology, 14,* 101–108. https://doi.org/10.1037/0278-6133.14.2.101

Milbury, K., Spelman, A., Wood, C., Matin, S. F., Tannir, N., Jonasch, E., … Cohen, L. (2014). Randomized controlled trial of expressive writing for patients with renal cell carcinoma. *Journal of Clinical Oncology, 32,* 663–670. https://doi.org/10.1200/JCO.2013.50.3532

Moffatt, C. J., Franks, P. J., Doherty, D. C., Williams, A. F., Badger, C., Jeffs, E., … Mortimer, P. S. (2003). Lymphoedema: An underestimated health problem. *QJM: An International Journal of Medicine, 96,* 731–738. https://doi.org/10.1093/qjmed/hcg126

Monleon, S., Murta-Nascimento, C., Bascuas, I., Macià, F., Duarte, E. & Belmonte, R. (2015). Lymphedema predictor factors after breast cancer surgery: A survival analysis. *Lymphatic Research and Biology, 13,* 268–274. https://doi.org/10.1089/lrb.2013.0042

Moore-Corner, R. A., Kielhofner, G. & Olson, L. (1998). *A user's guide to Work Environment Impact Scale (WEIS)* (version 2.0). Chicago: University of Illinois.

Morey, M. C., Snyder, D. C., Sloane, R., Cohen, H. J., Peterson, B., Hartman, T. J., …. Demark, W. (2009). Effects of home-based diet and exercise on functional outcomes among older, overweight long-term cancer survivors: RENEW: A randomized controlled trial. *JAMA, 301,* 1883–1891. https://doi.org/10.1001/jama.2009.643

Morris, P. E., Griffn, L., Berry, M., Thompson, C., Hite, D., Winkelman, C., … Haponik, E. (2011). Receiving early mobility during an intensive care unit admission is a predictor of improved outcomes in acute respiratory failure. *American Journal of the Medical Sciences, 341,* 373–377. https://doi.org/1.010.97/MAJ.0b013e31.820ab4f6

Morrison, M. T., Giles, G. M., Ryan, J. D., Baum, C. M., Dromerick, A. W., Polatajko, H. J. & Edwards, D. F. (2013). Multiple Errands Test-Revised (MET-R): A performance-based measure of executive function in people with mild cerebrovascular accident. *American Journal of Occupational Therapy, 67,* 460–468. https://doi.org/10.5014/ajot.2013.007880

Moseley, A. L., Carati, C. J. & Piller, N. B. (2007). A systematic review of common conservative therapies for arm lymphoedema secondary to breast cancer treatment. *Annals of Oncology, 18,* 639–646. https://doi.org/10.1093/annonc/mdl182

Mroz, T. M., Pitonyak, J. S., Fogelberg, D. & Leland, N. E. (2015). Client centeredness and health reform: Key issues for occupational therapy. *American Journal of Occupational Therapy, 69,* 6905090010. https://doi.org/10.5014/ajot.2015.695001

Mustian, K. M., Sprod, L. K., Janelsins, M., Peppone, L. J., Palesh, O. G., Chandwani, K., … Morrow, G. R. (2013). Multicenter, randomized controlled trial of yoga for sleep quality among cancer survivors. *Journal of Clinical Oncology, 31,* 3233–3241. https://doi.org/10.1200/JCO.2012.43.7707

Nasreddine, Z. S., Phillips, N. A., Bédirian, V., Charbonneau, S., Whitehead, V., Collin, I., ... Chertkow, H. (2005). The Montreal Cognitive Assessment, MoCA: A brief screening. *Journal of the American Geriatrics Society, 53,* 695–699. https://doi.org/10.1111/j.1532-5415.2005.53221.x

National Cancer Institute. (2011). *Cancer control continuum.* Retrieved from http://cancercontrol.cancer.gov/od/continuum.html

National Cancer Institute. (2015a). *Cancer statistics.* Retrieved from http://www.cancer.gov/aboutcancer/what-is-cancer/statistics

National Cancer Institute. (2015b). *Staging.* Retrieved from http://www.cancer.gov/about-cancer/diagnosis-staging/staging

National Cancer Institute. (2015c). *What is cancer?* Retrieved from http://www.cancer.gov/aboutcancer/what-is-cancer

National Cancer Institute. (2016a). *Definitions.* Retrieved from http://cancercontrol.cancer.gov/ocs/statistics/definitions.html

National Cancer Institute. (2016b). *NCI-designated cancer centers.* Retrieved from http://www.cancer.gov/research/nci-role/cancer-centers

National Comprehensive Cancer Network. (2016a). *NCCN clinical practice guidelines in oncology: Cancer-related fatigue.* Fort Washington, PA: Author.

National Comprehensive Cancer Network. (2016b). *NCCN clinical practice guidelines in oncology: Survivorship.* Fort Washington, PA: Author.

National Hospice and Palliative Care Organization. (2016). *Hospice care.* Retrieved from http://www.nhpco.org/about/hospice-care

Nightingale, C., Rodriguez, C. & Carnaby, G. (2013). The impact of music interventions on anxiety for adult cancer patients: A meta-analysis and systematic review. *Integrative Cancer Therapies, 12,* 393–403. https://doi.org/10.1177/1534735413485817

Nomori, H., Watanabe, K., Ohtsuka, T., Naruke, T. & Suemasu, K. (2004). Six-minute walking and pulmonary function test outcomes during the early period after lung cancer surgery with special reference to patients with chronic obstructive pulmonary disease. *Japanese Journal of Thoracic and Cardiovascular Surgery, 52,* 113–119. https://doi.org/10.1007/s11748-004-0126-8

Northouse, L., Templin, T. & Mood, D. (2001). Couples' adjustment to breast disease during the first year following diagnosis. *Journal of Behavioral Medicine, 24,* 115–136. https://doi.org/10.1023/A:1010772913717

Nosarti, C., Roberts, J. V., Crayford, T., McKenzie, K. & David, A. S. (2002). Early psychological adjustment in breast cancer patients – A prospective study. *Journal of Psychosomatic Medicine Research, 53,* 1123–1130. https://doi.org/10.1016/S0022-3999(02)00350-1

Oh, B., Butow, P., Mullan, B., Hale, A., Lee, M. S., Guo, X. & Clarke, S. (2012). A critical review of the effects of medical Qigong on quality of life, immune function, and survival in cancer patients. *Integrative Cancer Therapies, 11,* 101–110. https://doi.org/10.1177/1534735411413268

Oldenmenger, W. H., Sillevis Smitt, P. A., van Montfort, C. A., de Raaf, P. J. & van der Rijt, C. C. (2011). A combined pain consultation and pain education program decreases average and current pain and decreases interference in daily life by pain in oncology outpatients: A randomized controlled trial. *Pain, 152,* 2632–2639. https://doi.org/10.1016/j.pain.2011.08.009

Oliver, J. W., Kravitz, R. L., Kaplan, S. H. & Meyers, F. J. (2001). Individualized patient education and coaching to improve pain control among cancer outpatients. *Journal of Clinical Oncology, 19,* 2206–2212.

Oremus, M., Dayes, I., Walker, K. & Raina, P. (2012). Systematic review: Conservative treatments for secondary lymphedema. *BMC Cancer, 12,* 6. https://doi.org/10.1186/1471-2407-12-6

O'Toole, J. A., Ferguson, C. M., Swaroop, M. N., Horick, N., Skolny, M. N., Brunelle, C. L., ... Taghian, A. G. (2015). The impact of breast cancer-related lymphedema on the ability to perform upper extremity activities of daily living. *Breast Cancer Research and Treatment, 150,* 381–388. https://doi.org/10.1007/s10549-015-3325-3

Ott, M. J., Norris, R. L. & Bauer-Wu, S. M. (2006). Mindfulness meditation for oncology patients: A discussion and critical review. *Integrative Cancer Therapies, 5,* 98–108. https://doi.org/10.1177/1534735406288083

Pachman, D. R., Barton, D. L., Swetz, K. M. & Loprinzi, C. L. (2012). Troublesome symptoms in cancer survivors: Fatigue, insomnia, neuropathy, and pain. *Journal of Clinical Oncology, 30,* 3687–3696. https://doi.org/10.1200/JCO.2012.41.7238

Parala-Metz, A. & Davis, M. (2013). *Cancer pain.* Lyndhurst, OH: Cleveland Clinic Foundation. Retrieved from http://www.clevelandclinicmeded.com/medicalpubs/diseasemanagement/hematology-oncology/cancer-pain/

Park, J. H., Lee, W. H. & Chung, H. S. (2008). Incidence and risk factors of breast cancer lymphoedema. *Journal of Clinical Nursing, 17,* 1450–1459. https://doi.org/10.1111/j.1365-2702.2007.02187.x

Parkinson, S., Forsyth, K. & Kielhofner, G. (2006). *The Model of Human Occupation screening tool, Version 2.* Chicago: Model of Human Occupation Clearinghouse.

Petrek, J. A., Senie, R. T., Peters, M. & Rosen, P. P. (2001). Lymphedema in a cohort of breast carcinoma survivors 20 years after diagnosis. *Cancer, 92,* 1368–1377. https://doi.org/10.1002/1097-0142(20010915)92:6<1368::AID-CNCR1459>3.0.CO;2-9

Piet, J., Würtzen, H. & Zachariae, R. (2012). The effect of mindfulness-based therapy on symptoms of anxiety and depression in adult cancer patients and survivors: A systematic review and meta-analysis. *Journal of Consulting and Clinical Psychology, 80,* 1007–1020. https://doi.org/10.1037/a0028329

Pitceathly, C., Maguire, P., Fletcher, I., Parle, M., Tomenson, B. & Creed, F. (2009). Can a brief psychological intervention prevent anxiety or depressive disorders in cancer patients? A randomised controlled trial. *Annals of Oncology, 20,* 928–934. https://doi.org/10.1093/annonc/mdn708

Polatajko, H. J., Mandich, A. & McEwen, S. (2011). Cognitive Orientation to Daily Occupational Performance (CO-OP): A cognitive-based intervention for children and adults. In N. Katz (Ed.), *Cognition, occupation, and participation across the life span: Neuroscience, neurorehabilitation, and models of intervention in occupational therapy* (3rd ed., pp. 299–321). Bethesda, MD: AOTA Press.

Pool, M. K., Nadrian, H. & Pasha, N. (2012). Effects of a self-care education program on quality of life after surgery in patients with esophageal cancer. *Gastroenterology Nursing, 35,* 332–340. https://doi.org/10.1097/SGA.0b013e3182605f86

Portenoy, R. K. & Dhingra, L. K. (2015). Assessment of cancer pain. *UpToDate.* Retrieved from http://www.uptodate.com/contents/assessment-of-cancer-pain

Preston, N. J., Seers, K. & Mortimer, P. S. (2004). Physical therapies for reducing and controlling lymphoedema of the limbs. *Cochrane Database of Systematic Reviews, 2004,* CD003141. https://doi.org/10.1002/14651858.CD003141.pub2

Puetz, T. W., Morley, C. A. & Herring, M. P. (2013). Effects of creative arts therapies on psychological symptoms and quality of life in patients with cancer. *JAMA Internal Medicine, 173,* 960–969. https://doi.org/10.1001/jamainternmed.2013.836

Punwar, J. & Peloquin, M. (2000). *Occupational therapy: Principles and practice.* Philadelphia: Lippincott.

Richards, M. (2011). The role of physical agent modalities in therapy. *Advance Healthcare Network for Physical Therapy and Rehab Medicine.* Retrieved from http://physical-therapy.advanceweb.com/Features/Articles/The-Role-of-Physical-Agent-Modalities-in-Therapy.aspx

Ries, L. A. G., Eisner, M. P., Kosary, C. L., Hankey, B. F., Miller, B. A., Clegg, L., ... Edwards, B. K. (Eds.). (2005). *SEER cancer statistics review, 1975–2002.* Bethesda, MD: National Cancer Institute. Retrieved from http://seer.cancer.gov/csr/1975_2002/

Robertson, I. H., Nimmo-Smith, I. N., Ward, T. & Ridgeway, V. (1994). *The Test of Everyday Attention.* Bury St. Edmunds, England: Thames Valley Test Company.

Roffe, L., Schmidt, K. & Ernst, E. (2005). A systematic review of guided imagery as an adjuvant cancer therapy. *Psycho-Oncology, 14,* 607–617. https://doi.org/10.1002/pon.889

Rogers, L. Q., Hopkins-Price, P., Vicari, S., Markwell, S., Pamenter, R., Courneya, K. S., ... Verhulst, S. (2009). Physical activity and health outcomes three months after completing a physical activity behavior change intervention: Persistent and delayed effects. *Cancer Epidemiology, Biomarkers and Prevention, 18,* 1410–1418. https://doi.org/10.1158/1055-9965.EPI-08-1045

Ruddy, R. & House, A. (2009). Psychosocial interventions for conversion disorder. *Cochrane Database of Systematic Reviews, 2009,* CD005331. https://doi.org/10.1002/14651858.CD005331.pub2

Ruff, R. L., Adamson, V. W., Ruff, S. S. & Wang, X. (2007). Directed rehabilitation reduces pain and depression while increasing independence and satisfaction with life for patients with paraplegia due to epidural metastatic spinal cord compression. *Journal of Rehabilitation Research and Development, 44,* 1–10. https://doi.org/10.1682/JRRD.2005.10.0168

Ryu, J. S., Kang, J. Y., Park, J. Y., Nam, S. Y., Choi, S. H., Roh, J. L., ... Choi, K. H. (2009). The effect of electrical stimulation therapy on dysphagia following treatment for head and neck cancer. *Oral Oncology, 45,* 665–668. https://doi.org/10.1016/j.oraloncology.2008.10.005

Saad, M., Tafani, C., Psimaras, D. & Ricard, D. (2014). Chemotherapy-induced peripheral neuropathy in the adult. *Current Opinion in Oncology, 26,* 634–641. https://doi.org/10.1097/CCO.0000000000000139

Sackett, D. L., Rosenberg, W. M., Gray, J. A., Haynes, R. B. & Richardson, W. S. (1996). Evidence based medicine: What it is and what it isn't. *BMJ, 312,* 71–72. https://doi.org/10.1136/bmj.312.7023.71

Schmidt, K. D. (2001). Cancer rehabilitation services in a tertiary care center. *Cancer, 92,* 1053–1054. https://doi.org/10.1002/1097-0142(20010815)92:4+<1053::AID-CNCR1419>3.0.CO;2-V

Schofeld, P. & Payne, S. (2003). A pilot study into the use of a multisensory environment (Snoezelen) within a palliative day-care setting. *International Journal of Palliative Nursing, 9,* 124–130. https://doi.org/10.12968/ijpn.2003.9.3.11485

Schofeld, P., Ugalde, A., Gough, K., Reece, J., Krishnasamy, M., Carey, M., ... Aranda, S. (2013). A tailored, supportive care intervention using systematic assessment designed for people with inoperable lung cancer: A randomised controlled trial. *Psycho-Oncology, 22,* 2445–2453. https://doi.org/10.1002/pon.3306

Schou, I., Ekeberg, Ø., Ruland, C. M., Sandvik, L. & Kåresen, R. (2004). Pessimism as a predictor of emotional morbidity one year following breast cancer surgery. *Psycho-Oncology, 13,* 309–320. https://doi.org/10.1002/pon.747

Scott, D. A., Mills, M., Black, A., Cantwell, M., Campbell, A., Cardwell, C. R., ... Donnelly, M. (2013). Multidimensional rehabilitation programmes for adult cancer survivors. *Cochrane Database of Systematic Reviews, 2013,* CD007730. https://doi.org/10.1002/14651858.CD007730.pub2

Semple, C., Parahoo, K., Norman, A., McCaughan, E., Humphris, G. & Mills, M. (2013). Psychosocial interventions for patients with head and neck cancer. *Cochrane Database of Systematic Reviews, 2013,* CD009441. https://doi.org/10.1002/14651858.CD009441.pub2

Shea, B. J., Grimshaw, J. M., Wells, G. A., Boers, M., Andersson, N., Hamel, C., ... Bouter, L. M. (2007). Development of AMSTAR: A measurement tool to assess the methodological quality of systematic reviews. *BMC Medical Research Methodology, 7,* 10. https://doi.org/10.1186/1471-2288-7-10

Shennan, C., Payne, S. & Fenlon, D. (2011). What is the evidence for the use of mindfulness-based interventions in cancer care? A review. *Psycho-Oncology, 20,* 681–697. https://doi.org/10.1002/pon.1819

Sherwood, P., Given, B. A., Given, C. W., Champion, V. L., Doorenbos, A. Z., Azzouz, F., ... Monahan, P. O. (2005). A cognitive behavioral intervention for symptom management in patients with advanced cancer. *Oncology Nursing Forum, 32,* 1190–1198. https://doi.org/10.1188/05.ONF.1190-1198

Shneerson, C., Taskila, T., Gale, N., Greenfeld, S. & Chen, Y. F. (2013). The effect of complementary and alternative medicine on the quality of life of cancer survivors: A systematic review and metaanalyses. *Complementary Therapies in Medicine, 21,* 417–429. https://doi.org/10.1016/j.ctim.2013.05.003

Smeenk, F. W., van Haastregt, J. C., de Witte, L. P. & Crebolder, H. F. (1998). Effectiveness of home care programmes for patients with incurable cancer on their quality of life and time spent in hospital: Systematic review. *BMJ, 316,* 1939–1944. https://doi.org/10.1136/bmj.316.7149.1939

Smith, J. E., Richardson, J., Hoffman, C. & Pilkington, K. (2005). Mindfulness-based stress reduction as supportive therapy in cancer care: Systematic review. *Journal of Advanced Nursing, 52,* 315–327. https://doi.org/10.1111/j.1365-2648.2005.03592.x

Smith, S. R., Haig, A. J. & Couriel, D. R. (2015). Musculoskeletal, neurologic, and cardiopulmonary aspects of physical rehabilitation in patients with chronic graft-versus-host disease. *Biology of Blood and Marrow Transplantation, 21,* 799–808. https://doi.org/10.1016/j.bbmt.2014.10.019

Smith-Gabai, H. (Ed.). (2011). *Occupational therapy in acute care.* Bethesda, MD: AOTA Press.

Spence, R. R., Heesch, K. C. & Brown, W. J. (2010). Exercise and cancer rehabilitation: A systematic review. *Cancer Treatment Reviews, 36,* 185–194. https://doi.org/10.1016/j.ctrv.2009.11.003

Sprod, L. K., Palesh, O. G., Janelsins, M. C., Peppone, L. J., Heckler, C. E., Adams, M. J., ... Mustian, K. M. (2010). Exercise, sleep quality, and mediators of sleep in breast and prostate cancer patients receiving radiation therapy. *Community Oncology, 7,* 463–471. https://doi.org/10.1016/S1548-5315(11)70427-2

Stigt, J. A., Uil, S. M., van Riesen, S. J., Simons, F. J., Denekamp, M., Shahin, G. M. & Groen, H. J. (2013). A randomized controlled trial of postthoracotomy pulmonary rehabilitation in patients with resectable lung cancer. *Journal of Thoracic Oncology, 8,* 214–221. https://doi.org/10.1097/JTO.0b013e318279d52a

Stout, N. L., Silver, J. K., Raj, V. S., Rowland, J., Gerber, L., Cheville, A., ... Chan, L. (2016). Toward a national initiative in cancer rehabilitation: Recommendations from a subject matter expert group. *Archives of Physical Medicine and Rehabilitation, 26,* 634–641. https://doi.org/10.1016/j.apmr.2016.05.002

Stubblefeld, M. D., Burstein, H. J., Burton, A. W., Custodio, C. M., Deng, G. E., Ho, M., ... Von Roenn, J. H. (2009). NCCN Task Force report: Management of neuropathy in cancer. *Journal of the National Comprehensive Cancer Network, 7*(5), S1–S26.

Tang, M. F., Liou, T. H. & Lin, C. C. (2010). Improving sleep quality for cancer patients: Benefts of a home-based exercise intervention. *Supportive Care in Cancer, 18,* 1329–1339. https://doi.org/10.1007/s00520-009-0757-5

Taylor, R. R., Lee, S. W., Kielhofner, G. & Ketkar, M. (2009). Therapeutic use of self: A nationwide survey of practitioners' attitudes and experiences. *American Journal of Occupational Therapy, 63,* 198–207. https://doi.org/10.5014/ajot.63.2.198

Taylor, S., Harley, C., Ziegler, L., Brown, J. & Velikova, G. (2011). Interventions for sexual problems following treatment for breast cancer: A systematic review. *Breast Cancer Research and Treatment, 130,* 711–724. https://doi.org/10.1007/s10549-011-1722-9

Thijs, K. M., de Boer, A. G. E. M., Vreugdenhil, G., van de Wouw, A. J., Houterman, S. & Schep, G. (2012). Rehabilitation using high-intensity physical training and long-term return-to-work in cancer survivors. *Journal of Occupational Rehabilitation, 22,* 220–229. https://doi.org/10.1007/s10926-011-9341-1

Tidhar, D. & Katz-Leurer, M. (2010). Aqua lymphatic therapy in women who suffer from breast cancer treatment-related lymphedema: A randomized controlled study. *Supportive Care in Cancer, 18,* 383–392. https://doi.org/10.1007/s00520-009-0669-4

Toglia, J. (2015). *Weekly Calendar Planning Activity.* Bethesda, MD: AOTA Press.

Trombly, C. A. (1995). Occupation: Purposefulness and meaningfulness as therapeutic mechanisms (Eleanor Clarke Slagle Lecture). *American Journal of Occupational Therapy, 49,* 960–972. https://doi.org/10.5014/ajot.49.10.960

Tsai, H. F., Chen, Y. R., Chung, M. H., Liao, Y. M., Chi, M. J., Chang, C. C. & Chou, K. R. (2014).Effectiveness of music intervention in ameliorating cancer patients' anxiety, depression, pain, and fatigue: A meta-analysis. *Cancer Nursing, 37,* E35–E50. https://doi.org/10.1097/NCC.0000000000000116

Uitterhoeve, R. J., Vernooy, M., Litjens, M., Potting, K., Bensing, J., De Mulder, P. & van Achterberg, T. (2004). Psychosocial interventions for patients with advanced cancer – A systematic review of the literature. *British*

Journal of Cancer, 91, 1050–1062. https://doi.org/10.1038/sj.bjc.6602103

Uniform Data System for Medical Rehabilitation. (1997). *Guide for the Uniform Data Set for Medical Rehabilitation (including the FIM™ instrument), Version 5.1.* Buffalo, NY: Author.

U.S. Preventive Services Task Force. (2016). *Grade definitions.* Rockville, MD: Agency for Healthcare Research and Quality. Retrieved January 10, 2017, from http://www.uspreventiveservicestaskforce.org/Page/Name/grade-defnitions

Vermaete, N., Wolter, P., Verhoef, G. & Gosselink, R. (2014). Physical activity and physical ftness in lymphoma patients before, during, and after chemotherapy: A prospective longitudinal study. *Annals of Hematology, 93,* 411–424. https://doi.org/10.1007/s00277-013-1881-3

Wanchai, A., Armer, J. M. & Stewart, B. R. (2011). Nonpharmacologic supportive strategies to promote quality of life in patients experiencing cancer-related fatigue: A systematic review. *Clinical Journal of Oncology Nursing, 15,* 203–214. https://doi.org/10.1188/11.CJON.203-214

Webster, K., Cella, D. & Yost, K. (2003). The Functional Assessment of Chronic Illness Therapy (FACIT) Measurement System: Properties, applications, and interpretation. *Health and Quality of Life Outcomes, 1,* 79. https://doi.org/10.1186/1477-7525-1-79

Weis, J. & Horneber, M. (2015). *Cancer-related fatigue.* New York: Springer Healthcare.

Wheeler, S. & Accord-Vira, A. (2016). *Occupational therapy practice guidelines for adults with traumatic brain injury.* Bethesda, MD: AOTA Press.

Wing, J. (2009). Therapeutic modalities in cancer. In M. O'Dell & M. Stubblefeld (Eds.), *Cancer rehabilitation: Principles and practice* (pp. 797–801). New York: Demos Medical.

World Health Organization. (2001). *International classifcation of functioning, disability and health.* Geneva: Author.

Yang, E. J., Lim, J. Y., Rah, U. W. & Kim, Y. B. (2012). Effect of a pelvic floor muscle training program on gynecologic cancer survivors with pelvic floor dysfunction: A randomized controlled trial. *Gynecologic Oncology, 125,* 705–711. https://doi.org/10.1016/j.ygyno.2012.03.045

Yennu, S. (2014). Fatigue. In K. Y. Shin (Ed.), *Rehabilitation medicine quick reference: Cancer* (p. 66–68). New York: Demos Medical.

Yuen, H. K., Mitcham, M. & Morgan, L. (2006). Managing post-therapy fatigue for cancer survivors using energy conservation training. *Journal of Allied Health, 35,* 121E–139E.

Zabora, J., BrintzenhofeSzoc, K., Curbow, B., Hooker, C. & Piantadosi, S. (2001). The prevalence of psychological distress by cancer site. *Psycho-Oncology, 10,* 19–28. https://doi.org/10.1002/1099-1611(200101/02)10:1<19::AID-PON501>3.0.CO;2-6

Zainal, N. Z., Booth, S. & Huppert, F. A. (2013). The effcacy of mindfulness-based stress reduction on mental health of breast cancer patients: A meta-analysis. *Psycho-Oncology, 22,* 1457–1465. https://doi.org/10.1002/pon.3171

Zeng, Y., Luo, T., Xie, H., Huang, M. & Cheng, A. S. (2014). Health benefts of Qigong or Tai Chi for cancer patients: A systematic review and meta-analyses. *Complementary Therapies in Medicine, 22,* 173–186. https://doi.org/10.1016/j.ctim.2013.11.010

Zhao, I. & Yates, P. (2008). Non-pharmacological interventions for breathlessness management in patients with lung cancer: A systematic review. *Palliative Medicine, 22,* 693–701. https://doi.org/10.1177/0269216308095024

Sachwortverzeichnis

A
Abschluss 56
Abstoßungsreaktion 22, 35
Accreditation Council for Occupational Therapy Education 77
Achtsamkeit 65
ACOTE 77
Activity Card Sort 49, 52
Acute Respiratory Failure 35
Adaption 54
ADL 22, 38, 49, 52, 55, 57, 59, 68, 71
ADLs 17
Advocacy 55
Aerobic 25, 65
aGHVD 35
Aktionen, zielgerichtete 53
Aktivitäten 16, 52
Aktivitätenauswahl 54
Aktivitäten, körperliche 24, 63
– Empfehlungen 73
– Evidenzreview 63
– Interventionen, ergotherapeutische 63
– Reviews, systematische 63
– Zusammenfassung 24, 64
Aktivitätsanalyse 47
Aktivitätsanforderungen 18
Aktivität, sexuelle 25, 26, 68
– Empfehlungen 74
– Evidenzreview 68
– Interventionen, ergotherapeutische 68
– Reviews, systematische 68
– Zusammenfassung 26, 68
Akupunktur 25, 65
Akutversorgung 37
Altern 29
American Cancer Society 21, 29
American Journal of Occupational Therapy 23
AML 44
AM-PAC 49
Amputation 34
Analogskalen, visuelle 55
Anästhesie 35
Angststörung 22, 36

Angstzustände 24, 26, 62, 66, 73
Anwendungen, physikalische 26, 67
– Empfehlungen 74
– Evidenzreview 67
– Interventionen, ergotherapeutische 67
– Reviews, systematische 67
– Zusammenfassung 67
– Zusammenfassung Hauptergebnisse 26
Anwendungen, thermische 67
Anwendungen, tiefenthermale 67
A-ONE 50, 52
AOTA 15, 21, 58, 82
Arbeit 17, 38, 49, 52, 55, 57, 59
Arbeitslosigkeit 69
Arbeitsplatzadaptionen 69
Arbeitsplatzrückkehr 26, 68
– Empfehlungen 74
– Evidenzreview 69
– Interventionen, ergotherapeutische 69
– Reviews, systematische 68
– Zusammenfassung 26, 69
Arnadòttir Occupational Therapy ADL 52
Assessmentinstrumente 49
Assessment of Communication and Interaction Skills 50, 53
Assessment of Motor an Process Skills 50, 53
Atemfrequenz 31
Atmungssystems 51
Aufgaben, vorbereitende 54
Aufklärung 24, 38, 64, 68, 69, 73
Aufmerksamkeit 23
Ausbildung 74

B
BADLs 17
Bedürfnisse, psychosoziale 24, 61
– Empfehlungen 73
– Evidenzreview 62
– Interventionen, ergotherapeutische 61
– Reviews, systematische 61
– Zusammenfassung 62
– Zusammenfassung Hauptergebnisse 24
Behandlung, aktive 30

Behandlungsoptionen   31
Behandlungssettings   30
Beratung   25, 61, 62, 64, 73
Berentung, frühzeitige   69
Beruf   59, 71, 74
Berufserfahrung   31
Berufsleben   68
Best Practice   57
Bestrahlungstherapie   21
Betätigung   16, 17, 22, 47, 52
Betätigungsauswahl   54
Betätigungsbedürfnisse   18
Betätigungsbereiche   49, 52, 55
Betätigungsgerechtigkeit   55
Betätigungsperformanz   18, 32, 36, 38, 48, 59
– Evaluation   19
Betätigungsprofil   18, 48
– Evaluation   19
Bewegung   60, 61, 63, 65, 71, 73
Bewegungsausmaß   52, 55, 64, 65, 68, 73
Bewegungsinterventionen   24, 25
Bewegungsroutinenanpassung   63
Bewegungstherapie   23
Bewegung, supervidierte   64
Bias   57
Bildung   17, 38, 49, 52, 55, 59
Bildung von Wissen   55
Blasenkrebs   30
Blutbildkontrolle   31
Blutdruck   31
Blutgerinnung   31
Brief Fatigue Inventory   49, 55
Bronchialkrebs   30
Brustkrebs   30, 32, 36, 40, 60, 62, 63, 66, 69, 73

C

Canadian Occupational Performance Measure   50
cancer continuum of care   21
cancer-related fatigue   32, 61
cGHVD   35
CHAIH   25, 65
CHAIH-Interventionen   66, 74
chemobrain   33, 53
Chemotherapie   21, 23, 24, 31, 33, 53, 61, 62
CINAHL   84
CIPN   33
Cochrane Database of Systematic Reviews   84
COPM   50, 52, 53, 56
Current Procedural Terminologie©   16

D

Darmprobleme   68
Datenbanken   84
Dekonditionierung   22, 33
Depression   22, 24, 26, 36, 62, 66, 73
Diagnose   37

Diathermie   67
Dickdarmkrebs   30
Disabilities of the Arm, Shoulder and Hand   51, 53
Druck, intrakranieller   31
Durchbruchsschmerzen   34
Dyphagie   74
Dysfunktionen, krebsbedingte kognitive   22, 33
Dysphagie   26, 67

E

Effektivität   19
Ein- und Ausatmen   65
Einzelfallstudien, experimentelle   57
Elektrotherapie   25, 26, 65, 67, 73, 74
Enddarmkrebs   30
Energiehaushalt   63
Entlassungsplanung   56
Erfahrungen   65
Ergebnis/Ergebniskontrolle   51, 55
– Bereiche   55
– Messinstrumente   55
Ergotherapeuten   15, 74
– Ausbildung   74
– Bildungsprogramm   77
– Vorbereitung und Qualifikation   77
– Wissen, spezielles in der Krebsbehandlung   31
Ergotherapie-Assistenten   15, 74
– Ausbildung   74
– Bildungsprogramm   78
– Vorbereitung und Qualifikationen   77
Ergotherapieverband, amerikanischer   15
Erhaltung   54
Erholung und Schlaf   38, 49, 55, 57, 59, 71
Erkrankungen, kardiovaskuläre und pulmonale   34
Erkrankungen, sekundäre   22
Ernährungsinterventionen   25, 64
Erschöpfung, krebsbedingte   32
Essen/Essen verabreichen   68
Etablieren   54
Evaluation   19, 36, 48
– Assessments   49
– Betätigungsbereiche   52
– Betätigungsperformanz   48
– Klientenfaktoren   52
– Kontext und Umwelt   53
– Performanzfertigkeiten   53
– Performanzmuster   53
Evidenz   57, 82
– Reviews/Zusammenfassung   57
Evidenzlevel   23, 57, 72, 82
Evidenzübersicht   86
Executive Function Performance Test   50, 52, 55
Expertise, klinische   57

F

Fachwissen, spezielles   31
Fallstudien   40
– Klientin mit Brustkrebs   40
– Klient mit AML   44
– Klient mit Glioblastom   42
Fallstudien, beschreibende   57
Fatigue   22, 24, 25, 26, 33, 55, 61, 63, 68
Fertigkeiten   18
Fertigkeiten, motorische   49, 52, 53, 55, 59
Fertigkeiten, prozessbezogene   50, 52, 53, 55
FIMTM   49, 56
Fitness   63
Fördern   54
Forschung   75
Forschungsevidenz   57
Framework   16, 18, 48, 52, 53, 54, 55, 59
Freizeit   17, 38, 49, 52, 55, 57, 59, 71
Früherkennung   21, 29, 37
Functional Assessment of Cancer Therapy   51, 52
Functional Assessment of Chronic Ilness   51
Funktionen, kardiovaskuläre und pulmonale   55
Funktionen, mentale   50
Funktion, sensorische   51
Funktionsstörungen, sexuelle   68
Fürsprache   55, 59, 69
Fußreflexzonenmassage   66

G

Gebärmutterkrebs   30
Gefühllosigkeit   64
Gegendruck   65
Gegenstandsbereich, ergotherapeutischer   15, 16, 17, 36, 47
– Aspekte   17
Gesundheit   18, 57, 63
Gesundheit, integrative   65
– Evidenzreview   66
– Interventionen, ergotherapeutische   66
– Reviews, systematische   65
– Zusammenfassung   66
Gesundheitsansätze, komplementäre   25
Gewichtsreduktion   25, 64
Gewohnheiten   17, 38, 50, 52, 53, 59
Gleichgewicht   26, 49
Glioblastom   42
Goniometer   55
Graft-versus-Host-Reaktionen   22, 35
Gruppeninterventionen   55

H

Harntrakt   30
Hausbesuchssetting   38
Haushalten mit Ressourcen   24
Hautintegrität   55
Hautkrebs   30
Hautlappen   32
Hautpflege   64, 65, 73
Hautprobleme   26
Hauttransplantationen   32
Heilkräuter   25
Heilmethoden, komplementäre   25, 65
– Empfehlungen   74
– Evidenzreview   66
– Interventionen, ergotherapeutische   66
– Reviews, systematische   65
– Zusammenfassung   25, 66
Herzfrequenz   31
Hobbies   38
Hormontherapie   21, 31
Hospiz   30, 39
HRQoL   63

I

IADL   38, 49, 52, 55, 57, 59, 71
IADLs   17
ICF   16
Imagination   65
Immunabwehr   26
Immuntherapie   21, 31
Infektionsvermeidung   64
Inpatient Rehabilitation Facilities   37
Instrumental Activities of Daily Living Scale   49
Interaktionsfähigkeiten, soziale   50, 52, 53, 55, 59
Interaktionsfertigkeiten, soziale   17
Intervalltraining   69
Interventionen   15, 18, 19, 22, 36, 54
– Akutphase   38
– Evidenz/Reviews   57
– Implementierung   54
–, multidisziplinäre   26
–, paarbezogene psychosoziale   26
–, psychosoziale   24
– Rehabilitationsphase   38
– Überprüfen   55
– Überprüfung/Monitoring   19
– Umsetzung   19
– Versorgung, postakute   38
– Zusammenfassung   23
Interventionsansätze   54
Interventionseffektivität   19
Interventionsplan   19, 54, 55

K

Karzinom   21, 30
Katheder   68
Katz Index of Independence in Activities of Daily Living   49
Kettle Test   51
Klientenfaktoren   17, 18, 36, 48, 50, 52, 55, 59, 65
Klinisches Reasoning   31
Kognition   23

Kohlman Evaluation of Living Skills   49, 56
Kohortenstudie   57
Kommunikationsfähigkeiten   24, 62, 68
Kompensation   54
Komplexität, medizinische   31
Komplikationen, postoperative   22, 35
Kompressionsärmel   25, 64
Kompressionsbandagen   25, 64, 65, 73
Kompressionskleidung   35, 64
Kontext und Umwelt   17, 18, 36, 48, 50, 52, 53, 59, 68
–, kulturell   17
–, personenbezogen   17
–, physisch   17
–, sozial   17
–, virtuell   17
–, zeitlich   17
Kontraindikation   31
Körperbild   36, 68
Körperfunktionen   17, 50, 52, 55
Körperschema   53
Körperstrukturen   17, 52, 55
Körperwahrnehmung, beeinträchtigte   22
Kraft   26, 63, 69, 73
Kraftmessung   55
Kraftübungen   65
Kräuter   65
Krebsarten   21
Krebsbehandlung, kontinuierliche   30
Krebserkrankungen   15, 21
– Demografie und Tendenzen   29
– Ergotherapie bei Erwachsenen   36
– Kategorien und Stadien   30
– Sekundärfolgen   32
Krebsinzidenz   21
Krebs-Kontinuum der Pflege   21
Krebsrehabilitation   22, 71
– Phasen   30
– Überblick   29
Krebssterblichkeit   29
Kunst   66
Kurzatmigkeit   24, 61
Kurzwellentherapie   67

L

Laborwerte   21, 31
Langzeitkomplikationen, transplantationsbedingte   35
Langzeitpflegeeinrichtungen   37, 38
Langzeittherapie   30
Lebensbedingungen   18
Lebensqualität   23, 24, 26, 51, 52, 57, 59, 62, 64, 66, 71, 73
Lebensqualität, gesundheitsbezogene   63, 64, 73
Lebensrückblick   62, 73
Leukämie   21, 30
Lichttherapie   67
Long-Term Care Hospitals   37, 38
Lower Extremitiy Function Scale   53

Lower Extremity Functional Scale   49
Lungenkapazität   25, 63, 73
Lungenkrebs   30
Lungenversagen, akutes   35
Lymphdrainage, manuelle   25, 31, 35, 64, 65, 73
Lymphknoten   35, 64
Lymphödeme   22, 25, 26, 31, 35, 53, 63, 64, 67
– Empfehlungen   73
– Evidenzreview   64
– Interventionen, ergotherapeutische   64
– Reviews, systematische   64
– Zusammenfassung   25, 65
Lymphom   21, 30

M

Manipulation, spinale   65
Manual Ability Measure   51
Massagen   25, 65
Medikamentenmanagement   38
Meditation   25, 65, 66
Medline   84
Melanom   21, 30
Metaanalysen   82
Metastasen   30
Mind-Body-Medizin   25
Mobilität   26, 49
Model of Human Occupation Screening Tool   53
Modifizieren   54
MOHOST   50
Montreal Cognitive Assessment   51
Multiple Errands Test – Revised   51
Multiple Errands Tests   53
Mundkrebs   32
Musik   66
Muskelfunktionen   55
Muskeltest   52
Muskeltonus   25, 63, 73
Myelom, multiples   21, 30

N

Nachbehandlung   30
Nachsorge   56
Nahrungsergänzungsmittel   25, 65
National Cancer Institut/NCI   30
National Comprehensive Cancer Network/NCCN   32
National Hospice and Palliative Care Organisation   39
Naturprodukte   25, 65
Neurobehavioral Evaluation   52
Neuropathie, krebsbedingte   22, 33, 53
NMES   26, 67, 68, 74

O

OCAIRS   50
Occupational Therapy Practice Framework-Domain und Process   15, 16
Offenlegung, expressive   62

Operationen 21, 31, 35
OPHI-II 50, 52, 53, 56
OTseeker 84
Outcome 19

P
Paartherapie, psychosoziale 68, 74
PADLs 17
Pain visual analog scales 51
Palliativversorgung 30, 39
PAM 26, 67, 74
Partizipation 17, 18, 38, 49, 52, 55, 57, 59, 60, 65, 68, 71
Performanz 18
Performanzfertigkeiten 17, 36, 48, 49, 52, 53, 55, 65
– Interaktion, soziale 17
– motorische/prozessbezogene 17
Performanzmuster 17, 18, 36, 48, 50, 52, 53, 65
Physical Agent Modalities 26, 67
Physical Self-Maintenance Scale 49
Prävention 30
Praxis, evidenzbasierte 82
Praxisleitlinien 15, 23, 57, 58, 71
Primärprävention 37
Probleme, psychologische 22
Probleme, psychosoziale 36
Problemlösen 24, 60, 61, 62, 66, 73
Professionelles Reasoning 47, 54
PROMIS 51
Prostatakrebs 26, 30, 35, 36, 68, 74
Prozess, ergotherapeutischer 15, 16, 18, 36, 47
– Dienstleistung Überblick 19
PsychINFO 84

Q
Qigong 26, 66, 74
QoL 23
Qualifikationen 77

R
RCT 57, 82
Reevaluation 55
Rehabilitation 22
Rehabilitationsphase 38
Rehabilitationsprogramme, multidisziplinäre 23, 59
– Empfehlungen 73
– Evidenzreview 59
– Hauptergebnisse 23
– Interventionen 59
– Reviews, systematische 59
– Zusammenfassung 60
Rehabilitationsteam 22, 37
Reviews, systematische 23, 57, 82
– Evidenzen 57
– Kategorien 58
– Kategorien im Einzelnen 59
– Suchbegriffe 83

– Vor- und Nachteile 58
– Zusammenfassung Hauptergebnisse 23
risk-of-bias 57
Rituale 17, 50, 52, 53, 59
Rivermead Behavioural Memory Test 51
Rollen 17, 38, 50, 52, 53, 59
Rollen, vertraute 69
ROM 22, 52, 55, 64, 65, 68, 73
Routinen 17, 38, 50, 52, 53, 59, 66, 68
Ruhe 52
Ruhe und Schlaf 17

S
Sarkom 21, 30, 35
Sauerstoffsättigung 31
Schilddrüsenkrebs 30
Schlaf 25, 38, 52, 55, 57, 59, 60, 64, 67, 73
Schlafmittelreduktion 26
Schlucktraining 26, 67, 68, 74
Schlussfolgerungen 71
– für die Ausbildung 74
– für die Forschung 75
– für die Praxis 71
Schmerzeinteilung 34
Schmerzen 22, 24, 26, 34, 60, 61, 65, 67
Schmerzmanagement 73
Schmerzskalen 52
Schreiben, expressives 24, 62, 66
Schuldgefühle 53
Schweregefühle 65, 67, 73, 74
Sekundärfolgen 32
Selbsthilfegruppen 56
Selbstmanagement 24, 25, 60, 62, 64, 73
Selbstvertrauen 53
Selbstwertgefühl 26, 68
Setting, ergotherapeutisches 22, 37
Sexualität 68, 74
Skilled Nursing Facilities 37, 38
skin flaps 32
skin grafts 32
Spannungsreduktion 65
Spazierengehen 64
Spiel 17, 52, 55, 59
Spiritualität 17, 52, 55
Stammzellentransplantation 21, 31, 35
Status, sozioökonomischer 29
Stehbalance 65
Sterbebegleitung 30, 37, 39
Stimmung 64
Stimulation, elektrische 67
Stimulation, neuromuskuläre elektrische 67
Strahlentherapie 24, 31, 35, 61, 62
Strategien, psychosoziale 61, 62
Stressmanagement 24, 26, 62, 66, 68, 73
Studien 23, 57
Stürze 61

Symptommanagement   24, 60, 72
- Empfehlungen   73
- Evidenzreview   61
- Interventionen, ergotherapeutische   60
- Reviews, systematische   60
- Zusammenfassung   24, 61

T
Tabakkonsum   21, 29
Tai-Chi   65, 66
Tanz   26, 66, 74
Teilhabe   16, 17, 18
Telefonanrufe   25
TENS   26, 34, 67, 74
Test of Everyday Attention   51
Test of Grocery Shopping Skills   49
Therapeutic Use of Self   47
Therapie, achtsamkeitsbasierte   62, 65, 66, 73, 74
Therapie, aufmerksamkeitsbasierte   62
Therapiemöglichkeiten   21
Therapiestadien und -settings   37
TNM System   30
Training, körperliches   26, 68, 69, 74

U
Überlebender einer Krebserkrankung   58
Überlebensfall   30, 37
Überweisungen   48, 56
Überzeugungen   17, 52, 55, 59, 65
UCSD Shortness of Breath Questionaire   51
Ultraschalltherapie   67
Umgebung, personenbezogene   54
Umgebung, soziale   59
Umgebung, virtuelle   54
Umgebung, zeitliche   54
Umweltbedingungen   18
Umwelt, physikalische   53, 59
Uniform Terminology for Occupational Therapy   16
Unterstützung, telefonische   62, 64, 73

V
Verhaltenstherapie, kognitive   24, 61, 62, 73
Verhindern   54
Versorgung, postakute   38
Vitalität   63
Vitalzeichen   31
Vorbehandlung   30
Vorlieben   52
Vorsorge   29

W
Wasser-Lymphtherapie   65
Wassertherapie   23, 25, 60, 73
Weekly Planning Calendar Acitvity   51
Werte   17, 52, 55, 59, 65
Werte, metabolische   31
Wickeln   31, 35
Wiedereingliederung, berufliche   69, 74
Willkürbewegungen   51
Wohlbefinden   18, 63, 73
Wohlbefinden, emotionales   24
Wohlbefinden, körperliches   63
Wohlbefinden, psychosexuelles   68
Wohlbefinden, spirituelles seelisches   24
Work Environment Impact Scale   50, 54
Worker Role Inventory   49, 56

Y
Yoga   25, 26, 60, 65, 66, 74

Z
Zelltherapie   21, 31
ZNS   30
Zusammenfassung   21
- Ergotherapie bei Erwachsenen   22
- Hauptergebnisse   23
- Praxisleitlinien   23
- Reviews, systematische   23
Zwerchfellatmung   35

Glossar

Adaptation (adaptation): Ergotherapeuten ermöglichen Teilhabe, indem sie Aufgaben, Methoden zur Aufgabenbewältigung und die Umwelt verändern, um das Beteiligen an Betätigung zu fördern (James, 2008).

Aktivitäten (activities): Aktionen, entworfen und ausgewählt zur Unterstützung der Entwicklung von Performanzfertigkeiten und Performanzmustern, um das Beteiligen an Betätigung zu fördern.

Aktivitäten des täglichen Lebens (ADLs) (activities of daily living): Aktivitäten, die darauf gerichtet sind, den eigenen Körper zu versorgen (nach Rogers & Holm, 1994). ADLs werden auch als *Basis-Aktivitäten des täglichen Lebens (BADLs)* und *persönliche Aktivitäten des täglichen Lebens (PADLs)* bezeichnet. Diese Aktivitäten sind „grundlegend für das Leben in einer sozialen Welt; sie ermöglichen elementares Überleben und Wohlbefinden" (Christiansen & Hammecker, 2001, S. 156)

Aktivitätsanalyse (activity analysis): Analyse der „typischen Anforderungen einer Aktivität, der für die Performanz benötigten Fertigkeiten und der verschiedenen kulturellen Bedeutungen, die ihnen beigemessen werden" (Crepeau, 2003, S. 192).

Aktivitätsanforderungen (activity demands): Aspekte einer Aktivität oder Betätigung, die für die Ausführung benötigt werden, einschließlich Relevanz und Wichtigkeit für den Klienten, der verwendeten Gegenstände und deren Eigenschaften, der räumlichen Anforderungen, sozialen Anforderungen, von Sequenzieren und Timing, benötigter Aktionen und Performanzfertigkeiten und benötigter zugrundeliegender Körperfunktionen und -strukturen.

Arbeit (work): „Körperliche Arbeit oder Anstrengung; Gegenstände machen, konstruieren, herstellen, bilden, gestalten, formen; Dienstleistungen oder Lebens- oder Leitungsprozesse planen, strukturieren oder evaluieren; engagierte Betätigungen, die mit oder ohne Vergütung ausgeführt werden" (Christiansen & Townsend, 2010, S. 423).

Assessments (assessments): „Spezielle Werkzeuge oder Instrumente, die im Evaluationsprozess eingesetzt werden" (American Occupational Therapy Association [AOTA], 2010, S. 107)

Aufgabe (task): Was Menschen tun oder getan haben (z. B. Autofahren, einen Kuchen backen, sich anziehen, das Bett machen; A. Fisher[18]).

Betätigung (occupation): Alltägliche Aktivitäten, an denen sich Menschen beteiligen. Betätigung geschieht im Kontext und wird vom Zusammenspiel zwischen den Klientenfaktoren, Performanzfertigkeiten und Betätigungsmustern beeinflusst. Betätigungen geschehen im Lauf der Zeit; sie haben einen Zweck, Bedeutung und empfundenen Nutzen für den Klienten, und sie können von anderen beobachtet werden (z. B. Mahlzeitzubereitung) oder nur der Person selbst bekannt sein (z. B. Lernen durch Lesen eines Lehrbuchs). Betätigungen können die abschließende Ausführung mehrerer Aktivitäten beinhalten und zu verschiedenen Ergebnissen führen. Das *Framework* nennt eine Anzahl von Betätigungen, eingeteilt in Aktivitäten des täglichen Lebens, instrumentelle Aktivitäten des täglichen Lebens, Ruhe, Schlaf, Bildung, Arbeit, Spiel, Freizeit und soziale Teilhabe.

Betätigungsanalyse (occupational analysis): *Siehe Aktivitätsanalyse.*

Betätigungsanforderungen (occupational demands): *Siehe Aktivitätsanforderungen.*

---

18 persönliche Mitteilung an die Übersetzerin Barbara Dehnhardt am 16.12.2013

Betätigungsidentität (occupational identity): „Zusammenfassung des Gefühls davon, wer man von der eigenen Betätigungsvorgeschichte her als sich betätigendes Wesen ist und wer man werden möchte" (Boyt Schell et al., 2014a, S. 1238).

Betätigungsgerechtigkeit (occupational justice): „Eine Gerechtigkeit, die Betätigungsrecht für alle Personen in der Gesellschaft anerkennt, unabhängig von Alter, Fähigkeit, Geschlecht, sozialer Klasse oder sonstigen Unterschieden" (Nilsson & Townsend, 2010, S. 58). Zugang zu und Teilhabe an der vollen Bandbreite von bedeutungsvollen und bereichernden Betätigungen für andere, einschließlich Gelegenheit zu sozialer Inklusion und von Ressourcen zur Befriedigung von persönlichen, Gesundheits- und gesellschaftlichen Bedürfnissen (nach Townsend & Wilcock, 2004).

Betätigungsperformanz (occupational performance): Der Akt des Tuns und Ausführens einer ausgewählten Aktion (Performanzfertigkeit), Aktivität oder Betätigung (Fisher, 2009; Fisher & Griswold, 2014, Kielhofner, 2008), der aus der dynamischen Transaktion zwischen Klient, Kontext und Aktivität resultiert. Betätigungsfertigkeiten und -muster zu verbessern oder dazu zu befähigen, führt dazu, sich an Betätigungen oder Aktivitäten zu beteiligen (nach Law et al., 1996, S. 16).

Betätigungsprofil (occupational profile): Zusammenfassung der Betätigungsvorgeschichte, der Erfahrungen, Alltagsmuster, Interessen, Werte und Bedürfnisse eines Klienten.

Beteiligung an Betätigung (engagement in occuption): Ausführung von Betätigungen als Ergebnis von Auswahl, Motivation, und Bedeutung innerhalb von unterstützendem Kontext und unterstützender Umwelt.

Bildung (education):
- *Als Betätigung*: Aktivitäten für Lernen und Teilhaben in der Bildungsumwelt (siehe Tabelle 1).
- *Als Intervention*: Aktivitäten, die Kenntnisse und Informationen zu Betätigung, Gesundheit, Wohlbefinden und Teilhabe umfassen und deren Aneignung durch den Klienten in hilfreichem Verhalten, Gewohnheiten und Alltagsroutinen resultieren, die zur Zeit der Intervention möglicherweise gebraucht werden.

Dienstleistungsmodell (service delivery model): Set von Methoden zum Bereitstellen von Dienstleistungen für oder im Namen von Klienten.

Ergotherapie (occupational therapy): Der therapeutische Einsatz von alltäglichen Aktivitäten (Betätigungen) mit Einzelpersonen oder Gruppen zum Zwecke der Förderung oder Ermöglichung von Teilhabe an Rollen, Gewohnheiten und Routinen zuhause, in der Schule, am Arbeitsplatz, in der Gemeinde oder in anderem Setting. Ergotherapeuten wenden ihre Kenntnisse über die wechselseitigen Beziehungen zwischen der Person, ihrer Beteiligung an wertvollen Betätigungen und dem Kontext an, um betätigungsbasierte Interventionspläne zu erstellen. Diese bahnen Veränderungen oder Entwicklung der Klientenfaktoren (Körperfunktionen, Körperstrukturen, Werte, Überzeugungen und Spiritualität) und Fertigkeiten (motorische, prozessbezogene und soziale Interaktion) an, die für erfolgreiche Teilhabe erforderlich sind. Ergotherapeuten geht es um Partizipation als Endergebnis, sie ermöglichen deshalb Beteiligung durch Adaptation und Modifikation der Umwelt oder von Gegenständen bzw. Objekten innerhalb der Umwelt wenn notwendig. Ergotherapeutische Dienstleistungen werden zu Gesundheitsaufbau und -erhalt (habilitation), Rehabilitation und Förderung von Gesundheit und Wohlbefinden für Klienten mit behinderungsbedingten und nicht-behinderungsbedingtem Bedarf angeboten. Zu diesen Dienstleistungen gehören die Aneignung und der Erhalt der Betätigungsidentität für Menschen, die Krankheit, Verletzung, Störung, Schädigung, Behinderung, Aktivitätseinschränkung oder Eingrenzung der Teilhabe erfahren haben oder die davon bedroht sind (nach AOTA, 2011).

Evaluation (Evaluation): „Prozess des Sammelns und Interpretierens von Daten, die für die Intervention notwendig sind. Dazu gehört das Planen und Dokumentieren des Evaluationsprozesses und der Outcomes" (AOTA, 2011, S. 107).

Freizeit (leisure): „Nicht verpflichtende Aktivität, die intrinsisch motiviert ist und an der man sich in frei verfügbarer Zeit beteiligt, also in der Zeit, die keinen obligatorischen Betätigungen wie Arbeit, Selbstversorgung oder Schlaf dient" (Parham & Fazio, 1997, S. 250).

Fürsprache (advocacy): Bemühungen, Betätigungsgerechtigkeit und Empowerment von Klienten zu fördern, Ressourcen zu suchen und zu finden, damit

Klienten ganz an ihren täglichen Betätigungen teilhaben. Anstrengungen des Ergotherapeuten werden als Fürsprache bezeichnet, und diejenigen des Klienten als Vertreten der eigenen Interessen; diese können auch durch den Ergotherapeuten gefördert und unterstützt werden.

Gegenstandsbereich (Domain): Geltungs- und Gegenstandsbereich des Berufes, in dem seine Mitglieder ein gesammeltes Wissen und Erfahrung haben.

Gemeinsame Vorgehensweise (collaborative approach): Ausrichtung, in der die Ergotherapeutin und der Klient im Geiste von Gleichheit und beiderseitiger Teilhabe arbeiten. Gemeinsames Vorgehen beinhaltet, die Klienten zu ermutigen, ihre therapeutischen Anliegen zu beschreiben, ihre eigenen Ziele zu benennen und zu Entscheidungen zu ihrer therapeutischen Intervention beizutragen (Boyt Schell et al., 2014a).

Gesundheit (health): „Zustand kompletten körperlichen, mentalen und sozialen Wohlbefindens und nicht nur die Abwesenheit von Krankheit oder Gebrechen" (WHO, 2006, S. 1).

Gesundheitsaufbau und -erhalt (habilitation): Gesundheitsdienstleistungen, die Menschen helfen, Fertigkeiten, Funktionen oder Performanz zur Partizipation an Betätigungen und alltäglichen Aktivitäten (ganz oder teilweise) aufrecht zu erhalten, zu erwerben, zu verbessern, deren Abbau möglichst klein zu halten oder eine Schädigung zu kompensieren (AOTA policy staff[19]).

Gesundheitsförderung (health promotion): „Prozess, Menschen zu befähigen, ihre Gesundheit stärker selbst zu steuern und zu verbessern. Um einen Zustand kompletten körperlichen, mentalen und sozialen Wohlbefindens zu erreichen, muss eine Einzelperson oder eine Gruppe fähig sein, das eigene Streben zu erkennen und zu erfassen, Bedürfnisse zu befriedigen und die Umwelt zu verändern oder mit ihr zurecht zu kommen" (WHO, 1986).

Gewohnheiten (habits): „Erworbene Tendenz, in vertrauter Umwelt oder Situation zu reagieren und auf gleichbleibende Weise zu handeln; spezifisches automatisches Verhalten, das wiederholt, relativ automatisch und mit wenig Variation gezeigt wird" (Boyt Schell et al., 2014a, S. 1234). Gewohnheiten können nützlich, dominierend oder verkümmert sein und Performanz in Betätigungsbereichen entweder unterstützen oder behindern (Dunn, 2000).

Gruppe (group): Ansammlung von Einzelpersonen (z. B. Familienmitglieder, Arbeiter, Studenten, Bürger einer Gemeinde).

Gruppenintervention (group intervention): Praktische Kenntnisse und Einsatz von Führungstechniken in unterschiedlichem Setting, um Lernen und Erwerb von Fertigkeiten zur Partizipation durch Klienten über das gesamte Leben anzubahnen, einschließlich grundlegender sozialer Interaktionsfertigkeiten, Instrumenten zur Selbstregulierung, Zielsetzung und positivem Auswählen durch die Dynamik der Gruppe und durch soziale Interaktion. Gruppen können als Methode der Dienstleistung verwendet werden.

Hoffnung (hope): „Empfundene Fähigkeit, Wege zu finden, um erwünschte Ziele zu erreichen und sich selbst zu motivieren, diese Wege zu gehen" (Rand & Cheavens, 2009, S. 323).

Instrumentelle Aktivitäten des täglichen Lebens (IADLs) (instrumental ADLs): Aktivitäten, die das tägliche Leben zuhause und in der Öffentlichkeit unterstützen und die oft komplexere Interaktionen erfordern als ADLs.

Interessen (interests): „Was man gerne und zufriedenstellend macht" (Kielhofner, 2008, S. 42)

Intervention (intervention): „Gemeinsamer Prozess und praktische Aktionen von Ergotherapeuten und Klienten, um das Beteiligen an Betätigung in Bezug auf die Gesundheit und Partizipation anzubahnen. Eingeschlossen darin sind der Plan, dessen Umsetzung und Überprüfung" (AOTA, 2010, S. 107).

Interventionsansätze (intervention approaches): Spezifische Strategien zur Lenkung des Interventionsprozesses auf der Basis der vom Klienten erwünschten Outcomes, Evaluationsdaten und Evidenz.

Klient (client): Person oder Personen (einschließlich derjenigen, die den Klienten versorgen), Gruppe (Ansammlung von Einzelpersonen, z. B. Familien, Arbeitnehmer, Studenten oder Gemeindemitglieder) oder

---

19 persönliche Mitteilung an die Übersetzerin Barbara Dehnhardt, 17.12.2013

Populationen (Ansammlung von Gruppen oder Einzelpersonen, die in einer ähnlichen Gegend wohnen, z. B. Stadt, Land oder Staat, oder die die gleichen oder ähnliche Anliegen haben).

Klientenzentrierte Versorgung/Praxis (client-centered care/practice): Dienstleistungsansatz, der Respekt für die Klienten und Partnerschaft mit ihnen als aktive Teilnehmer am Therapieprozess umfasst. Dieser Ansatz betont das Wissen und die Erfahrung, Stärken, Auswahlvermögen und allgemeine Autonomie der Klienten (Boyt Schell et al., 2014a, S. 1230).

Klientenfaktoren (client factors): Spezielle Fähigkeiten, Merkmale oder Überzeugungen, die der Person innewohnen und Betätigungsperformanz beeinflussen. Zu Klientenfaktoren gehören Werte, Überzeugungen und Spiritualität, Körperfunktionen und Körperstrukturen.

Klinisches Reasoning (Clinical Reasoning): „Prozess, den Ergotherapeuten zum Planen, Ausrichten, Durchführen und Reflektieren über die Klientenversorgung nutzen" (Boyt Schell et al., 2014a, S. 1231). Der Begriff *professionelles Reasoning* wird gelegentlich genutzt und wird als allgemeinerer Begriff angesehen.

Körperfunktionen (body functions): "Physiologische Funktionen von Körpersystemen (einschließlich psychischer Funktionen)" (World Health Organization [WHO], 2010, S. 107).

Körperstrukturen (body structures): „Anatomische Teile des Körpers wie Organe, Gliedmaßen und ihre Komponenten", die Körperfunktionen unterstützen (WHO, 2001, S. 10).

Ko-Betätigung (co-occupation): Betätigung, die zwei oder mehr Personen umfasst (Boyt Schell et al., 2014a, S. 1232).

Kontext (Kontext): Eine Reihe von miteinander verbundenen Gegebenheiten innerhalb des und um den Klienten herum, die Performanz beeinflussen, auch den kulturellen, personenbezogenen, zeitlichen und virtuellen Kontext.

Kultureller Kontext (cultural context): Von der Gesellschaft, deren Teil der Klient ist, akzeptierte Sitten, Überzeugungen, Aktivitätsmuster, Verhaltensstandards und Erwartungen. Der kulturelle Kontext beeinflusst Identität und Aktivitätsauswahl des Klienten.

Lebensqualität (quality of life): Dynamische Bewertung der Lebenszufriedenheit (Wahrnehmung von Fortschritt in Richtung der herausgefundenen Ziele), des Selbstkonzepts (Überzeugungen und Empfinden über sich selbst), von Gesundheit und Funktionsfähigkeit (z. B. Gesundheitsstatus, Selbstversorgungsfähigkeiten) und von sozioökonomischen Faktoren (z. B. Beruf, Bildung, Einkommen; nach Radomski, 1995).

Motorische Fertigkeiten (motor skills): „Fertigkeiten der Betätigungsperformanz, beobachtet wenn die Person sich selbst und Gegenstände der Aufgabe innerhalb der Aufgabenumwelt bewegt oder mit ihnen interagiert" (z. B. motorische ADL-Fertigkeiten, motorische Schulfertigkeiten; Boyt Schell et al., 2014a, S. 1237).

Organisation (organization): Eine Gesamtheit von Einzelpersonen mit einem gemeinsamen Zweck oder Vorhaben wie eine Gesellschaft, Industrie oder Agentur.

Outcome/Ergebnis (outcome): Endergebnis des ergotherapeutischen Prozesses; was Klienten durch ergotherapeutische Intervention erreichen können (siehe Tabelle 9).

Partizipation (participation): „Eingebunden-sein in eine Lebenssituation" (WHO, 2001, S. 10).

Performanzanalyse (analysis of occupational performance): Der Schritt der Evaluation, in dem die positiven Aspekte des Klienten und seine Probleme bzw. seine potentiellen Probleme genauer untersucht werden, und zwar mit Hilfe von Assessment-Instrumenten, die beobachten, messen und nach den Faktoren fragen, die Betätigungsperformanz unterstützen oder behindern und mit denen anvisierte Outcomes herausgefunden werden.

Performanzfertigkeiten (performanceskills): Zielgerichtete Aktionen, die als kleine Einheiten der Ausführung von Beteiligung an alltäglichen Betätigungen beobachtbar sind. Sie werden im Laufe der Zeit erlernt und entwickelt und gehören in bestimmte Kontexte oder Umwelten (Fisher & Griswold, 2014).

Performanzmuster (performance patterns): Gewohnheiten, Routineabläufe, Rollen und Rituale bei Betätigungen oder Aktivitäten; diese Muster können Betätigungsperformanz unterstützen oder behindern.

Person (person): Ein Mensch, auch Familienmitglied, Versorger, Lehrer, Angestellter oder wichtige Bezugsperson.

Personenbezogener Kontext (personal context): „Merkmale eines Menschen, die nicht Teil seines Gesundheitszustandes oder -status sind" (WHO, 2001, S. 17). Zum personenbezogenen Kontext gehören Alter, Geschlecht, sozioökonomischer und Bildungsstatus, er kann auch Gruppenmitgliedschaft (z. B. Ehrenamtlicher, Angestellter) oder einer Populationsmitgliedschaft einschließen (z. B. Gesellschaftsmitglied).

Physische Umwelt (physical environment): Natürliche oder hergestellte Umgebung und die Gegenstände darin. Zur natürlichen Umwelt gehören sowohl geografisches Land, Pflanzen und Tiere als auch sensorische Qualitäten der natürlichen Umgebung. Zur hergestellten Umwelt gehören Gebäude, Möbel, Werkzeuge und Geräte.

Population (population): Ansammlung von Gruppen von Einzelpersonen, die an einem ähnlichen Schauplatz leben (z. B. Stadt, Staat, Land) oder die die gleichen oder ähnliche Merkmale oder Anliegen haben.

Prävention (prevention): Bemühungen zur Schulung über oder Förderung von Gesundheit, die das Entstehen oder Auftreten von ungesunden Bedingungen, Risikofaktoren, Krankheiten oder Verletzungen erkennen, reduzieren oder verhüten sollen (AOTA, 2013b).

Prozess (process): Art und Weise, wie Ergotherapeuten ihr Fachwissen für Klienten als Dienstleistung operationalisieren. Zum ergotherapeutischen Prozess gehören Evaluation, Intervention und anvisierten Outcomes; er geschieht auf dem Gebiet des ergotherapeutischen Gegenstandsbereiches und stützt sich auf die Zusammenarbeit zwischen Ergotherapeutin, Ergotherapie-Assistenten und Klient.

Prozessbezogene Fertigkeiten (process skills): „Fertigkeiten der Betätigungsperformanz (z. B. prozessbezogene ADL-Fertigkeiten, Schul-Prozessfertigkeiten), beobachtet, wenn eine Person 1. Werkzeuge der Aufgabe auswählt, mit ihnen interagiert und sie verwendet; 2. einzelne Aktionen und Schritte ausführt; und 3. die Ausführung modifiziert, wenn sich Probleme ergeben" (Boyt Schell et al., 2014a, S. 1239).

Re-Evaluation (re-evaluation): Erneute Bewertung der Performanz und der Ziele eines Klienten, um die Art und das Ausmaß von stattgefundenen Veränderungen festzustellen.

Rehabilitation (rehabilitation): Rehabilitation wird für Klienten bereitgestellt, die Defizite in Schlüsselbereichen von physischen und anderen Funktionen oder Einschränkungen bei Partizipation an alltäglichen Aktivitäten haben. Interventionen werden erstellt, um zum Erreichen und zum Erhalt einer optimalen physischen, sensorischen, intellektuellen, psychischen und sozialen Funktionsebene zu befähigen. Rehabilitation bietet Instrumente und Techniken, die nötig sind, um die erwünschte Ebene von Selbständigkeit und Selbstbestimmung zu erreichen.

Rituale (rituals): Gruppen von symbolischen Aktionen mit spiritueller, kultureller und sozialer Bedeutung, die zur Identität des Klienten beitragen und seine Werte und Überzeugungen stärken. Rituale haben eine starke affektive Komponente (Fiese, 2007; Fiese et al., 2002, Segal, 2004; siehe Tabelle 4).

Rollen (roles): Sets von Verhalten, die von der Gesellschaft erwartet und von Kultur und Kontext geformt werden; sie können durch den Klienten erweitert und definiert werden.

Routinen (routines): Verhaltensmuster, die beobachtbar und regelmäßig sind, sich wiederholen und den Alltag strukturieren. Sie können befriedigen, fördern oder schädigen. Alltagsabläufe erfordern [nur] kurzen Zeiteinsatz und sind in kulturellen und ökologischen Kontext eingebettet (Fiese, 2007; Segal, 2004).

Soziale Interaktionsfertigkeiten (social interaction skills): „Fertigkeiten der Betätigungsperformanz, beobachtet während des fortlaufenden Stroms von sozialem Austausch" (Boyt Schell et al., 2014a S. 1241).

Soziale Umwelt (social environment): Anwesenheit von, Beziehungen zu und Erwartungen von Personen, Gruppen oder Populationen, mit denen Klienten im Kontakt stehen (z. B. Verfügbarkeit und Erwartungen von wichtigen Menschen wie Ehepartner, Freunde und Betreuer).

Soziale Partizipation/Teilhabe (social participation): „Das Verflechten von Betätigungen, um erwünschte Beteiligung an Gemeinde- und Familienaktivitäten sowie an solchen mit Freunden und Bekannten zu unterstützen" (Gillen & Boyt Schell, 2014, 607); eine Untergruppe von Aktivitäten, die soziale Situationen mit anderen beinhalten (Bedell, 2012) und die soziale Wechselbeziehung unterstützen (Magasi & Hammel, 2004). Soziale Teilhabe kann persönlich oder durch Techniken auf die Entfernung wie Telefonanruf, Computerinteraktion oder Videokonferenz stattfinden.

Spiel (play): „Jegliche spontane oder organisierte Aktivität, die Spaß, Unterhaltung, Vergnügen oder Ablenkung bietet" (Parham & Fazio, 1997, S. 525).

Spiritualität (spirituality): „Der Aspekt von Humanität, der sich darauf bezieht, wie Menschen Bedeutung und Zweck suchen und ausdrücken und auf die Art und Weise, wie sie ihre Verbundenheit mit der Gegenwart, mit sich selbst, mit der Natur und mit dem Wesentlichen oder Heiligen erfahren" (Puchalski et al. 2009, S. 887; siehe Tabelle 2).

Transaktion (transaction): Prozess zwischen zwei oder mehr Personen oder Elementen, die sich fortlaufend und wechselseitig durch die fortdauernde Beziehung beeinflussen (Dickie, Cutchin & Humphry, 2006).

Umwelt (environment): Externe physische und soziale Gegebenheiten um den Klienten herum, in denen sich der Alltag des Klienten abspielt.

Unabhängigkeit/Selbstständigkeit (independence): „Selbstgesteuerter Zustand, gekennzeichnet durch die Fähigkeit eines Menschen, an notwendigen und bevorzugten Betätigungen auf befriedigende Weise teilzuhaben, unabhängig von der Menge oder Art externer erwünschter oder notwendiger Hilfe" (AOTA, 2002a, S. 660).

Vorbereitende Methoden und Aufgaben (preparatory methods and tasks): Methoden und Aufgaben, die den Klienten auf Betätigung vorbereiten, eingesetzt entweder als Teil der Behandlung zur Vorbereitung oder gleichzeitig mit Betätigungen und Aktivitäten oder als häusliche Aktivität zur Unterstützung der täglichen Betätigungsperformanz. Oft sind vorbereitende Methoden Interventionen, die an Klienten vorgenommen werden, ohne dass diese aktiv beteiligt sind; dabei werden Modalitäten, Geräte oder Techniken eingesetzt.

Vertreten eigener Interessen (self-advocacy): Die eigenen Interessen vertreten, einschließlich Entscheidungen über das eigene Leben treffen; lernen, Informationen zu besorgen, um Dinge von persönlichem Interesse oder Wichtigkeit zu verstehen; ein unterstützendes Netzwerk aufbauen; eigene Rechte und Pflichten kennen, anderen bei Bedarf Hilfe anbieten und etwas lernen über Selbstbestimmung.

Virtueller Kontext (virtual context): Umwelt, in der die Kommunikation durch Wellen oder Computer stattfindet, in Abwesenheit von physischem Kontakt. Der virtuelle Kontext schließt simulierte, Echtzeit-, oder zeitnahe Umwelten ein wie Chat-Räume, E-Mail, Videokonferenzen oder Radioübertragungen; Fernüberwachung durch drahtlose Sensoren und computergestützte Datenerhebung.

Wechselbeziehung/Interdependenz (interdependence): „Der Verlass der Menschen untereinander als natürliche Folge des Lebens in Gruppen" (Christiansen & Townsend, 2010, S. 419). „Interdependenz erzeugt ein Gefühl von sozialer Inklusion, gegenseitiger Hilfe und moralischem Einstandspflicht und Verantwortung, Unterschiede anzuerkennen und zu unterstützen" (Christiansen & Townsend, 2010, S. 187).

Wellness (wellness): „Wahrnehmung von und Verantwortlichkeit für psychisches und physisches Wohlbefinden, weil dies zur allgemeinen Zufriedenheit mit der eigenen Lebenssituation beiträgt" (Boyt Schell et al., 2014a, S. 1243).

Werte (values): Erworbene, aus der Kultur abgeleitete Überzeugungen und Selbstverpflichtungen, was gut, richtig und wichtig zu tun ist (Kielhofner, 2008); Prinzipien, Standards oder Qualität, die als lohnend oder wünschenswert von dem Klienten angesehen werden, der sie vertritt (Moyers & Dale, 2007).

Wohlbefinden (well-being): Allgemeiner Begriff für den gesamten menschlichen Lebensbereich mit physischen, mentalen und sozialen Aspekten (WHO, 2006, S. 211).

Zeitlicher Kontext (temporal context): Das Zeiterleben, wie es durch Beteiligung an Betätigungen geformt wird. Die zeitlichen Aspekte von Betätigung, die „zum Muster täglicher Betätigungen beitragen", schließen „Rhythmus ... Tempo ... Synchronisation ... Dauer ... und Sequenz" ein (Larson & Zemke, 2003, S. 82; Zemke, 2004, S. 610). Zum zeitlichen Kontext gehören Lebensstadium, Tages- oder Jahreszeit, Dauer und Rhythmus von Aktivität und die Vorgeschichte.

Ziel (goal): Messbares und bedeutungsvolles, betätigungsbasiertes lang- oder kurzfristiges Ziel, unmittelbar bezogen auf die Fähigkeiten und Bedürfnisse des Klienten, sich an erwünschten Betätigungen zu beteiligen (AOTA, 2013a, S. 35).

Literturhinweise zum Glossar

American Occupational Therapy Association. (2002a). Broadening the construct of independence [Position Paper]. *American Journal of Occupational Therapy, 56,* 660. http://dx.doi.org/10.5014/ajot.56.6.660

American Occupational Therapy Association. (2010). Standards of practice for occupational therapy. *American Journal of Occupational Therapy, 64*(Suppl.), S106–S111. http://dx.doi.org/10.5014/ajot.2010.64S106

American Occupational Therapy Association. (2011). *Definition of occupational therapy practice for the AOTA Model Practice Act.* Retrieved from http://www.aota.org/~/media/Corporate/Files/Advocacy/State/Resources/PracticeAct/Model%20Definition%20of%20OT%20Practice%20%20Adopted%2041411.ashx

American Occupational Therapy Association. (2013b). Occupational therapy in the promotion of health and well-being. *American Journal of Occupational Therapy, 67*(Suppl.), S47–S59. http://dx.doi.org/10.5014/ajot.2013.67S47

Bedell, G.M. (2012). Measurement of social participation. In V. Anderson & M.H. Beauchamp (Eds.), *Developmental social neuroscience and childhood brain insult: Theory and practice* (pp. 184–206). New York: Guilford Press.

Boyt Schell, B.A., Gillen, G., & Scaffa, M. (2014a). Glossary. In B.A. Boyt Schell, G. Gillen, & M. Scaffa (Eds.), *Willard and Spackman's occupational therapy* (12th ed., pp. 1229–1243). Philadelphia: Lippincott Williams & Wilkins.

Christiansen, C.H., & Hammecker, C.L. (2001). Self care. In B.R. Bonder & M.B. Wagner (Eds.), *Functional performance in older adults* (pp. 155–175). Philadelphia: F.A. Davis.

Christiansen, C.H., & Townsend, E.A. (2010). *Introduction to occupation: The art and science of living* (2nd ed.). Cranbury, NJ: Pearson Education.

Crepeau, E. (2003). Analyzing occupation and activity: A way of thinking about occupational performance. In E. Crepeau, E. Cohn, & B.A. Boyt Schell (Eds.), *Willard and Spackman's occupational therapy* (10th ed., pp. 189–198). Philadelphia: Lippincott Williams & Wilkins.

Dickie, V., Cutchin, M., & Humphry, R. (2006). Occupation as transactional experience: A critique of individualism in occupational science. *Journal of Occupational Science, 13,* 83–93. http://dx.doi.org/10.1080/14427591.2006.9686573

Dunn, W. (2000). Habit: What's the brain got to do with it? *OTJR: Occupation, Participation and Health, 20*(Suppl. 1), 6S–20S.

Fiese, B.H. (2007). Routines and rituals: Opportunities for participation in family health. *OTJR: Occupation, Participation and Health, 27,* 41S–49S.

Fiese, B.H., Tomcho, T.J., Douglas, M., Josephs, K., Poltrock, S., & Baker, T. (2002). A review of 50 years of research on naturally occurring family routines and rituals: Cause for celebration. *Journal of Family Psychology, 16,* 381–390. http://dx.doi.org/10.1037/0893-3200.16.4.381

Fisher, A.G., & Griswold, L.A. (2014). Performance skills: Implementing performance analyses to evaluate quality of occupational performance. In B.A. Boyt Schell, G. Gillen, & M. Scaffa (Eds.), *Willard and Spackman's occupational therapy* (12th ed., pp. 249–264). Philadelphia: Lippincott Williams & Wilkins.

Gillen, G., & Boyt Schell, B. (2014). Introduction to evaluation, intervention, and outcomes for occupations. In B.A. Boyt Schell, G. Gillen, & M. Scaffa (Eds.), *Willard and Spackman's occupational therapy* (12th ed., pp. 606–609). Philadelphia: Lippincott Williams & Wilkins.

James, A.B. (2008). Restoring the role of independent person. In M.V. Radomski & C.A. Trombly Latham (Eds.), *Occupational therapy for physical dysfunction* (pp. 774–816). Philadelphia: Lippincott Williams & Wilkins.

Kielhofner, G. (2008). *The model of human occupation: Theory and application* (4th ed.). Philadelphia: Lippincott Williams & Wilkins.

Larson, E., & Zemke, R. (2003). Shaping the temporal patterns of our lives: The social coordination of occupation. *Journal of Occupational Science, 10,* 80–89. http://dx.doi.org/10.1080/14427591.2003.9686514

Law, M., Cooper, B., Strong, S., Stewart, D., Rigby, P., & Letts, L. (1996). Person-Environment-Occupation Model: A transactive approach to occupational performance. *Canadian Journal of Occupational Therapy, 63,* 9–23. http://dx.doi.org/10.1177/000841749606300103

Magasi, S., & Hammel, J. (2004). Social support and social network mobilization in African American woman who have experienced strokes. *Disability Studies Quarterly, 24*(4). Retrieved from http://dsq-sds.org/article/view/878/1053

Moyers, P.A., & Dale, L.M. (2007). *The guide to occupational therapy practice* (2nd ed.). Bethesda, MD: AOTA Press.

Parham, L.D., & Fazio, L.S. (Eds.). (1997). *Play in occupational therapy for children.* St. Louis, MO: Mosby.

Puchalski, C., Ferrell, B., Virani, R., Otis-Green, S., Baird, P., Bull, J.,... Sulmasy, D. (2009). Improving the quality of spiritual care as a dimension of palliative care: The report of the Consensus Conference. *Journal of Palliative Medicine, 12,* 885–904. http://dx.doi.org/10.1089/jpm.2009.0142

Radomski, M. V. (1995). There is more to life than putting on your pants. *American Journal of Occupational Therapy, 49*, 487–490. http://dx.doi.org/10.5014/ajot.49.6.487

Segal, R. (2004). Family routines and rituals: A context for occupational therapy interventions. *American Journal of Occupational Therapy, 58*, 499–508. http://dx.doi.org/10.5014/ajot.58.5.499

Townsend, E., & Wilcock, A. A. (2004). Occupational justice and client-centred practice: A dialogue in progress. *Canadian Journal of Occupational Therapy, 71*, 75–87. http://dx.doi.org/10.1177/000841740407100203

World Health Organization. (1986, November 21). *The Ottawa Charter for Health Promotion (First International Conference on Health Promotion, Ottawa)*. Retrieved from http://www.who.int/healthpromotion/conferences/previous/ottawa/en/print.html

World Health Organization. (2001). *International classification of functioning, disability and health*. Geneva: Author.

World Health Organization. (2006). *Constitution of the World Health Organization* (45th ed.). Retrieved from http://www.afro.who.int/index.php?option=com_docman&task=doc_download&gid=19&Itemid=2111WHO 2006

Zemke, R. (2004). Time, space, and the kaleidoscopes of occupation (Eleanor Clarke Slagle Lecture). *American Journal of Occupational Therapy, 58*, 608–620. http://dx.doi.org/10.5014/ajot.58.6.608

Herausgeberin und Übersetzerin

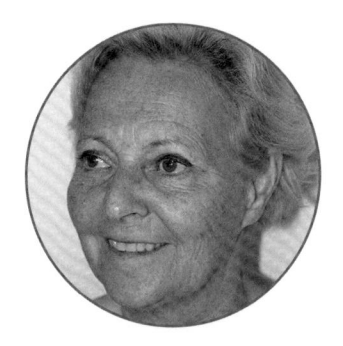

Die internationale Stimme der Ergotherapie – Mieke le Granse ist Herausgeberin der *Leitlinien der Ergotherapie*
Mieke le Granse hat einen Master in Didaktik und den European Master of Science in Occupational Therapy. Nach ihrer beruflichen Tätigkeit als Ergotherapeutin in der Psychiatrie kam sie als Dozentin an die Zuyd Hochschule in Heerlen. Dort war sie von 1999 bis 2017 Koordinatorin der deutschsprachigen Bachelor Studiengänge für deutsche Ergotherapeuten. Im Laufe der Zeit hat sie viel publiziert, national und international. Sie ist Mitherausgeberin und Autorin des niederländischen Buches „Grundlagen der Ergotherapie" und Mitherausgeberin der wissenschaftlichen Zeitschrift „ergoscience", des Weiteren ist sie Reviewerin bei verschiedenen internationalen Zeitschriften der Ergotherapie. Wegen ihres herausragenden Engagements für die Ergotherapie ist sie Ehrenmitglied des deutschen wie auch des niederländischen Verbands der Ergotherapeutinnen. Für die Niederlande ist sie seit 2010 Delegierte des *World Federation of Occupational Therapists (WFOT)* und damit die internationale Stimme der Ergotherapie.

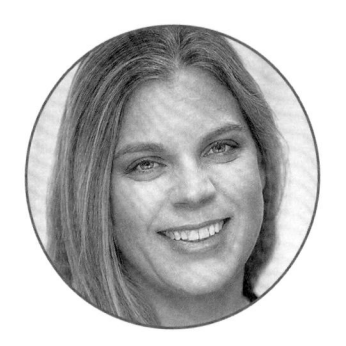

Christina Janssen, Ergotherapeutin B.Sc., ist seit vielen Jahren im Fachbereich Neurologie tätig. Vorwiegend arbeitet sie mit Schlaganfall und Schädel-Hirntrauma Klienten in der Frührehabilitation und der ambulanten interdisziplinären Nachsorge in verschiedenen Kliniken und Praxen in Deutschland, der Schweiz und Irland mit. Zurzeit lebt sie in den USA und engagiert sich ehrenamtlich, beratend und vor Ort für die Organisation Global Therapy Group, die in Haiti eine Klinik betreibt. Außerdem ist Christina Janssen seit 2017 Mitherausgeberin der Fachzeitschrift „ergopraxis" vom Thieme Verlag und in der Fort- und Weiterbildung tätig
Kontakt: janssen.christina@web.de

Bedürfnisgerechte gynäkologische Onkologie

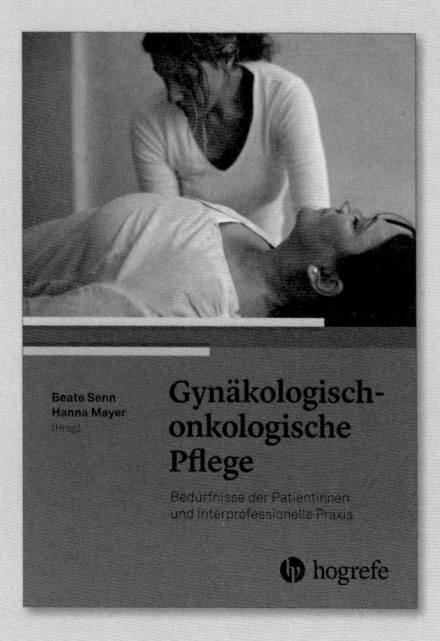

Beate Senn / Hanna Mayer (Hrsg.)

Gynäkologisch-onkologische Pflege

Bedürfnisse der Patientinnen und interprofessionelle Praxis

2018. 344 S., 60 farbige Abb., 31 farbige Tab., Kt
€ 39,95 / CHF 48.50
ISBN 978-3-456-85840-1
Auch als eBook erhältlich

Für Patientinnen in der gynäkologischen Onkologie ist ein verlässliches, sicherheitsgebendes „Netz" der interprofessionellen Zusammenarbeit besonders wichtig. Denn ihre Situation ist durch eine große Symptomvielfalt mit körperlichen und seelischen Aspekten geprägt. Um ihre vielfältigen Belastungen lindern zu können, ist die Zusammenarbeit verschiedenster Professionen und Fachdisziplinen unbedingt erforderlich.

Wie kann es gelingen, dass Patientinnen in der gynäkologischen Onkologie eine Versorgung „aus einem Guss" erleben, obwohl viele verschiedene Berufsgruppen beteiligt sind? Welche Rolle kommt hierbei Pflegefachpersonen, Advanced Practice Nurses und den weiteren beteiligten Professionen zu? Wie können Fachpersonen den Anforderungen einer optimalen Zusammenarbeit zum Besten der Patientinnen im Alltag gerecht werden?

www.hogrefe.com

hogrefe

Das Standardwerk für Klinik und Forschung

Anja Mehnert / Uwe Koch (Hrsg.)

Handbuch Psychoonkologie

2016. 762 Seiten, Gb
€ 89,95 / CHF 115.00
ISBN 978-3-8017-2474-0
Auch als eBook erhältlich

Das Handbuch gibt einen Einblick in aktuelle Entwicklungen in der onkologischen Behandlung und Versorgung von Patienten und informiert über verhaltensbezogene und psychosoziale Risikofaktoren der Krebsentstehung.

Zielsetzung des Handbuchs ist es, dem Leser eine orientierende Einführung in aktuelle Entwicklungen in der onkologischen Behandlung und Versorgung von Patienten zu geben sowie über verhaltensbezogene und psychosoziale Risikofaktoren der Krebsentstehung zu informieren. Die einzelnen Kapitel behandeln krankheitsspezifische psychosoziale Belastungen. Des Weiteren gibt das Handbuch einen Überblick über den Stand der Forschung zu Diagnostik und Kommunikation, zu psychosozialen Interventionen bei Krebs sowie zu aktuellen Entwicklungen der psychoonkologischen Versorgung und der Versorgungsforschung.

www.hogrefe.com

hogrefe